实用老年照护"三基"
——护士篇

主编　刘世晴　丁亚萍

东南大学出版社

南　京

图书在版编目(CIP)数据

实用老年照护"三基".护士篇 / 刘世晴,丁亚萍
主编. — 南京:东南大学出版社,2020.5
ISBN 978-7-5641-8668-5

Ⅰ.①实… Ⅱ.①刘… ②丁… Ⅲ.①老年人—护理
学—问题解答 Ⅳ.①R473.59-44

中国版本图书馆 CIP 数据核字(2019)第 284495 号

实用老年照护"三基"——护士篇

主 编	刘世晴 丁亚萍
出 版 人	江建中
责任编辑	张 慧
出版发行	东南大学出版社
	(江苏省南京市四牌楼 2 号东南大学校内 邮政编码 210096)
网 址	http://www.seupress.com
印 刷	南京京新印刷有限公司
开 本	710mm×1000mm 1/16
印 张	17.75
字 数	327 千字
版 印 次	2020 年 5 月第 1 版 2020 年 5 月第 1 次印刷
印 数	1~3000
书 号	ISBN 978-7-5641-8668-5
定 价	55.00 元

(＊东大版图书若有印装质量问题,请直接与营销部联系,电话 025-83791830)

实用老年照护"三基"

——护士篇

编写人员名单

主　　审：霍孝蓉

主　　编：刘世晴　丁亚萍

副 主 编：马金霖　丁　慧

参编人员：（按姓氏笔画排序）

丁亚萍	丁　慧	马金霖	王宜顺	吕文君
刘玉萍	刘世晴	纪　婕	李现文	宋佳牡
宋秋萍	宋　薇	张兰香	张　倩	张惠萍
陈　莹	陈　喆	季梅丽	金　娟	周玉峰
周　莉	胡翠琴	袁　妮	徐　玲	徐静仙
曹松美	董景文	景冬梅	虞　虔	蔡崔春
熊　峰				

序

随着我国社会经济的发展,老龄化形势日趋严峻。截至 2018 年年底,我国 60 周岁以上老年人口近 2.5 亿,占总人口的 17.9%。患有慢性病的老年人近 1.8 亿,失能和部分失能老年人口超过 4000 万。习近平总书记强调,有效应对人口老龄化,不仅能提高老年人生活和生命质量、维护老年人尊严和权利,而且能促进经济发展、增进社会和谐。

《"健康中国 2030"规划纲要》提出,我国将逐步完善"居家为基础、社区为依托、机构为补充、医养相结合"的养老服务体系,健全高龄、失能老年人长期照护服务体系,满足多样化、多层次养老服务需求。因此,老年长期照护已经提升到了前所未有的高度。护理人员作为老年服务事业的主力军,其职业修养和专业素质的高低直接决定了长期照护服务能力,也与老人的生活质量息息相关,关爱老年人,提供专业、高质量的长期照护服务,帮助老年人得到安全有效的长期照护及临终期的安宁疗护,使其有质量生活、有尊严离世是我们护理工作者义不容辞的责任。

老年照护涉及内容十分广泛,包括日常生活照料、医疗护理、康复护理、心理护理、社会支持和临终关怀等各个方面,工作场所不仅仅局限于医疗机构,也包括了居家、社区、养老机构或长期照护机构等。对从事老年照护的人员而言,需要承担更多的压力、更大的风险;需要更全面的知识、更丰富的经验;需要综合护理能力;也需要独立判断、解决问题的能力。但是,老年照护相较于临床护理,在社会支持、服务体系建立、专业化发展、人才培养等方面,还缺乏系统规划。因此,江苏省护理学会组织老年护理专业委员会以及护理院学组的护理专家和业务骨干共同编写了《实用老年照护"三基"——护士篇》。编写团队从护理专业的角度传播老年照护的理念、知识和技能,将院内护理工作向院外延伸,由疾病的对症护理外延至老年人的中、长期照护。在选题上大胆突破了传统临床护理的界限,就老年人照护,从基础理论、基本知识、基本技能三方面给予了全面、科学、实用的梳理与阐述,尤其是在老年综合征及老年人常见问题方面,给予了判定标准和应对措施,具有较强的实用性与指导性。

希望老年护理专业委员会不断加强老年照护的实践与研究,重视老年照护的规范化专业理论和技能的培训,关注老年照护服务政策,以更多更好地满足老年人群日益多样化的养老护理需求,为其安享晚年提供必要的保障。相信此书的出版必将对老年照护的专业化、体系化、规范化、科学化发展起到积极的促进作用。

衷心感谢为此付出辛勤劳动的各位编写人员,他们的付出一定会在我省老年照护专业化发展的进程中留下重要的一页。

江苏省护理学会理事长　霍孝蓉

2019 年 10 月

前　　言

随着我国快速进入老龄化社会,如何满足老年人健康服务需求,已成为我国人口老龄化背景下必须面对和亟须解决的重大社会问题。面对逐渐增加的因衰老、疾病或者身心功能障碍而生活不能自理的老年人群,开展失能等级评估,完善"居家为基础、社区为依托、机构为补充、医养相结合"的老年人长期照护服务体系,推进长期照护服务的标准化、规范化和专业化势在必行。

老年照护是介于老年医疗服务与养老服务之间的一种照护服务模式,是指老年人由于生理、心理或社会问题,在一段时间内或长期需要照护提供者以及志愿者进行的护理照料活动体系,包括日常生活照料、医疗护理和社会服务。为积极应对不断增长的老年照护人才需求,加强老年照护队伍建设和服务能力培训,开展老年照护的专业化指导,以保证服务质量和水平,江苏省护理学会特地组织老年护理专业委员会以及护理院学组的护理专家和业务骨干共同编写了这本《实用老年照护"三基"——护士篇》。

本书以问答的形式,共分三篇呈现老年照护中的三基内容。第一篇"基础理论"介绍了老化相关的生理、心理和社会学理论,老年照护中的健康教育、沟通交流、伦理与法律;第二篇"基本知识"涵盖老年长期照护、老年综合征评估干预、日常生活康复照护、中医与养生保健、居家护理与管理、安宁疗护等知识;第三篇"基础技能"包括常用的基础护理技能、专科护理技能、康复护理技能。

本书内容较为系统全面,主要体现了三大特点:一是注重打牢基础,强化老年照护的"三基"内容;二是注重实用性,聚焦老年护理服务需求,解决老年照护中的实际问题;三是注重拓宽知识面,提升老年照护的内涵服务。在编写过程中,编写团队查阅了大量近期出版的临床护理学、老年护理学等书籍及国内外参考文献,并汇集了编写人员在长期实践中积累的丰富经验和实践成果,确保了本书内容的新颖性、实用性与专业性,可作为老年照护服务的指导用书,也适用于高职院校等相关专业教学用书。

老年照护与临床护理截然区别但又相互关联,老年照护是临床护理的院外延伸,临床护理又是老年照护的专业来源。书中老年照护的专业化理论,部分借鉴了临床护理内容,限于跨界著书的知识水平和实践经验有限,书中内容难免会存在瑕疵,真诚希望使用本书的读者及时给予批评指正。

本书的编写得到了江苏省护理学会霍孝蓉理事长亲自策划和指导并担任主审,在此表示感谢。学会为本书的出版提供了有力的保障,特致谢忱。此外,各位编写专家为本书倾注了大量的精力和汗水,也得到了所在单位相关领导和同事们的大力支持,在此一并表示衷心的感谢!

编　者

2019 年 10 月

目　　录

第三篇　基础技能

第一篇　基础理论

一、老化生物学理论

1. 何谓老化?

老化也称衰老,通常指生物体生长发育到成熟期以后,随着年龄的增长,出现的形态结构和生理功能方面的一系列退行性变化以及机体功能的逐渐丧失。

老化是一个复杂过程,是很多因素共同作用的结果。人口老化是指一个国家或地区在一个时期内人口总数中老年人的比重逐渐增长的现象或过程。

2. 何谓老化的生物学理论? 常用老化生物学理论有哪些?

老化的生物学理论是指探究老化过程中生物体生理改变特性和原因的理论。

常见老化生物学理论主要有:体细胞突变理论、自由基理论、基因程控理论、免疫理论、神经内分泌理论。

3. 常用老化生物学理论的主要观点有哪些?

(1) 体细胞突变理论:人体衰老的重要原因在于体细胞会发生自发性突变;突变细胞继续分裂,直至器官功能失调甚至完全丧失。

(2) 自由基理论:自由基是机体代谢的正常中间产物,其产生和清除一般处于动态平衡状态。随着年龄的增长,个体清除自由基的能力减弱易致自由基蓄积,引起氧化应激损伤,导致机体各种生理功能障碍,产生疾病,加速老化与死亡。

(3) 基因程控理论:每种生物体的细胞基因都有固定的生命期限,犹如计算机编码的程序控制一样。生物体按照预定程序定时发生老化,基因修复能力随着年龄增长而减弱或突变,最终导致衰老或死亡。

(4) 免疫理论:免疫功能退化是造成机体衰老的重要原因。由于免疫系统功能逐渐下降,自身抗体产生过多,产生由免疫系统介导的主动的自我破坏,诱发严重疾病,加剧老化。

(5) 神经内分泌理论:在中枢神经的控制下,通过内分泌系统的调节,机体完成生长、发育、成熟、衰老乃至死亡的一系列过程。随着年龄的增长,下丘脑发生明显的老化改变,影响其他内分泌腺的功能及多种代谢,导致机体新陈代谢减慢及生理功能的逐渐丧失。

4. 如何应用老化生物学理论指导老年长期照护?

(1)指导老年人正确认识并接纳生物老化:老化是随着年龄增长自然发生的不可逆变化,是必然过程,不是偶然现象;不同器官和组织的老化速度各不相同;不同个体的老化存在差异;老化同时受非生物因素影响;老化过程不同于病理过程;老化可以增加个体对疾病的敏感性。

(2)长期照护过程中加强解释和照护:应用生物老化的概念及相关知识解释老年人一些生理改变及疾病发生的原因,便于老年人及其家属理解和支持;正确评估并判断老年人的健康状况;及时识别老年人感染的早期症状,有意识地防范感染,加强对老年人的照护观察。

二、老化心理学理论

5. 何谓老化的心理学理论? 常用老化心理学理论有哪些?

老化的心理学理论是指研究和解释老化过程对老年人的认知思考、心智行为与学习动机影响的理论。

常用的老化心理学理论主要有:马斯洛的基本需要理论、罗伊适应理论、奥瑞姆自理理论、艾瑞克森心理社会发展理论、社会情绪选择理论。

6. 马斯洛的基本需要理论的主要内容有哪些? 如何应用?

马斯洛的基本需要理论的主要内容:① 人的需要由低到高分为 5 个层次,分别是生理需要、安全需要、社交需要、尊重需要和自我实现需要。② 生理、安全、社交需要是低层次需要,通过外部条件就能满足;尊重需要、自我实现需要是较高层次的需要,必须通过内部因素才能满足。③ 一个人可能同时出现几种需要,但每一时期总有一种需要占支配地位,对行为起决定作用。④ 各层次的需要相互依赖和重叠,低层次的需要获得满足后,就会产生高一层次的需要;高层次的需要发展后,低层次的需要仍然存在,但对人的行为影响降低。

基本需要理论在老年长期照护中的应用:① 评估老年人需求:根据五个层次的需要对老年人进行全面评估,分析其不同层次需要的满足情况。② 依据老年人的需要实施护理:五个层次的需要是老年人作为社会主体的基本需要,对于未能满足的需要实施相应的护理。

7. 罗伊适应模式的主要内容有哪些? 如何应用?

罗伊适应模式的核心内容:① 人是一个包括生物、心理、社会属性的整体性适应系统。② 个体接受着来自外部环境和自身内部环境的各种刺激,通过调节者和认知者两种应对机制,达到四个方面的适应,即生理功能、自我概念、角色功能和相互依赖,表现为适应性反应或无效性反应。

罗伊适应模式在老年长期照护中的应用:① 评估影响老年人适应的刺激类型:评估刺激属于主要刺激、相关刺激,还是固有刺激。② 改变或控制刺激:明确护理目标,采取干预措施消除刺激、增强刺激、减弱刺激或改变刺激,使全部刺激均落在老年人适应范围内。③ 提高适应能力,扩大适应范围:采取护理措施提高老年人适应能力,使老年人能耐受较大强度的刺激。

8. 奥瑞姆自理理论的主要内容有哪些? 如何应用?

奥瑞姆自理理论的主要内容:① 个体应对与其健康有关的自我护理负责。② 护理的目的就是帮助人们提高自我护理能力。③ 该理论包括 3 个基本结构:自理结构、自理缺陷结构、护理系统结构。自理需要包括一般的、发展的、健康不佳时的自理需要三部分;自理缺陷结构是奥瑞姆自理理论的核心,自理能力不能满足自理需要时会出现自理缺陷,与健康有关的自理能力缺陷是确定是否需要护理的标准;根据自理需要和自理能力,护理系统结构包括全补偿系统、部分补偿系统、支持-教育系统。

奥瑞姆自理理论在老年长期照护中的应用:① 评估老年人自理需要和自理能力:评估老年人自理需要,重点评估一般的和健康不佳时的自理需要;评估老年人的自理能力,判断自理能力是否能满足自理需要。② 根据老年人的自理需要和能力,提供不同护理系统的照护:当老年人缺乏自理能力时,护士应用全补偿系统给予全面帮助,以满足其各方面自理需要;当老年人有能力满足部分自理需要时,护士应用部分补偿系统给予不同程度的帮助;当老年人能够在护士指导下满足自理需要时,护士应用支持-教育系统来帮助老年人提高自理能力。

9. 艾瑞克森心理社会发展理论的主要内容有哪些? 如何应用?

艾瑞克森心理社会发展理论的主要内容:① 人格发展贯穿整个生命过程,分为从出生到死亡的 8 个主要阶段:婴儿期、幼儿期、学龄前期、学龄期、青春期、青年期、中年期和老年期。② 老年期的任务是发展自我整合,建立完善感,以成熟的心态接纳自己、接纳生命,学会面对死亡,表现为乐观、豁达、心平气和地安享晚年,反之则出现绝望,出现痛苦和无力感。

艾瑞克森心理社会发展理论在老年长期照护中的应用:① 及时发现老年人不良情绪:加强观察,及时发现抑郁、悲观等情绪,采取相应的预防措施,以防发生意外。② 采取怀旧疗法,帮助老年人自我整合:怀旧疗法又称回忆疗法,运用对过去事件、感受和想法的回忆,促进老年人改善情绪、提高生活质量或适应目前环境。基本层次的怀旧疗法鼓励老年人重温过去的事件和经验,感受该事件的喜怒哀乐;深入层次的怀旧疗法帮助老年人回忆过去的人生困难或挫折,协助其接纳自己的过去,确认自己一生的价值,进而能坦然面对将来的死亡。

10. 社会情绪选择理论的主要内容有哪些？如何应用？

社会情绪选择理论属于动机毕生发展理论,其主要内容有:① 三个基本预设:社会交往是社会生存的核心;人们根据自己预期的目标来实施行为;个体通常同时拥有多重目标,目标的选择优先于行为的产生。② 关注个体在动机指引下的社交目标类型:一是与知识相关的目标,目的是获取知识、建立新的社交关系等;二是与情绪相关的目标,目的是调控情绪、追求与社交伙伴交往情绪上的满足,以及追求其他当前就能获益的目标。

社会情绪选择理论在老年长期照护中的应用:① 重视老年人情绪和情感的满足:最大限度地提高积极情绪体验,把情绪风险降至最小。② 充分调动支持系统:完善社交网络,取得社交支持尤其是家庭支持,通过家庭关系的互动来调整其心理,满足其情感需要。

三、老化社会学理论

11. 何谓老化的社会学理论？常用老化社会学理论有哪些？

老化的社会学理论是指研究、了解及解释社会互动、社会期待、社会制度与社会价值对老化过程适应影响的理论。

常用老化社会学理论主要有:年龄阶层理论、隐退理论、活跃理论、自我效能理论、持续理论、慢性病轨迹模式。

12. 年龄阶层理论的主要观点有哪些？如何应用？

年龄阶层理论将人群按一定年龄间隔分成不同的年龄阶层。主要观点有:① 同一年代出生的人不仅具有相近的年龄,而且拥有相似的生理、心理特点和社会经历。② 社会根据不同的年龄及其所扮演的角色分为不同的阶层。③ 各年龄阶层的人群及其角色随着社会的变化而变化。④ 人的老化过程与社会变化之间的相互作用是动态的。⑤ 老年人的人格与行为特点是一种群体相互影响的社会化结果。

年龄阶层理论在老年长期照护中的应用:① 优化配置护理资源:不同年龄阶段的老年人群对照护需求存在差异,需要根据老年人群需求发展变化的不同来前瞻性地规划和配置老年照护服务资源。② 根据年龄分层提供护理:由于同一年代出生的人年龄相近,所置身的社会环境相同,有相似的社会生活经历和对历史的感受,可以提供相近的护理措施。

13. 隐退理论的主要观点有哪些？如何应用？

隐退理论的主要观点:① 隐退是一个逐渐进行并且不可避免的过程。② 隐退是一种有制度、有秩序、平稳的权利与义务的转移。③ 隐退有利于社会平衡状态的维持,是社会与老年人退出相互作用所形成的彼此有益的过程。

隐退理论在老年长期照护中的应用:① 帮助老年人适应角色转变:老年人应在适当的时候以适当的方式从社会中逐渐疏离,不应再像青年期或中年期那样拼搏奋斗。② 指导老年人适应生活改变:老年期不是中年期的延续,有自身的特殊性,老年人应该自己从社会角色和社会"跑场"中隐退,逐步走向以自我为中心的生活。③ 认识到隐退理论的缺陷:该理论指导下的行为易将老年人等同于无权、无能、无用的人,应注意避免。

14. 活跃理论的主要观点有哪些? 如何应用?

活跃理论又称活动理论。该理论认为:① 老年是中年期的延伸,老年人应与中年时代一样从事社会工作及参与社会活动。② 活动是老年人认识自我、获得社会角色、寻找生活意义的主要途径,老年人生理、心理和社会健康都有赖于继续参加活动。

活跃理论在老年长期照护中的应用:① 理解老年人需求:老年人在心理和生理上仍有继续活动的需求和必要,只有持续参与社会活动,才能保持身体健康,获得人际关系,以提升生活品质。② 对积极参与社会活动的老年人提供支持:一些老年人常常有"不服老"的感觉、"发挥余热"的冲动,应在保证其安全的情况下,对老年人参与活动提供支持。

15. 自我效能理论的主要观点有哪些? 如何应用?

自我效能的主要观点:① 自我效能是个体对自己执行某一特定行为的能力大小的主观判断,即个体对自己执行某一特定行为并达到预期结果的能力的自信心,是人类行为的决定性因素。② 老年人由于年龄增长及生理性老化,自我效能感显著下降,直接或间接影响其健康行为习惯或疾病康复的信心。

自我效能理论在老年长期照护中的应用:① 评估老年人自我效能水平,分析影响老年人自我效能的原因。② 采取干预措施:根据老年人身心状况,给予心理护理,改变老年人的认知和情绪,提高自信心,激发其自我效能。

16. 持续理论的主要观点有哪些? 如何应用?

持续理论的主要观点:① 以个性化的研究为基础,认为个体随着年龄增长,面对老化时会倾向于维持与过去一致的生活形态,并积极寻找可以取代过去角色的相似生活形态与角色。② 属于老年人在社会文化约束其晚年生活的行为时,维持老化适应的典型方式。

持续理论在老年长期照护中的应用:① 评估:了解老年人中年时期的爱好、习惯,并协助判断是否属于有益健康的良好习惯。② 干预:采取措施帮助老年人延续中年时期的良好习惯;寻找一些替代性的活动以代替失去的或改变的角色,帮助老年人减少孤寂,促进其享有充实愉快的晚年生活,获得成功老化。

17. 慢性病轨迹模式的主要观点有哪些？如何应用？

慢性病轨迹模式的主要观点：① 核心概念是疾病过程或轨迹，描述了大多数慢性病患者所经历的一般疾病过程，以及在疾病历程各阶段中患者的常见表现。② 患者经历的疾病全过程分为前轨迹阶段、始发阶段、稳定阶段、急性阶段、逆转阶段、危机阶段、不稳定阶段、下降阶段和临终阶段。

慢性病轨迹模式在老年长期照护中的应用：① 评估：收集老年人临床资料，明确其目前所处的疾病轨迹阶段，评估老年人疾病进展的危险因素。② 分阶段干预：结合老年人所处疾病轨迹阶段，分阶段采取干预措施，干预内容主要包括疾病相关行为、自我概念行为和日常生活行为等。

四、健康教育

18. 何谓健康教育？老年人健康教育的步骤有哪些？

健康教育是通过有计划、有组织、有系统的教育活动，使个体能自觉地采纳有益于健康的行为和生活方式，消除或减轻影响健康的危险因素，预防疾病，促进健康，提高生活质量，并对教育效果作出评价。

老年人健康教育的步骤：① 评估：系统收集老年人的学习需求、学习准备状态、学习能力，了解学习资源。② 设立目标：明确老年人健康教育目标。③ 制定计划：对健康教育活动的过程作出具体安排，包括组织教育团队、确定时间和地点、教育设施、教育内容、效果评价方式、质量控制等。④ 实施计划：具体落实健康教育计划。⑤ 效果评价：对健康教育效果作出判断，贯穿在健康教育活动的全过程。

19. 知信行理论的主要观点有哪些？

（1）知信行理论将人类行为的改变分为获取知识、产生信念和形成行为三个连续过程。其中，"知"是对相关知识的认识和理解，"信"是正确的信念和积极的态度，"行"是行动。

（2）知信行理论认为知识是行为改变的基础，信念和态度是行为改变的动力。只有当人们获得了有关知识，并对知识进行积极思考，具有强烈的责任感，才能逐步形成信念；而知识只有上升为信念，才有可能采取积极的态度去改变原来的行为。

20. 行为转变理论的主要观点有哪些？

（1）行为转变理论认为人的行为改变是一个复杂、渐进、连续的过程，通过多方面引导改变人们的日常不良行为模式，从而达到促进健康的目的。

（2）该理论认为人的行为改变可分为 5 个阶段：① 打算转变前阶段：在

此阶段人们根本没有进行行为转变的打算。② 打算转变阶段:指人们在某种程度上考虑过改变行为,但不在近期,也没有任何行动和准备的迹象。③ 准备行动阶段:指人们形成坚定的想法在近期改变行为,并进行一些最初尝试。④ 行动阶段:指人们已经实践了新的行为。⑤ 巩固阶段:指新的行为已坚持了最低限度的期限。

(3) 行为改变的 5 个阶段存在依次发展变化的关系,各阶段都会受到不同的因素影响,为保证行为干预的有效性,教育者必须先了解目标人群的行为阶段分布,根据各阶段的需求采取针对性措施以帮助他们进入下一阶段。

21. 老年人健康教育时应注意哪些事项?

健康教育是教育者和教育对象双向互动的过程,老年人健康教育应充分考虑老年人的特点开展教育活动。其注意事项主要有:① 根据老年人的学习需要制定教育计划。② 老年人参与选择确定教育方案,以充分激发其积极性。③ 选择恰当的教育方法,在教学时加强重复、强化。④ 教育过程应耐心、循序渐进,从简单到复杂,从具体到抽象。⑤ 强调理论和实践相结合,教育内容要学有所用。⑥ 创造良好的教育环境和氛围,积极调动老年人学习热情。

五、交流与沟通

22. 何谓沟通?沟通要素有哪些?

沟通是信息发送者遵循一系列共同原则,凭借一定媒介将信息发给信息接收者,并通过反馈以达到理解的过程。

沟通的要素:① 信息背景:指引发沟通的"原因",包括互动发生的场所、环境及事物,也包括沟通的时间和参与者的个人特征,如情绪、知识水平、经历、文化背景等。② 信息发出者:指发出信息的人,也称为信息的来源。③ 信息接收者:指获得信息的人。④ 信息:指沟通时所要传递的信息内容,所有的沟通信息都是由语言符号和非语言符号表达的。⑤ 信息渠道:也称传播途径,指信息传递的手段或媒介,如视觉、听觉和触觉等。⑥ 反馈:指信息接收者回应信息发出者的过程,可以显示信息发出者的信息意义是否被正确理解,是确定沟通是否有效的重要环节。

23. 沟通的层次有哪些?

(1) 寒暄式沟通:指一般性社交应酬的开始语,是沟通中的最低层次。双方只表达一些社交应酬性的寒暄话语,不涉及双方私人信息,沟通的参与度最差。

(2) 陈述事实的沟通:指不加入个人意见,不牵涉人与人之间的关系,仅限于陈述客观事实的沟通。通常是护士收集服务对象健康信息的重要途径。

（3）交换看法的沟通：指沟通双方已经建立起一定的信任，双方分享个人的想法和判断，更容易引起共鸣。如就某一问题的看法或疾病的治疗护理意见进行探讨、交流。

（4）分享感觉的沟通：指沟通双方充分交流情感和感受，是在彼此有了安全感、不再心存戒心时所进行的沟通。

（5）沟通高峰：指在沟通过程中产生的一种短暂的、完全一致的、高度和谐的情感共鸣，是沟通双方分享感受、情感共鸣程度最高的一种方式，也是沟通最希望达到的理想境界。

24. 影响与老年人沟通的因素有哪些？

（1）沟通环境：① 噪声：指沟通环境中存在的与沟通行为无关的、对沟通产生干扰的声音。② 距离：指沟通双方的身体距离，距离不当会影响沟通的参与度。③ 隐秘性：沟通内容涉及个人隐私时，需加强沟通环境中的私密性和隐私保护。

（2）老年人个体特征：老年人的生理、心理、病理、社会文化、精神等因素都会影响沟通的有效性，具体包括：① 生理因素，如年龄、老化特征、暂时性生理不适（如疼痛、饥饿）等。② 心理因素，如情绪、个性、认知水平、态度等。③ 病理因素，如永久性生理缺陷（如聋哑、双目失明）、各种疾病状态等。④ 社会文化因素，如知识、信仰、价值观、习俗等。⑤ 精神因素，如精神状态等。

（3）护理人员沟通特征：包括沟通时机、沟通方式、沟通技巧等都会影响与老年人的沟通效果。

25. 与老年人沟通时应注意哪些事项？

（1）创设合适的沟通环境：与老年人沟通前要尽量减少或排除噪声源，准备相对安静的环境；另外要注意沟通环境的私密性，提供隐私保护。

（2）采用适当的沟通距离：沟通距离合适，既让老年人感到亲近，能听清沟通内容，又不对其造成心理压力和形成敌对。

（3）重视语言表达技巧：声音温和、音量适度，以老年人能听清楚为标准；避免使用医学术语；配合语言采取自然的手势和表情。

（4）加强沟通中的观察：学会控制自己的情绪，注意沟通中老年人的反应，及时发现隐藏的情感；减少影响沟通的因素，必要时采用画板或唇读等特殊形式进行沟通。

（5）及时评估沟通的效果：注意观察并耐心倾听老年人对沟通的反馈。

26. 与老年人沟通的常用技巧有哪些？

（1）保持尊重信任：保持尊重和恭敬之心，主动和老年人沟通；信任老年人,告知治疗和护理措施,做好解释,使老年人主动配合治疗和照护。

（2）面带微笑、语速慢:与老年人的交流中举止稳重大方,面带微笑;言语得当,语速宜慢,吐字清晰。

（3）增加非语言沟通:非语言沟通包括眼神、动作、表情等,对听力不好的老年人,应多些动作与眼神的交流,增强其信心,利于治疗和照护。

（4）耐心倾听、及时反馈:与老年人沟通时要积极努力并耐心倾听;将自己的真实意图"反馈"给老年人,给以积极实际的帮助和建议。

六、伦理与法律

27. 何谓职业道德?

职业道德的概念有广义和狭义之分。广义的职业道德是指从业人员在职业活动中应该遵循的行为准则,涵盖了从业人员与服务对象、职业与职工、职业与职业之间的关系。狭义的职业道德是指在一定职业活动中应遵循的、体现一定职业特征的、调整一定职业关系的职业行为准则和规范。

28. 老年长期照护者的职业道德要求?

（1）尊重老年人,爱岗敬业;

（2）遵纪守法,自律自尊;

（3）细心耐心,以人为本;

（4）文明礼貌,诚信可靠。

29. 老年人的基本权益有哪些?

老年人的基本权益主要有:从国家和社会获得物质帮助的权利;享受社会服务和社会优待的权利;参与社会发展和共享发展成果的权利,也就是有继续劳动的权利;获得赡养的权利;婚姻自由的权利;继承的权利;拥有财产的权利;得到司法援助的权利;继续受教育的权利。

30. 老年人权益保障法的主要内容有哪些?

《中华人民共和国老年人权益保障法》(2018修正)包括九章八十五条,主要内容包括:① 第一章总则;② 第二章家庭赡养与扶养;③ 第三章社会保障;④ 第四章社会服务;⑤ 第五章社会优待;⑥ 第六章宜居环境;⑦ 第七章参与社会发展;⑧ 第八章法律责任;⑨ 第九章附则。

第二篇　基本知识

一、老年人与老年长期照护

（一）老年人与人口老龄化相关概念

1. 老年人的年龄划分标准是什么？

世界卫生组织（WHO）对老年人年龄提出新的划分标准为：60～74 岁为准老年人（年轻老年人）；75～89 岁为老年人；90 岁以上为长寿老年人。

我国将 60 岁作为划分老年人的标准。现阶段将老年人具体分为四个年龄层次，即 45～59 岁为老年前期；60～89 岁为老年期；90～99 岁为长寿期；100 岁及以上为百岁老年人期。

2. 何谓人口老龄化？老龄化社会划分标准是什么？

人口老龄化是指老年人口在社会总人口中所占的比例不断上升的过程。

根据世界卫生组织（WHO）标准，当一个国家或地区 65 岁及以上老年人口占总人口比例为 7% 以上，或 60 岁及以上老年人口占总人口比例为 10% 以上，即为老龄化社会。我国现阶段采用的是 60 岁及以上老年人口占总人口比例为 10% 以上这个标准。自 2000 年起我国已进入老龄化社会。

3. 什么是健康老龄化？其具体内涵包括哪些？

健康老龄化是指发展和维护老年健康生活所需要的功能发挥的过程。

健康老龄化具体内涵包括：① 老年人个体生理、心理健康和良好的社会适应能力；② 老年人群体预期寿命的延长以及与社会整体相协调；③ 老龄化社会的社会氛围良好，保持社会持续、有序、健康和稳定发展。

4. 什么是积极老龄化？其具体内涵包括哪些？

积极老龄化的概念是 1999 年由世界卫生组织（WHO）提出，指老年时为了提高生活质量，使健康、参与和保障的机会尽可能达到最佳的过程。

积极老龄化具体内涵包括：

（1）积极老龄化的过程是一个全社会参与的过程。对于老年人需要有健康的生活和贡献社会的机会，对整个社会而言需要保障老年群体权益与其他年龄群体权益协调均衡发展。

（2）积极老龄化的目的是使所有老年人,包括那些虚弱、残疾和需要照料的老年人,都能提高健康的预期寿命和生活质量。

（3）积极老龄化中的"积极"不单指积极地获得健康,也包括能持续参与社会、经济、文化和公共事务,老年人依然可以成为社会财富的创造者和社会发展的积极贡献者。

（二）老年人健康与疾病

5. 何谓健康、疾病?

世界卫生组织(WHO)对健康的定义为:健康不但是没有躯体疾病和身体缺陷,还要具备良好的心理状态、社会适应良好和有道德。

疾病是机体在一定的内外因素作用下引起一定部位的功能、代谢、形态结构的变化,表现为损伤与抗损伤的病理过程,是内稳态调节紊乱而发生的生命活动障碍。

6. 老年人生理功能特点有哪些?

（1）储备能力减少:一旦环境发生变化或出现意外事故而处于紧张状态时,机体难以应对,从而影响其正常的生理功能。

（2）适应能力减弱:由于机体多种生理功能减退,导致内环境稳定性失调,从而出现机体调节能力减退、功能障碍和适应下降。

（3）抵抗力下降:由于生理功能的衰退与紊乱,老年人的免疫功能降低,抵抗力明显下降,容易患上某些传染性疾病、代谢紊乱性疾病、恶性肿瘤等。

（4）自理能力降低:老年人由于各种退行性改变,往往出现动作迟缓、反应迟钝,行动多有不便,容易出现意外事故。

7. 老年人常见心理问题有哪些?

老年人常见心理问题有:失落、孤独、抑郁、恐惧、健忘等。

（1）失落:常常表现出两种情绪:一种是沉默寡言,表情淡漠,情绪低落,凡事无动于衷;另一种是急躁易怒,牢骚满腹,对周围事物看不惯。

（2）孤独:表现为烦躁、无聊、自卑,不愿意出门,怕见熟人,整天待在家里与世隔绝。

（3）抑郁:一般表现为情绪低落,闷闷不乐,郁郁寡欢;懒散乏力,不愿与人交往;思维缓慢,记忆力下降。有些老年人也可出现焦虑、易激动、紧张不安等。

（4）恐惧:有些老年人总是怀疑自己有病,思想上疑虑重重,对疾病、死亡充满了恐惧。

（5）健忘：表现为远期记忆增强，近期记忆减退，对自己的过去唠叨不休，对眼前发生的事情转身就忘。

8. 老年人患病特点有哪些？

（1）临床症状不典型。

（2）多病共存，往往多种疾病同时存在。

（3）病情重，变化快，容易出现各种危象和脏器功能衰竭等。

（4）容易发生意识障碍，轻者有嗜睡、昏睡，重者则出现不同程度的昏迷。

（5）容易出现其他疾病或症状，常常可发生多种并发症，这也是老年人患病的最大特点。

（6）病程长，恢复慢。

（7）服药种类多，容易出现不良反应。

9. 何谓慢性病、慢性病管理？

慢性病又称慢性非传染性疾病，是一类起病隐匿、潜伏期长、病程长且缓慢、病情迁延不愈、缺乏确切的生物病因证据、无明确治愈指征的疾病总称。常见的慢性病主要有心脑血管疾病、癌症、糖尿病、慢性呼吸系统疾病等，其中心脑血管疾病包含高血压、脑卒中和冠心病。

慢性病管理（chronic disease management，CDM）是指对慢性非传染性疾病及其风险因素进行定期检测，连续监测，评估与综合干预管理的医学行为及过程。主要内涵包括慢病早期筛查，慢病风险预测、预警与综合干预，以及慢病人群的综合管理、慢病管理效果评估等。

10. 老年人慢性病管理的特点有哪些？

（1）针对老年人慢病管理的目标从慢性病治愈转为慢性病控制，维持脏器功能和日常生活能力，提高生活质量。

（2）对于共病、多病共存、衰弱、高龄患者不仅限于慢病诊治，而要采用连续、全人、个体化诊治模式。

（3）血糖控制个体化，要考虑老年患者的健康情况、功能状态和预期寿命，避免低血糖。

（4）对于老年人不推荐阿司匹林作为初级预防，因为出血风险高于获益；对于高脂血症老年患者使用他汀类药物时无须设定目标值。

（5）更强调健康的生活方式，强调健康教育。

（6）重视诊治并发症和老年综合征。

11. 何谓多病共存？何谓共病？

多病共存（multi-morbidity）指的是患者同时存在两种或两种以上种类的疾病（co-existing），即多病共存通常是多病因疾病，并不明确哪一疾病为索引疾病（index patient），也就是通常意义上的多病共患。

共病又称同病、合病,指的是除索引疾病外出现另外一种不同的疾病。索引疾病通常根据疾病负担而确定,常见的索引疾病包括肿瘤、心血管疾病、中枢神经系统疾病、阻塞性肺疾病、糖尿病、肌肉骨骼疾病、精神障碍疾病等。

12. 老年共病主要有哪些形式?常用的共病评估工具有哪些?

老年共病主要有三种形式:

(1)躯体疾病与躯体疾病共病,如糖尿病与缺血性心脏病共病;

(2)躯体疾病与精神心理疾病共病,如尿失禁与抑郁障碍共病;

(3)精神心理疾病与精神心理疾病共病,如焦虑症与抑郁障碍共病。

常用的老年共病评估工具包括 Charlson 共病指数、Elixhauser 共病指数、Kaplan-Feinstein 共病指数、老年共病指数等。

(三)老年长期照护相关概念

13. 何谓照料、护理、照护?

照料:是指照顾和料理。在养老服务中是指在日常生活方面的服务。

护理:是诊断和处理人类对现存的或潜在的健康问题的反应。此为1980年美国护理学会对护理的定义。

照护:是包含照料和护理的综合概念,是指对因年龄或患病所致的失能、半失能及生活不便者给予生活照顾和医疗护理。广义的照护不仅指因生理疾病、躯体功能障碍所需要的照护,还包括因心理和社会适应性等方面的疾病或不足所需要的照护。

14. 何谓长期照护?长期照护服务的特点有哪些?

世界卫生组织(WHO)对长期照护的定义为:是由非正规照护提供者(家人、朋友或邻居)、正规照护提供者(卫生、社会及其他专业人士)以及志愿者进行的护理照料活动体系,以保证那些自我照料能力不完全的人的生活质量,以及最高程度的独立生活能力和人格尊严。

长期照护服务的特点包括:

(1)正规化和专业性:这是长期照护的显著特征,提供长期照护的场所可以是专门设置的机构,也可以是家庭。

(2)长期性:老年照护持续时间长,通常需要照护的时间为数月或数年。

(3)连续性:因患病或失能程度不同而需要不同的连续照护,当患病急性期在医院接受治疗后,根据情况转到中期照护机构、长期照护机构或家庭病床服务等。

(4)合作性:长期照护服务需要医疗护理和生活照料相结合,其服务超出传统医疗护理或单纯的生活照料,是两者之间有机的结合和应用。

15. 何谓老年照护？其服务对象包括哪些？

老年照护指老年人的照料和护理，包含老年人日常生活服照顾和医疗护理。具体是指老年人由于生理、心理或社会问题，在一段时间内或长期需要他人给予广泛帮助，包括日常生活照料、医疗护理和社会服务。医疗护理包括在医院中的临床护理，愈后的康复护理和临终关怀等。

老年照护服务对象包括：健康老年人、亚健康老年人、急性病老年人、慢病老年人、出院后老年人和长期失能老年人。

16. 老年长期照护服务内容有哪些？

（1）日常生活照护服务：主要包括基本日常生活活动能力的照护、复杂日常生活活动能力的照护、日常饮食照护、清洁照护等。

（2）医疗护理服务：主要包括各种慢性病的护理、常见管道的护理、常见老年综合征和老年照护问题的护理等。

（3）社会服务：包括由国家和政府组织开展各种社会活动，以及志愿者、慈善机构和福利机构为老年人提供的服务。

（4）转介服务：当被照护老年人发生急危重疾病时，应将老年人转介到医院进行救治，或被照护老年人在某些方面仍具有一定的康复潜能时，应将其转介到中期照护机构或老年康复院进行康复治疗。

（5）随访服务：对出院老年人进行定期的随访服务包括电话随访、上门随访和信函随访等方式。

17. 老年照护服务模式分类有哪些？

（1）根据老年人健康状况需求，老年照护分为：生活照料、急性医疗护理和长期照护。① 生活照料是平时提供日常衣食住行安排与管理；② 急性医疗护理是患病时在医疗机构提供的诊疗和护理服务；③ 长期照护是半失能、失能时，由专业及非专业人员提供的护理活动，以保证老年人获得最大可能的独立、自主、参与及人格尊严。

（2）根据为老年人提供照护场所，老年照护分为：居家式、社区式及机构式照护三种模式。① 居家式照护包括居家服务、居家护理、家庭随访、居家物理治疗等；② 社区式照护包括日间托老、日间照护、助餐服务、助浴服务、健康促进活动、老年人文体活动、社区安宁疗护等；③ 机构式照护包括安养机构、养护机构、长期照护机构、护理之家、康复养护机构。

（四）适老化环境及辅助用具

18. 何谓适老化设计？适老化设计一般包括哪些方面？

"适老化设计"目前尚无统一的定义，顾名思义是指适应老年人的设计。适老化设计缘起于无障碍建筑设计，目的是解决令老年人行动不便的环境障碍。

适老化设计秉承"以人为本"的理念，通常包括公共空间规划、建筑设计、室内设计、居家用品设计等几方面，针对老年人的身体、心理和行为特点，为老年人提供全方位的宜居环境。

19. 社会公共空间的适老化规划要点有哪些？

社会公共空间的适老化规划在体现对老年人的人性化关怀前提下，切实从老年人生活实际需求出发，通常遵循四大设计原则：安全性、适老性、无障碍和内外空间互通互融。

适老化规划采用创造完善的空间功能、创建层次感明晰的空间结构、保障连续无障碍的空间布局、营造舒适的空间环境、营造便捷的空间流线、营造空间的精神归属感等设计策略，对公共空间进行精细化设计。对老年人经常活动的公共区域实现无障碍设计、引入急救系统、增加夜间照明、添设健身设备、提供康乐场所等。

20. 适老化建筑设计的强制性规范有哪些？

中华人民共和国住房和城乡建设部于 2016 年更新发布了《老年居住建筑设计规范》，从基地与规划设计、建筑公共空间、套内空间、物理环境、建筑设备等方面制定了详细规范。

规范中的强制性条款包括 7 条：① 道路系统应保证救护车辆能停靠在建筑的主要出入口；② 老年人居住建筑严禁采用螺旋楼梯或弧线楼梯；③ 二层及以上老年人居住建筑应配制可容纳担架的电梯；④ 老年人住宅应按套型设计，套型内应设卧室、起居室（厅）、厨房和卫生间等基本功能空间；⑤ 配置燃气灶具时，应采用带有自动熄火保护装置的燃气灶；⑥ 老年人居住套型内应至少有一个房间能获得冬季日照；⑦ 入户过渡空间内应设置照明总开关。

21. 适老化室内设计的要点有哪些？

随着年龄增加，老年人的住所实际上就是其所有活动的中心。适老化室内设计应重点关注老年人在使用上的便利性和安全性，同时充分考虑老年人多样化的个性需求，从室内空间的布局划分到室内空间的各个尺度再到室内装饰、家具的选择进行统一规划。

在室内空间的硬装方面，应重视老年人在室内活动中的安全性，避免级差、锐角等不安全因素。在室内空间的软装环境上,从阅读灯的控制方式、开关面板的标识、柜门的把手设计、淋浴间的设计等日常生活的方方面面加入人性化设计,让家居空间和老年人的需求完美结合。同时,需关注装饰、绿化等感官性设计。

22. 家居产品的适老化设计要点有哪些?

家居产品适老化设计原则主要体现在以下几方面:

(1) 将老年人的危险或意外行为所导致的不利影响降至最低。

(2) 不论老年人的经验、文化或集中注意力水平,产品均应易于了解和掌握。

(3) 不论使用环境或老年人身体感官的能力,产品都能及时传达必要的信息。

(4) 不论老年人的体型或身体姿势,产品都能有合适的空间便于使用。如根据老年人平均身高,储物柜深度设计为 450～550 mm 为宜,最高处的隔板应低于 1 850 mm,最低处应高于 620 mm;老年人使用的厨房抽油烟机设计为可升降式。

另外,智能家具可以为老年人日常生活提供更多便利,减少危险的发生,成为未来家居产品的发展方向,如老年人可以佩戴震动手环,在物品煮沸后手环震动以提醒老年人关火、拔插销等。

23. 何谓适老化辅具? 常用的适老化辅具有哪些?

通常把辅助老年人克服特定环境障碍、发挥老年人潜在功能的器具统称为适老化辅具。使用适老化辅具可以补偿、代偿和改善老年人的各项功能,提高生活质量,是增强老年人社会生活参与能力直接有效的手段。

常用的适老化辅具有:

(1) 移动类辅具:主要为拐杖、助行器、轮椅等,辅助老年人独立完成卧、坐、站姿势的变换和短距离行走,预防移动过程中跌倒。

(2) 生活护理类辅具:主要为防洒碗、双手柄杯、洗浴椅、坐便椅、如厕扶手、穿袜器、取物器、开瓶器、提醒药盒等,辅助老年人独立完成吃、喝、拉、撒、睡以及穿衣、洗澡等日常生活活动。

(3) 感觉类辅具:主要为老花镜、放大镜和助听器等,辅助老年人视物,提高听觉。

(4) 其他居家医疗用品:如血压计、制氧机、血糖仪等可看作一类特殊的适老化辅具。

24. 如何帮助老年人选择适老化辅具?

适老化辅具应满足安全性、舒适性与便利性,高精尖、个体化的适老化辅具将是未来的发展趋势。选择适老化辅具时一般基于以下四个方面考虑辅具的适配情况：

（1）个人认知：老年人对自身障碍的态度、使用辅具认识的态度等。

（2）技术因素：适老化辅具的研发技术、材料技术、制作技术、维修保养技术等。

（3）活动因素：老年人的移动能力、精细操作能力等日常活动能力和使用适老辅具的能力。

（4）经费预算：个人和家庭经济承受能力。

（5）使用适配度：适老化辅具的功能代偿性，尤其是功能障碍部位有无不良反应，是否能身心放松、达到个人预期，能提示适老化辅具适配是否符合。

二、老年基础护理

25. 老年人常见的卧位有哪些？

老年人常见的卧位有仰卧位、侧卧位、半坐卧位、端坐位等。

（1）仰卧位：也称平卧位，是一种自然休息姿势。老年人仰卧，头下置一枕，两臂放于身体两侧，两腿自然放置。

（2）侧卧位：老年人侧卧，两臂屈肘，一手放于胸前，一手放于枕旁，下腿稍伸直，上腿弯曲；必要时两膝之间、背后、胸腹前可放置一软枕。侧卧位与平卧位交替可预防压疮。

（3）半坐卧位：老年人卧床上，以髋关节为轴心，上半身抬高 $30°\sim50°$，再摇起膝下支架。放平时，先摇平膝下支架放平下肢，再摇平床头支架放平床头。吞咽功能低下的老年人、心肺疾病所引起呼吸困难老年人以及疾病恢复期体质虚弱的老年人多采用半坐卧位。

（4）端坐位：老年人坐于床上，身体稍向前倾，床上放一小桌，桌上垫软枕，可伏桌休息，并用床头支架或靠背架抬高床头 $70°\sim80°$，使老年人的背部也能向后依靠；膝下支架抬高 $15°\sim20°$，必要时加床栏，确保老年人安全。急性肺水肿、心包积液及支气管哮喘发作时，由于极度呼吸困难，老年人被迫取端坐位。

26. 何谓发热？常见的热型有哪些？

发热又称体温过高，是指机体在致热原的作用下，体温调节中枢调定点上移而引起的体温超过正常范围。根据发热（口温）的程度可以划分为：低热：$37.3\sim38.0℃$；中等热：$38.1\sim39.0℃$；高热：$39.1\sim41.0℃$；超高热：超过 $41.0℃$。

常见的热型主要包括稽留热、弛张热、间歇热、不规则热。

（1）稽留热：体温持续在 $39\sim40℃$，达数天或数周，24 小时波动范围不超过 $1℃$。

（2）弛张热：体温在 39℃ 以上，24 小时内温差达 1℃ 以上，体温最低时仍高于正常水平。

（3）间歇热：体温骤然升高至 39℃ 以上，持续数小时或更长，然后下降至正常或正常以下，经过一个间歇，又反复发作。

（4）不规则热：发热无一定规律，且持续时间不定。

27. 异常的脉搏有哪些？

异常脉搏主要包括脉率异常、节律异常、强弱异常以及动脉壁异常等。

（1）脉率异常包括心动过速、心动过缓。成人在安静状态下脉率超过 100 次/分为心动过速；成人安静状态下脉率于少 60 次/分为心动过缓。

（2）节律异常包括间歇脉、脉搏短绌；其中脉搏短绌指的是同一单位时间内脉率少于心率的情况，主要特点是听诊时心率快慢不一、心律不齐、心音强弱不等，多见于心房颤动的老年人。间歇脉指的是在正常均匀的脉搏中出现一次提前而较弱的脉搏，其后有一较正常延长的代偿间歇的情况，多见于心脏病老年人或洋地黄中毒者。

（3）强弱异常包括洪脉、细脉、交替脉、水冲脉、奇脉等。① 洪脉时脉搏强而大，常见于高热、甲状腺功能亢进、主动脉瓣关闭不全等。② 细脉时脉搏弱而小，扪之如细丝，常见于心功能不全、大出血、休克、主动脉瓣狭窄等。③ 交替脉指节律正常，而强弱交替出现，常见于高血压心脏病、冠状动脉粥样硬化性心脏病等。④ 水冲脉时脉搏骤起骤降，急促而有力，常见于主动脉瓣关闭不全、甲状腺功能亢进等。⑤ 奇脉表现为吸气时脉搏明显减弱或消失，常见于心包积液和缩窄性心包炎，是心包填塞的重要体征之一。

（4）动脉壁异常表现为动脉壁变硬，失去弹性，呈条索状；严重时则动脉迂曲甚至有结节。

28. 异常的血压有哪几种？

异常血压主要包括高血压、低血压、脉压异常如脉压增大等。

（1）高血压是指在未服用降压药的情况下，静息状态下坐位时，非同日三次测量的诊室血压收缩压≥140 mmHg 和（或）舒张压≥90 mmHg。

（2）低血压是指血压低于 90/60～50 mmHg，常见于大量失血、休克、急性心力衰竭老年人。

（3）脉压增大是指脉压＞40 mmHg，常见于主动脉硬化、主动脉关闭不全、甲状腺功能亢进症。

29. 异常的呼吸有哪些？

异常呼吸主要包括频率异常、节律异常、深度异常、声音异常以及呼吸困难等。

（1）频率异常主要包括呼吸过速和呼吸过缓。在安静状态下，成人呼吸频率超过 24 次/分为呼吸过速,也称气促,成人呼吸频率低于 12 次/分为呼吸过缓。

(2)节律异常主要包括潮式呼吸、间断呼吸、点头呼吸、叹息式呼吸等。① 潮式呼吸是指呼吸由浅慢到深快,然后再由深快到浅慢,经过一段时间的呼吸暂停(5～30 秒),又重复以上的周期性呼吸,周而复始似潮水起伏。② 间断呼吸又称毕奥呼吸,表现为呼吸和呼吸暂停现象交替出现,产生的机制同潮式呼吸,但比潮式呼吸更严重,多在临终前发生。③ 点头样呼吸多提示老年人处于极度衰竭的状态,是濒死的一种先兆。

(3)深度异常主要包括深度呼吸和浅快呼吸。深度呼吸是一种深而规则的大呼吸,常见于糖尿病酮症酸中毒和尿毒症酸中毒等;浅快呼吸是一种浅表而不规则的呼吸,有时呈叹息样,可见于呼吸肌麻痹、某些肺与胸膜疾病。若反复发作叹息式呼吸多为临终前的表现。

(4)声音异常主要包括蝉鸣样呼吸和鼾声呼吸。蝉鸣样呼吸表现为吸气时产生一种极高的似蝉鸣样音响,常见于喉头水肿、喉头异物等;鼾声呼吸表现为呼吸时发出一种粗大的鼾声,多见于昏迷者。

(5)呼吸困难是指主观上感觉空气不足、胸闷,客观上呼吸费力,严重时可出现张口抬肩、鼻翼扇动、发绀、端坐呼吸,辅助呼吸肌参与呼吸运动,并可有呼吸频率、深度和节律的异常。

30. 何谓血氧饱和度? 有何临床意义?

血氧饱和度是指血液中被氧结合的氧合血红蛋白的容量占全部可结合的血红蛋白容量的百分比,即血液中血氧的浓度。血氧饱和度是反映呼吸、循环功能的一个重要生理参数,是衡量人体血液携带氧能力的指标。

临床上常用动脉血氧饱和度(SpO_2)表示:＞95％为正常;91～94％为轻度缺氧;86～90％为中度缺氧;≤85％为重度缺氧。

31. 异常的瞳孔有哪些,常见于哪些疾病?

异常的瞳孔主要包括:瞳孔扩大、瞳孔缩小、两侧瞳孔大小不等、瞳孔对光反应改变等。

(1)瞳孔扩大:瞳孔直径＞5 mm,常见于青光眼、颠茄类药物中毒、中枢性损害、滴入扩瞳药剂,如阿托品、东莨菪碱、麻黄碱等。

(2)瞳孔缩小:瞳孔直径＜2 mm,常见于有机磷中毒,吗啡、氯丙嗪等药物中毒,脑桥出血时瞳孔呈针尖样,具有诊断价值。

(3)两侧瞳孔大小不等:提示颅内病变,如脑肿瘤、颅内出血、脑病等。

(4)瞳孔对光反应改变:用手电筒照射其变化很小,移走光源后瞳孔仅略增大,称为对光反应迟钝。当瞳孔对光照射刺激毫无变化时称为对光反应消失。多为病情急剧变化或临终期表现。

32. 如何进行格拉斯哥(Glasgow)昏迷指数评分?

Glasgow 昏迷评分法:从睁眼、语言和运动三个方面进行评分,三者得分相加表示意识障碍的程度,分数越低表示意识障碍越严重。最高 15 分,表示意识清醒;8 分以下为昏迷;最低 3 分。

Glasgow 昏迷评分

睁眼反应	言语反应	运动反应
能自行睁眼 4	能对答,定向正确 5	能按吩咐完成动作 6
呼之能睁眼 3	能对答,定向有误 4	刺痛时能定位,手举向疼痛部位 5
刺痛能睁眼 2	胡言乱语,不能对答 3	刺痛时肢体能回缩 4
不能睁眼 1	仅能发音,无言语 2	刺痛时双上肢呈过度屈曲 3
	不能发音 1	刺痛时四肢呈过度伸展 2
		刺痛时肢体松弛,无动作 1

33. 缺氧的分类有哪些? 常见哪些疾病?

(1) 低张性缺氧:主要是动脉血氧分压(PaO_2)降低,使动脉血氧含量减少(CaO_2),组织供氧不足。常见于高山病、慢性阻塞性肺疾病、先天性心脏病等。

(2) 血液性缺氧:主要是血红蛋白数量减少或性质改变造成血液含量降低或血红蛋白结合的氧不易释放,常见于贫血、一氧化碳中毒、高铁血红蛋白血症等。

(3) 循环性缺氧:由于组织血流量减少使组织供氧量减少所致,常见于休克、心力衰竭等。

(4) 组织性缺氧:由于组织细胞利用氧的异常所致,常见于氰化物中毒等。

34. 何谓咯血? 如何区分严重程度?

咯血是指喉及喉以下呼吸道及肺组织的血管破裂导致的出血并经咳嗽动作从口腔排出。

临床将咯血分为痰中带血、少量咯血、中等量咯血和大量咯血。① 少量咯血:每天<100 ml;② 中等量咯血:每天 100~500 ml;③ 大量咯血:每天>500 ml,或 1 次>300 ml。

35. 如何对机体活动能力进行分度?

0 度:完全能独立,可自由活动。

Ⅰ度:需要使用设备和器材(拐杖、轮椅等)。

Ⅱ度:需要他人的帮助、监护和教育。

Ⅲ度：既需要他人的帮助，也需要使用设备和器材。

Ⅳ度：完全不能独立，不能参加活动。

36. 如何进行肌力的分级？

0级：完全瘫痪，肌力完全丧失。

1级：可见肌肉轻微收缩但无肢体运动。

2级：可移动位置但不能抬起。

3级：肢体能抬离但不能对抗阻力。

4级：能做对抗阻力的运动，但肌力减弱。

5级：肌力正常。

37. 口服给药时的注意事项有哪些？

（1）需吞服的药物通常用40～60℃温开水服下，不要用茶水服药。

（2）对牙齿有腐蚀作用的药物，如酸类和铁剂，应用吸管吸服后漱口保护牙齿。

（3）缓释片、肠溶片、胶囊吞服时不可嚼碎。

（4）舌下含片应放于舌下或颊膜与牙齿之间待其溶化。

（5）抗生素及磺胺类药物应准时服用，以保证有效的血药浓度。

（6）服用对呼吸道黏膜起安抚作用的药物后不宜立即饮水。

（7）某些磺胺类药物经肾脏排出，尿少时易吸出结晶堵塞肾小管，服药后要多饮水。

（8）一般情况下，健胃药宜在饭前服，助消化药及对胃黏膜有刺激的药物宜在饭后服，催眠药在睡前服。

38. 蛋白质、脂肪、碳水化合物所产生的热量各是多少？

每克蛋白质产生17 kJ（4kcal）的热量；每克脂肪产生38 kJ（9 kcal）的热量；每克碳水化合物类产生17 kJ（4 kcal）的热量。但各种营养素的特殊动力作用不同，以蛋白质的动力作用最强，相当于其本身所供热量的20％～30％左右，脂肪为4％～5％，碳水化合物约为5％～6％。

39. 何谓药物过敏反应？常见表现有哪些？

药物过敏也称药物变态反应，是由药物引起的过敏反应，是药物不良反应中的一种特殊类型，与人的特异性过敏体质相关。

常见的临床表现主要有：

（1）皮肤过敏反应：皮肤瘙痒、荨麻疹、皮丘疹，严重者可发生剥脱性皮炎。

（2）呼吸过敏反应：可引起哮喘或促发原有的哮喘发作。呼吸道阻塞症状由喉头水肿和肺水肿引起，表现为胸闷、气促、呼吸困难、发绀等。

（3）循环衰竭症状：由于周围血管扩张引起循环血量不足，严重者出现过敏性休克表现,如面色苍白,全身出冷汗,脉细速、血压下降、烦躁不安等,有的还可引起暂时性血压偏高。

（4）中枢神经系统症状:因脑组织缺氧所致,表现为头晕、抽搐、大小便失禁等。

（5）消化系统过敏反应:可引起过敏性紫癜,以腹痛和便血为主要症状。

（6）其他反应:胃肠道不适、恶心、呕吐、浑身无力、怕光等。

40. 何谓多尿、少尿、无尿?

多尿:24 小时尿量长期在 2 500 ml 以上。

少尿:24 小时尿量<400 ml 或每小时尿量<17 ml。

无尿:24 小时尿量<100 ml,或 12 小时内完全无尿。

41. 常见的病理性尿液颜色变化有哪些?

（1）血尿:颜色的深浅与尿液中所含红细胞量的多少有关,含红细胞量多时呈洗肉水色。

（2）血红蛋白尿:大量红细胞在血管内破坏,呈浓茶色、酱油样色。

（3）胆红素尿:尿呈深黄色或黄绿色,震荡尿液后泡沫也呈黄色。

（4）乳糜尿:尿中含有淋巴液,呈乳白色。

（5）脓尿:尿中含有大量脓细胞、炎性渗出物,呈白色絮状浑浊并可见到所含的脓丝。

42. 何谓呕吐? 分哪几种类型? 如何识别?

呕吐是指胃内容物或一小部分小肠内容物,通过食管反流出口腔的一种复杂的连续性的反射动作,呕吐可将有害物质由胃排出体外,从而起到保护性作用。

呕吐类型有:反射性呕吐、中枢性呕吐以及前庭神经功能障碍引起的呕吐。

（1）反射性呕吐是指由来自内脏末梢神经的冲动,经自主神经传入纤维刺激呕吐中枢引起的呕吐,常有恶心先兆,且胃排空后仍干呕不止,主要见于各种原因的胃肠疾病。

（2）中枢性呕吐是指各种因素如精神、心理因素,药物中毒,颅内压升高等直接刺激呕吐中枢而引起的呕吐,多无恶心先兆,呕吐剧烈呈喷射状,吐后不感轻松,可伴剧烈头痛和不同程度的意识障碍。

（3）前庭神经功能障碍引起的呕吐是指维持人体平衡的前庭功能出现障碍引起的呕吐,常见于迷路炎、梅尼埃病等。

43. 何谓呕血? 其出血量如何判断?

呕血是指十二指肠悬韧带以上的消化器官,包括食管、胃、十二指肠、肝、胆和胰出血,或全身性疾病所致急性上消化道出血,经口腔呕出鲜红色或暗红色血液,亦可为咖啡渣样变性血液。

出血量判断:① 成人每日消化道出血 5～10 ml,大便隐血试验阳性;② 每日消化道出血 50～100 ml,表现为黑便;③ 胃内储血在 250～300 ml,可出现呕血;④ 一次出血≤400 ml,一般不出现全身症状,由组织液及脾脏贮血所补充;⑤ 出血量超过 400～500 ml,会出现头昏、心慌、乏力。

44. 出血有哪几类?如何判断?

(1)按血液流向分为:① 外出血:血管破损,血液流至体外;② 内出血:血管破损,血液流向体腔或组织间隙;③ 皮下出血:血管破损,血液流向皮下组织,皮肤未破。

(2)按损伤血管分为:① 动脉出血:血色鲜红,血流急,呈喷射状;② 静脉出血:血色暗红,血流缓慢,量较多;③ 毛细血管出血:血色鲜红,从伤口渗出,常找不到明显的出血点,量较少。

45. 何谓水肿?常见类型有哪些?如何评估?

水肿是指过多液体在组织间隙或体腔中积聚。

水肿分类:① 按水肿性质可分显性水肿和隐性水肿,也可分为凹陷性水肿和非凹陷性水肿;② 按部位分类可分全身性水肿和局限性水肿;③ 按原因分类有肾性水肿、肝性水肿、心源性水肿、营养不良性水肿和炎症性水肿等。

水肿评估:

① 水肿分度:分为轻、中、重度,轻度仅见于眼睑、眶下软组织、胫骨前及踝部皮下组织;中度为下肢水肿至膝盖;重度水肿为全身水肿,低部位皮肤紧张发亮,甚至有液体渗出,还可有胸腔、腹腔积液等。

② 凹陷性水肿分级:用大拇指轻按患者骨骼上方的软组织至少 5 秒,观察该区域是否凹陷。如果没有下限,则说明没有水肿。具体可分为 4 级:凹陷＜2 mm,并迅速消失为 1 级;凹陷 2～4 mm,10～15 秒消失为 2 级;凹陷 4～6 mm,至少 1 分钟,水肿明显为 3 级;凹陷 6～8 mm,持续 2～5 分钟,严重水肿为 4 级。

46. 何谓膀胱刺激征?

膀胱刺激征是指膀胱受激惹或神经功能调节失常导致的临床综合征,以尿频、尿急、尿痛为主要表现。正常人白天平均排尿 4～6 次,夜间 0～2 次,如果每日排尿次数明显增多称为尿频。尿急是指一有尿意就迫不及待地需要立即排尿的感觉。尿痛是指排尿时膀胱区及尿道口产生的疼痛,疼痛性质为烧灼感或刺痛。

47. 输液中发生空气栓塞时应采取什么体位?为什么?

输液中发生空气栓塞时应立即将老年人置于左侧卧位,并保持头低足高位。该体位有利于气体浮向右心室尖部,避开肺动脉入口,随着心脏的收缩,将空气混成泡沫,分次少量进入肺动脉内,逐渐被吸收。

48. 何谓体位性低血压? 为什么老年人容易发生体位性低血压?

体位性低血压是指从卧位到坐位或直立位 3 分钟内,出现血压突然下降收缩压≥20 mmHg 或舒张压≥10 mmHg,并伴有明显症状,如头昏、头晕、站立不稳、视力模糊、软弱无力等,严重时可发生晕厥。

老年人因动脉系统的老化及硬化,使颈动脉窦-主动脉弓压力感受器的敏感度降低,同时影响血管和心室的顺应性,当体位突然发生变化或服降压药以后,在血压突然下降的同时,缺血的危险性也大大增加。此外,老年人耐受血容量不足的能力较差,任何急性病导致的体液丢失过多,或口服液体不足,或服用降压药及利尿药以后,以及平时活动少和长期卧床的老年人,站立后都容易引起体位性低血压。

49. 常见输液反应有哪些?

(1) 发热反应:多发生于输液后数分钟至 1 小时。表现为发冷、寒战、发热。轻者体温在 38℃左右,停止输液后数小时内可自行恢复正常;严重者初期寒战,即指高热,体温可达 40℃以上,并伴有头痛、恶心、呕吐、脉速等全身症状。

(2) 急性肺水肿:突然出现呼吸困难、胸闷、咳嗽、咯粉红色泡沫样痰,严重时痰液可从口、鼻腔涌出。听诊肺部布满湿啰音,心率快且节律不齐。

(3) 静脉炎:沿静脉走向出现条索状红线,局部组织发红、肿胀、灼热、疼痛,有时伴有畏寒、发热等全身症状。

(4) 空气栓塞:感到胸部异常不适或有胸骨后疼痛,随即发生呼吸困难和严重发绀,并伴有濒死感。听诊心前区可闻及响亮的、持续的"水泡音"。

50. 何谓意识障碍? 如何判断?

意识障碍指个体对外界环境刺激缺乏正常反应的一种精神状态,表现为精神活动的不同程度的改变。主要分为嗜睡、意识模糊、昏睡、浅昏迷、深昏迷。

(1) 嗜睡:最轻程度的意识障碍。处于持续睡眠状态,但能被言语或轻度刺激唤醒,醒后能正确、简单而缓慢地回答问题,但反应迟钝,停止刺激后又很快入睡。

(2) 意识模糊:其程度较嗜睡深。表现为定向力障碍,思维和语言不连贯,可有幻觉、错觉、躁动不安、谵语或精神错乱。

(3) 昏睡:处于熟睡状态,不易唤醒。但能被压迫眶上神经、摇动身体等强刺激唤醒,醒后答话含糊或答非所问,停止刺激后又进入熟睡状态。

(4) 浅昏迷:意识大部分丧失,无自主活动,对光、声刺激无反应,对疼痛刺激可有痛苦的表情或肢体退缩等防御反应。

（5）深昏迷：意识完全丧失，对各种刺激均无反应。

三、医院感染的预防及控制

51. 何谓医院感染？医院感染的传播途径主要有哪些？

医院感染指住院老年人在医院内获得的感染，包括在住院期间发生的感染和在医院内获得出院后发生的感染，但不包括入院前已开始或者入院时已处于潜伏期的感染。工作人员在医院内获得的感染也属医院感染。

医院感染的传播途径主要有：

（1）接触传播：病原体通过手、媒介物直接或间接接触导致的传播，是医院感染最常见，也是最重要的传播途径。包括直接接触传播和间接接触传播。主要由接触传播的常见疾病包括肠道感染、多重耐药菌感染、皮肤感染等。

（2）飞沫传播：指带有病原微生物的飞沫核（$>5\ \mu m$）在空气中短距离（1 m 内）移动到易感人群的口、鼻黏膜或眼结膜等导致的传播。主要由飞沫传播的常见疾病包括百日咳、白喉、流行性感冒、病毒性腮腺炎等。

（3）空气传播：指带有病原微生物的微粒子（$\leqslant 5\ \mu m$）以空气为媒介，随气流流动而导致的疾病传播。主要由空气传播的常见疾病包括肺结核、麻疹、水痘等。

52. 哪些老年人为医院感染易感人群？

（1）有严重基础疾病老年人，如糖尿病、恶性肿瘤、慢性肾病等老年人。

（2）受各种免疫抑制治疗的老年人，如应用抗癌药物、采取放射治疗的老年人等。

（3）长期接受抗菌药物治疗，造成体内微生物生态失衡的老年人。

（4）接受各种侵袭性诊疗操作的老年人。

53. 需进行消毒效果监测的常见项目有哪些？

（1）消毒灭菌物品。

（2）使用中的消毒剂。

（3）紫外线辐照强度。

（4）消毒内镜，如胃镜、肠镜、喉镜、气管镜等。

54. 环境卫生学监测项目有哪些？

环境卫生学监测项目主要有空气、物体表面、医务人员手、血液净化透析液及透析用水、生活饮用水监测等。

55. 何谓医院感染暴发？医疗机构发现医院感染暴发应如何报告？

医院感染暴发是指在医疗机构或其科室中，短时间内发生 3 例及以上同种同源感染病例的现象。

发现医院感染暴发时,应立即向感染管理部门报告。医疗机构在调查确认后2小时内向上级卫生行政部门报告。当属于法定传染病时,应按照《中华人民共和国传染病防治法》规定报告。

56. 医院感染暴发处置原则是什么?

(1)控制并积极治疗感染源。

(2)切断感染途径。

(3)对易感人群实施保护措施。

(4)发生特殊病原体或新发病原体的医院感染时,严格遵循标准预防,积极查找病原体。

(5)在调查处置结束后,及时总结经验教训,制定今后防范措施。

57. 何谓标准预防?标准预防的措施有哪些?

标准预防是针对机构所有患者和医务人员所采取的一组预防感染措施。包括手卫生,使用个人防护装备、呼吸卫生/咳嗽礼仪、患者安置、处理污染的医疗物品与环境及安全注射等。

标准预防的措施主要有:

(1)手卫生:洗手和手消毒。

(2)使用个人防护用品:在预期可能接触到血液、体液、分泌物、排泄物或其他有潜在传染性物质时,正确地使用个人防护用品。包括手套、口罩、防护面罩、护目镜、隔离衣、防护服、帽子、鞋套等。

(3)呼吸卫生/咳嗽礼仪:主要针对进入医疗机构的伴有呼吸道感染征象的所有人员,尽早采取感染控制措施,预防呼吸道传染性疾病的传播。

(4)正确安置及运送老年人,防止感染源传播。

(5)及时、正确地处理污染的医疗器械、器具、织物和环境,防止其成为感染源的传播媒介。

(6)安全注射:对接受注射者无害;实施注射操作的医护人员不暴露于可避免的危险中;注射的废弃物不对他人造成危害。

58. 何谓手卫生?WHO提出的手卫生"五个重要时刻"是什么?

手卫生为洗手、卫生手消毒和外科手消毒的总称。

手卫生"五个重要时刻"是指:接触患者前、清洁(无菌)操作前、接触体液后、接触患者后、接触患者周围环境后。

59. 医务人员在哪些情况下应执行手卫生?

(1)直接接触每个患者前后,从同一患者身体的污染部位移动到清洁部位时。

(2)接触患者黏膜、破损皮肤或伤口前后,接触患者的血液、体液、分泌物、排泄物、伤口敷料等之后。

（3）穿脱隔离衣前后，脱手套后。

（4）进行无菌操作，接触清洁、无菌物品之前。

（5）接触患者周围环境及物品后。

（6）处理药物或配餐前。

60. 什么叫隔离？常见的隔离技术有哪些？

隔离是采用各种方法、技术，防止病原体由患者及携带者传播给他人的措施。

常见的隔离技术有：手卫生，使用工作帽、口罩、护目镜或防护面罩，戴脱手套，穿脱鞋套、防水围裙、隔离衣或防护服。

61. 何谓清洁、消毒、灭菌？

清洁是指去除物体表面有机物、无机物和可见污染物的过程。

消毒是指杀灭或清除传播媒介上病原微生物，使其达到无害化的处理。

灭菌是指杀灭或清除传播媒介上一切微生物的处理。

62. 常用的消毒、灭菌方法有哪些？

（1）灭菌方法：包括高压蒸汽灭菌、电离辐射灭菌、等离子体灭菌等物理灭菌方法，以及使用环氧乙烷、戊二醛等化学灭菌剂的灭菌方法。

（2）高水平消毒方法：包括紫外线等物理消毒法和使用含氯制剂、过氧乙酸、过氧化氢等化学消毒剂的消毒方法。

（3）中水平消毒方法：包括煮沸消毒等物理消毒法和使用碘类消毒剂（碘伏、碘酊、氯己定碘等）、醇类、醇类和氯己定的复方、醇类和季铵盐类化合物的复方等化学消毒剂的消毒方法。

（4）低水平消毒方法：包括通风换气、冲洗等机械除菌法和使用季铵盐类（苯扎溴铵等）、双胍类（氯己定）等消毒剂的消毒方法。

63. 使用化学消毒剂有哪些注意事项？

（1）使用经卫生行政部门批准或符合卫生行政部门要求的消毒剂。

（2）应按照卫生行政部门批准使用的范围和方法使用。

（3）准确配制消毒剂，使用中途不应添加消毒剂。

（4）注意配置后消毒剂的使用期限，不过期使用，定期监测消毒液浓度。

（5）消毒前物品应清洁、干燥。

（6）消毒物品应与消毒剂充分接触。

（7）消毒后的物品在使用前须用无菌水冲净。

（8）盛放消毒剂的容器要清洁。

（9）不得将消毒液用作器械保存液。

（10）使用化学消毒剂时做好工作人员的防护。

64. 常用物品的消毒灭菌方法有哪些？

清洁、消毒、灭菌工作应严格遵守工作程序。重复使用的诊疗器械、器具和物品，使用后应先清洁，再进行消毒或灭菌；被朊毒体、气性坏疽及突发不明原因的传染病病原体污染的诊疗器械、器具和物品应先消毒，再按常规清洗消毒灭菌。

常用物品的消毒灭菌方法是：

（1）换药碗：用于清创或手术切口换药，应采用灭菌方法。

（2）可重复使用的雾化器螺纹管：可以采用等离子体灭菌，也可采用化学消毒剂浸泡消毒，如 500 mg/L 的含氯消毒剂浸泡 30 分钟，再用无菌水冲净干燥备用。

（3）使用后的体温计：采用化学消毒剂浸泡消毒，如 500 mg/L 的含氯消毒剂浸泡 30 分钟，再用无菌水冲净干燥备用。

（4）止血带、血压计袖带：常规只需清洗干净、干燥备用，如有可见污染物时需清洁后消毒，可以选择 250 mg/L 的含氯消毒剂浸泡 30 分钟，洗净后再干燥备用。

（5）听诊器：常规只需清洁处理，可疑污染或可见污染可用 75% 酒精擦拭消毒。

65. 常用无菌物品、溶液开启后保存时间是多长？

常用无菌物品开启后应标注开启时间，并在规定时间内使用。

（1）干燥保存的无菌持物钳和持物钳罐启用后应 4 小时更换一次，遇污染时随时更换。

（2）以容器包装灭菌的敷料类无菌物品启用后最长时间不超过 24 小时。由于无菌敷料反复开启取用极易污染，建议使用小包装。

（3）抽出的药液必须在 2 小时内使用；作为溶媒启封抽吸的无菌药液，最长使用时间不得超过 24 小时。使用中一旦污染，应立即废弃。建议使用小包装溶媒。

（4）无菌棉签启用后最长时间不得超过 24 小时。

（5）化学消毒剂启用后最长时间不得超过 1 周。使用中的消毒液染菌量 ≤100 cfu/ml，致病性微生物不得检出。

（6）洗手液/速干手消毒剂启用后最长时间不得超过 1 个月。

66. 普通病室的空气、地面需要每天消毒吗？

普通病室空气不需常规消毒，每天开窗通风 30 分钟一般可达到置换室内空气的目的。如遇污染时应及时进行消毒；对感染具有高风险的部门应定期进行消毒。

普通病室地面常规不需要使用消毒剂拖地，只有在被老年人体液、血液等污染的情况下才需消毒处理。如果地面被污染,可对污染物进行覆盖消毒后将污染物清除,再以消毒剂擦拭局部污染的地面,达到消毒效果后,再用清水清洁。

67. 工作人员发生血源性病原体职业暴露后,如何正确进行局部处理?

工作人员发生血源性病原体职业暴露后,应当立即实施以下局部处理措施:

(1)完整的皮肤或黏膜暴露后,用肥皂液和流动水清洗污染的皮肤,用生理盐水反复冲洗黏膜。

(2)破损的皮肤或黏膜暴露后,用肥皂液和流动水清洗污染的皮肤,用生理盐水反复冲洗黏膜,然后用消毒液进行局部消毒。皮肤可用75%酒精或者0.5%碘伏消毒,黏膜可用0.05%碘伏消毒。

(3)发生锐器伤有伤口时,应当由伤口的近心端向远心端轻轻挤压,避免挤压伤口局部,尽可能挤出损伤处的血液,并用肥皂液和流动水进行冲洗。冲洗后,用消毒液如75%酒精或者0.5%碘伏进行局部消毒。

68. 何谓医疗废物? 医疗废物共分为哪几类?

医疗废物是指医疗卫生机构在医疗、预防、保健以及其他相关活动中产生的具有直接或者间接感染性、毒性以及其他危害性的废物。使用后的输液瓶(袋)、未被血液、体液、排泄物污染的塑料袋及外包装袋,未破损玻璃瓶等不属于医疗废物。

医疗废物分为以下五类:

(1)感染性废物:携带病原微生物具有引发感染性疾病传播危险的医疗废物。

(2)病理性废物:诊疗过程中产生的人体废弃物和医学试验动物尸体等。

(3)损伤性废物:能够刺伤或割伤人体的废弃的医用锐器。

(4)药物性废物:过期、淘汰、变质或者被污染的废弃的药品。

(5)化学性废物:具有毒性、腐蚀性、易燃易爆性的废弃的化学物品。

69. 医疗废物应如何分类收集? 已收集的医疗废物能否取出重新分类?

医疗废物应分类存放、集中储运。根据类别存放于相应的医疗废物专用包装袋、锐器盒内。感染性废物、病理性废物置于黄色医疗废物包装袋内,损伤性废物置于专用的锐器盒内,由专职收集人员在规定时间内转运到医疗机构指定的医疗废物暂存地统一处理。药物性废物、化学性废物交由专门的机构处理。

放入包装物或容器内的感染性废物、病理性废物、损伤性废物不得取出重新分类。

70. 运送医疗废物管理要求有哪些？其包装运送人员应该配备哪些防护用品？

使用防渗漏、防遗撒的专用工具；按照本单位确定的内部医疗废物运送时间、线路，将医疗废物收集、运送至暂存地；运送工具使用后应当在医疗机构内指定的地点及时消毒和清洁。

医疗废物包装运送人员应配备的防护用品包括：工作衣、防渗透隔离衣/围裙、胶鞋、口罩、乳胶/橡胶手套等。

四、老年综合评估

（一）概述

71. 何谓老年综合评估？老年综合评估目的是什么？

老年综合评估（comprehensive geriatric assessment，CGA）是一个多维度、跨学科的诊断过程，采用多学科方法评估老年人的躯体状况、功能状态、心理和社会环境状态等，确定老年人能力和存在问题，以便为老年人制定综合的预防保健、治疗康复、照护随访和临终关怀计划，最大限度地提高老年人的生活质量。

老年综合评估目的：提高诊断准确性，优化治疗效果，改善功能状况，推荐合理的照护环境，减少资源浪费。

72. 老年综合评估内容包括哪些？分哪几种类型？

老年综合评估的内容包括一般医学评估、躯体功能评估、精神心理状况评估、社会和经济状况评估、生活环境评估、生活质量评估以及老年综合征或问题评估。

老年综合评估可根据评估的目的、场所和时间等进行分类。① 按评估目的分类：诊疗评估、康复评估、护理评估和临床用药评估等；② 按评估场所分类：医院评估、社区评估和家庭评估；③ 按评估时间分类：院前评估、入院评估、院中评估、出院评估和院后追踪评估等。

73. 常用老年综合评估技术包括哪些？

常用老年综合评估技术主要有：① 日常生活能力评估，如 Barthel 指数、功能独立性测量等；② 精神心理健康评估，如精神状态评估表、抑郁状态问卷、自评抑郁量表等；③ 运动能力评估，如平衡测试、步态测试、起立行走试验等；④ 营养状况评估，如营养初筛表、简易营养状况评估量表等；⑤ 认知功能评估，如简易操作智能问卷、画钟试验、简易智能评估量表等；⑥ 社会行为健康评估,如人际关系自我评定量表等;⑦ 各种老年综合征评估,如跌倒风险评估量表、尿失禁评估简表等;⑧ 各种老年问题评估,如皮肤危险因子评估表、疼痛评估等。

74. 老年综合评估适用哪些人群?

老年综合评估适用人群为:60 岁以上,已出现生活或活动功能不全(尤其是最近恶化者),已伴有老年综合征、老年共病、多重用药、合并精神方面问题,合并社会支持问题(独居、缺乏社会支持、疏于照顾)及多次住院者。对于合并严重疾病、严重痴呆、完全失能的老年人及健康老年人酌情开展部分评估工作。

75. 老年综合评估的实施步骤包括哪些?

老年综合评估通常由具备老年综合评估技术开展资质的专职人员,或者由多学科评估团队共同完成,主要包括五个步骤:① 收集数据,讨论评估结果,鼓励老年人和(或)照护者加入;② 与老年人和(或)照护者共同制订治疗计划;③ 计划的实施;④ 监测老年人对治疗计划的反应;⑤ 修改完善计划。完整实施以上步骤是保证成功完成老年综合评估并达到最大健康获益的必要条件。

(二)老年躯体功能评估

76. 躯体功能评估包括哪些内容?

躯体功能评估包括:日常生活活动能力、运动功能、平衡与步态功能、感觉功能(如听力、视力)、营养状况、吞咽功能等方面评估。

77. 日常生活能力评估包括几个层次?

日常生活活动能力(ADL)评估包括:基本日常生活能力(BADL)评估、工具性日常生活能力(IADL)评估和高级生活活动能力(AADL)评估。

(1)基本日常生活能力(basic activities of daily living,BADL):是指个体为维持基本生活所需要的自我照顾能力和最基本的自理能力,包括:上厕所、进食、穿衣、梳洗、行走和洗澡。

(2)功能性日常生活能力(instrumental activities of daily living,IADL):包括:打电话、购物、备餐、做家务、洗衣、使用交通工具、服药和自理经济。这一层次的功能提示老年人是否能独立生活并具备良好的日常生活功能。

(3)高级日常生活能力(advanced activities of daily living,AADL):反映老年人的智能能动性和社会角色功能,包括参加社交、娱乐活动、职业等。

78. 常用的日常生活活动能力评估工具有哪些?如何评估判断?

(1)基本日常生活能力量表:常用的评估工具主要包括 Barthel 指数和

Katz 指数。

Barthel 指数主要针对慢性病老年人的 ADL 能力进行评定,用于检测老年人康复治疗前、中、后独立生活活动能力的变化,是最常用的评估工具之一。Barthel 指数结果判定标准为:总分:100 分,得分越高,独立性越好,依赖性越小。>60 分:为生活基本自理;41~60 分:中度失能,日常生活需要帮助;21~40 分:重度失能,日常生活明显依赖;≤20 分:完全失能,日常生活完全依赖。

Barthel 指数评定表

项目	分类和评分
大便控制	0＝失禁 5＝偶尔失禁 10＝能控制
小便控制	0＝失禁 5＝偶尔失禁 10＝能控制
修饰	0＝需帮助 5＝独立洗脸、刷牙、梳头、剃须
用厕	0＝依赖别人 5＝需部分帮助 10＝自理
进食	0＝依赖别人 5＝需部分帮助(夹菜、盛饭) 10＝自理
转移	0＝完全依赖别人,不能坐 5＝需大帮助,能坐 10＝需小帮助或指导 15＝自理
步行	0＝不能走 5＝在轮椅上独立行动 10＝需 1 人帮助步行(体力或语言指导) 15＝独自步行(可用辅助器)
穿衣	0＝依赖 5＝需一半帮助 10＝自理(扣、解钮扣,开关拉链和系鞋带)

项目	分类和评分
上楼梯	0＝不能 5＝需帮助(体力或语言指导) 10＝自理(包括使用辅助器)
洗澡	0＝依赖 5＝自理

评分标准：每个评定项目的具体评分标准为：① 大便控制：大便失禁或尽管无大便失禁，但有昏迷者，得分应为 0；偶尔失禁＝每周少于 1 次。② 小便控制：尽管无小便失禁，但有昏迷者，得分应为 0；偶尔失禁＝每 24 小时少于 1 次；每周多于 1 次。导尿患者划为尿失禁；如无需帮助，自行导尿，视为能控制。③ 修饰：指的是个人卫生，主要包括洗脸、刷牙、梳头、剃须四项活动，有一项不能独立完成，都视为需帮助，得分为 0。④ 用厕：自理是指能独立地使用厕所或便盆，并能穿脱衣裤、擦净会阴和冲洗排泄物。帮助是指仅在穿脱衣裤或擦净会阴时需要帮助。⑤ 进食：自理是指能使用任何必要的装置，在适当的时间内独立地完成包括夹菜、盛饭在内的进食过程。帮助是指能吃任何正常食物，但在夹菜、盛饭时需要帮助。⑥ 转移：自理是指能独立地从床上转移到椅子上并返回。完全依赖：不能坐起，需两人以上帮助，或用提升机。大帮助：需两个人或一个强壮且动作娴熟的人帮助。小帮助：为保安全，需一人搀扶或语言指导。⑦ 步行：独立是指能在家中或病房周围独自行走 45 m 以上，可以用辅助装置，但不包括带轮的助行器。帮助是指在一人帮助下行走 45 m 以上，帮助可以是语言指导或是体力上的。如坐轮椅，必须是无需帮助，能使用轮椅行走 45 m 以上，并能拐弯。任何帮助都应由未经特殊训练者提供。⑧ 穿衣：自理是指在无人指导的情况下能穿好全部适合身体的衣服，包括系鞋带、扣扣子、开关拉链、穿脱支具等。需要帮助是指在适当的时间内至少做完一半的工作。⑨ 上楼梯：自理是指能独立地上楼梯，包括使用辅助用具。⑩ 洗澡：自理是指无需指导和他人帮助能安全进出浴池，并完成洗澡全过程。

（2）Lawton 功能性日常生活能力量表：目前广泛用于工具性日常生活能力评估。结果评定标准为：总分 8 分为正常；7～8 分为轻度依赖；3～5 分为中度依赖；≤2 分为严重依赖。

Lawto-Brody 工具性日常生活活动功能评估量表（IADL）

序号	筛查项目	（以最近一个月的表现为准）	分值（分）
1	上街购物	☐ 独立完成所有购物需求 ☐ 独立购买小件物品 ☐ 每一次上街购物都需要有人陪 ☐ 完全不会上街购物	1 0 0 0

续表

序号	筛查项目	（以最近一个月的表现为准）	分值（分）
2	外出活动	☐ 能够自己开车、骑车	1
		☐ 能够自己搭乘公共交通工具	1
		☐ 能够自己搭乘出租车但不会搭乘公共交通工具	1
		☐ 当有人陪同时,可搭出租车或公共交通工具	0
		☐ 完全不能出门	0
3	食物烹调	☐ 能独立计划、烹煮和摆设一顿适当的饭菜	1
		☐ 如果准备好一切佐料,会做一顿适当的饭菜	0
		☐ 会将已做好的饭菜加热	0
		☐ 需要别人把饭菜煮好、摆好	0
4	家务维持	☐ 能做较繁重的家务或需偶尔家务协助（如搬动沙发、擦地板、洗窗户）	1
		☐ 能做较简单的家务,如洗碗、铺床、叠被	1
		☐ 能做家务,但不能达到可被接受的整洁程度	1
		☐ 所有的家务都需要别人协助	1
		☐ 完全不会做家务	0
5	洗衣服	☐ 自己清洗所有衣物	1
		☐ 只清洗小件衣物	1
		☐ 完全依赖他人	0
6	使用电话的能力	☐ 独立使用电话,含查电话簿、拨号等	1
		☐ 仅可拨熟悉的电话号码	1
		☐ 仅会接电话,不会拨电话	1
		☐ 完全不会使用电话	0
7	服用药物	☐ 能自己负责在正确的时间用正确的药物	1
		☐ 如果事先准备好服用的药物分量,可自行服用	0
		☐ 不能自己服用药物	0
8	处理财务能力	☐ 可以独立处理财务	1
		☐ 可以处理日常的购买,但需要别人协助与银行往来的大宗买卖	1
		☐ 不能处理钱财	0

79. 运动功能评估内容有哪些?

运动是涉及体力和技巧的行为活动,通过肌肉和关节完成,包括随意运动和不随意运动。评估内容主要包括:

（1）肌力评估:观察肢体主动运动时力量的强弱,两侧对比有无差异。随意运动功能丧失称为瘫痪。评估肌力可以通过机体收缩特定肌肉群的能力来判断,一般分为 6 级:

0级:完全瘫痪、肌力完全丧失;

1级:可见肌肉轻微收缩,但无肢体活动;

2级:肢体可移动位置,但不能抬起;

3级:肢体能抬离,但不能对抗阻力;

4级:能作对抗阻力的运动,但肌力减弱;

5级:肌力正常。

（2）肌张力:通过触诊肌肉的硬度及肌肉完全松弛时关节被动运动时阻力来判断。肌张力异常有肌张力增加和肌张力减弱。

（3）关节功能状态:在评估关节的功能状况时,要根据疾病和卧床对关节的具体影响进行评估,通过老年人自己移动关节的主动运动和照护者协助移动关节的被动运动,观察关节是否有肿胀、僵硬、变形,关节运动时所通过的运动弧度或转动的角度有无受限,活动时关节有无声响或疼痛、不适等症状。

（4）不随意运动:也称不自主运动,是随意肌不自主的收缩所发生的一些无目的的异常动作。包括痉挛、震颤、抽搐、肌纤维与肌束颤动、舞蹈样运动、手足徐动或指划动作等。

80. 对老年人行走能力如何评估?

常用步行能力检查工具包括 Holden 步行功能分类量表,还有一些用于评估患者步行耐力的方法,如 6 分钟步行能力测试和 12 分钟步行能力测试等。

Holden 步行功能分类

级　　别	表　　现
0级:无功能	患者不能走,需要轮椅或 2 人协助才能走
Ⅰ级:需大量持续性的帮助	需使用双拐或需要 1 个人连续不断地搀扶才能行走或保持平衡
Ⅱ级:需少量帮助	能行走但平衡不佳,不安全,需 1 人在旁给予持续或间断的接触身体的帮助或需使用膝—踝—足矫形器（KAFO）、踝—足矫形器（AFO）、单拐、手杖等以保持平衡和保证安全
Ⅲ级:需监护或语言指导	能行走,但不正常或不够安全,需 1 人监护或用语言指导,但不接触身体
Ⅳ级:平地上独立	在平地上能独立行走,但在上下斜坡,在不平的地面上行走或上下楼梯时仍有困难,需他人帮助或监护
Ⅴ级:完全独立	在任何地方都能独立行走

81. 如何评估老年人平衡功能?

Berg 平衡量表是常用的平衡测量工具,共进行 14 个动作的评定,每个动作又依据完成质量分为 0~4 分五个级别予以记分,总分 56 分,评分越低,表示平衡功能障碍越严重。判断标准:0～20 分平衡功能差,需乘坐轮椅;21～40 分有一定平衡能力,可以辅助下步行;41～56 分平衡功能较好,可独立步行;40 分及以下有跌倒危险。

Berg 平衡量表

项目	评定指令	评分标准	得分(分)
1. 由坐到站	尽量不用手支撑,站起来	□ 站起来需要中等或大量帮助 □ 站起来或稳定需要少量帮助 □ 尝试几次后能用手支撑站起来 □ 能用手支撑站起来且保持稳定 □ 不用支撑站起来且保持稳定	0 1 2 3 4
2. 独立站立	请独立站立 2 分钟	□ 不能独立站立 30 秒 □ 尝试几次能独立站立 30 秒 □ 能独立站立 30 秒 □ 在监护下能站立 2 分钟 □ 能安全独立站立 2 分钟	0 1 2 3 4
3. 独立坐	两手抱胸坐 2 分钟(背部无支持,脚可踩在地上、矮凳上)	□ 需要支撑才能坐 10 秒 □ 能独立坐 10 秒 □ 能独立坐 30 秒 □ 在监护下能坐 2 分钟 □ 能安全无协助地坐 2 分钟	0 1 2 3 4
4. 由站到坐	请坐下	□ 需要帮助才能坐下 □ 能独立坐下,但下降过程无控制 □ 腿的背面需要靠着椅子来控制坐下 □ 需要用手控制才能慢慢坐下 □ 需要很少帮助(手支撑)就能安全坐下	0 1 2 3 4
5. 床→椅移位	床→椅移位	□ 需要两人帮助转移/监督 □ 需要一个人帮助转移 □ 口头提示/监督下能转移 □ 能安全转移需手支撑 □ 能安全转移很少用手	0 1 2 3 4
6. 闭目站立	闭目站立 10 秒	□ 需帮助防止摔倒 □ 不能闭目站立 3 秒,但能安全站立 □ 闭目站立 3 秒 □ 监督下闭目站立 10 秒 □ 能安全闭目站立 10 秒	0 1 2 3 4

续表

项目	评定指令	评分标准	得分(分)
7. 双足并拢站立	无支撑下双足并拢站立	□ 需帮助并拢双足不能保持 15 秒 □ 需帮助并拢双足能保持 15 秒 □ 能双足并拢,但不能保持 30 秒 □ 监督下双足并拢并安全站 1 分钟 □ 能双足并拢并安全站 1 分钟	0 1 2 3 4
8. 站立位上肢前伸	抬起上肢成 90°,伸开手指尽可能向前(老年人前倾最大值时手指向前伸的距离,避免身体旋转)	□ 需外部支撑/向前伸时失去平衡 □ 监督下能向前伸 □ 能向前伸 5 cm □ 能向前伸 12 cm □ 安全向前伸 25 cm	0 1 2 3 4
9. 站立位从地上拾物	站立位捡起脚前面的拖鞋/物品	□ 不能尝试/需帮助防止失去平衡或跌倒 □ 不能捡起,尝试时需要监督 □ 不能捡起拖鞋但距离物品 2～5 cm能独立保持平衡 □ 监督下能捡起拖鞋 □ 能安全容易地捡起拖鞋	0 1 2 3 4
10. 转身向后看	左转看身后,再右转看身后(医生在老年人背后直接观察,鼓励老年人转身)	□ 需要帮助防止重心不稳或摔倒 □ 转身时需要监督 □ 只能从一边向后看,但平衡较好 □ 能从一边向后看,另一边重心转移较易 □ 能从左右两边向后看,重心转移较好	0 1 2 3 4
11. 转身一周	顺时针转身一周,暂停,再逆时针转身一周	□ 需要帮助 □ 需要密切监督或口头提示 □ 能安全转身一周,但较缓慢 □ 只能一个方向转身一周,用时≤4 秒 □ 安全转身一周,用时≤4 秒	0 1 2 3 4
12. 双足交替踏	先将一只脚放在矮凳/台阶上,无支撑下双足交替踏台阶(或矮凳)4 次	□ 需要帮助尝试或完全不能做 □ 需少量帮助能双足交替踏>1 次 □ 监督下(不需帮助)双足交替踏 2 次 □ 能独立交替踏,用时>20 秒 □ 能安全独立交替踏 4 次,用时≤20 秒	0 1 2 3 4

续表

项目	评定指令	评分标准	得分(分)
13. 双足前后站	(示范)一只脚向前迈步放在另一只脚正前方。如果不能直接向前迈步,尽量向前迈远点,前脚的脚跟在后脚的脚趾前(评定3分时,步幅需超过脚长,步宽需约等于老年人的正常步宽)	☐ 在迈步或站立时失去平衡 ☐ 迈步时需帮助但能保持15秒 ☐ 能迈一小步保持30秒以上 ☐ 能独立向前一步(双脚有距离)并保持30秒 ☐ 能独立将双脚一前一后站立(无距离)并保持30秒	0 1 2 3 4
14. 单腿站立	无支撑下单脚站尽可能长时间	☐ 不能尝试/需帮助防止跌倒 ☐ 能抬起脚独立站立但不能保持3秒 ☐ 单腿独立站立≥3秒 ☐ 单腿独立站立5~10秒 ☐ 单腿独立站立>10秒	0 1 2 3 4

82. 吞咽功能的评估工具有哪些?

吞咽功能的评估主要应用评估量表,对老年人的吞咽困难程度进行定性分析。常用量表包括:医疗床旁吞咽评估量表、吞咽困难分级量表、洼田饮水试验、洼田吞咽能力评定法、吞咽障碍程度分级等。

83. 如何对老年人进行吞咽障碍筛查?

对老年人进行吞咽障碍筛查的方法包括:量表法和检查法。

(1)量表法:主要筛查老年人是否有吞咽障碍的常见表现,了解出现吞咽障碍症状的频率。常用的筛查量表是进食自评问卷量表(EAT-10)。EAT-10吞咽筛查量表有10项吞咽障碍相关问题,每项分为5个等级,0没有,1轻度,2中度,3重度,4严重;一般总分在3分以上视为吞咽功能异常。

EAT-10 吞咽筛查量表

筛查项目	自评选项(分)				
1. 我的吞咽问题已经使我体重减轻	0	1	2	3	4
2. 我的吞咽问题影响到我在外就餐	0	1	2	3	4
3. 吞咽液体费力	0	1	2	3	4
4. 吞咽固体费力	0	1	2	3	4
5. 吞咽药片(丸)费力	0	1	2	3	4
6. 吞咽有疼痛	0	1	2	3	4
7. 我的吞咽问题影响到我享用食物的快感	0	1	2	3	4

续表

筛查项目	自评选项（分）				
8. 我吞咽时有食物卡在喉咙里	0	1	2	3	4
9. 我吃东西有时会咳嗽	0	1	2	3	4
10. 我吞咽时感到紧张	0	1	2	3	4

（2）反复唾液吞咽试验：检查者将手指放在老年人的喉结及舌骨处，让其尽量快速反复吞咽，观察30秒内喉结及舌骨随着吞咽运动越过手指，向前上方移动再复位的次数。

（3）洼田饮水试验：老年人取坐位，将30 ml温水一口咽下，观察记录饮水情况。判定标准：饮水时间：Ⅰ在5秒以内正常；Ⅰ在5秒以上或Ⅱ为可疑；Ⅲ、Ⅳ、Ⅴ为异常。

洼田饮水试验

方法:30 ml温水让老年人"像平常一样喝下"，观测饮水时间、情况
□ Ⅰ.可以一次喝完,无噎呛
□ Ⅱ.分两次喝完,无噎呛
□ Ⅲ.能一次喝完,但有噎呛
□ Ⅳ.分两次以上喝完,有噎呛
□ Ⅴ.常常呛住,难以喝完

84. 如何初步筛查老年人视力障碍?

老年人视力障碍评估可使用Snellen视力表，也可用简便筛检方法。视力评估在老年综合评估中只是初筛有无视力障碍，评估是否加剧跌倒等老年综合征的发生。视力评估量表判定标准：总分3分为视力良好；2分为视力较差；≤1分为视力差。

自我视力评估表

序号	筛查项目	评分方法	分值
1	目前您阅读、行走和看电视时，觉得吃力吗？	是=0 否=1	
2	目前您看东西时觉得有东西遮挡或视物有缺损吗？	是=0 否=1	
3	目前您看东西时视物变形、扭曲吗？	是=0 否=1	

85. 听力功能评估方法有哪些? 老年人如何进行听力自我评估?

听力功能评估的方法有：自我听力评估、语言检查法、表测试、音叉试验、纯音听力计检查法、阈上听功能测试、言语测听法、耳声发射检测法、声阻抗—导纳测试法和电反应测听法等。其中自我听力评估、语言检查法、表测试、音叉试验等方法比较简单常用,其他检查方法需要专业的设备和人员。

通过听力自我评估测试,可以发现听力问题。听力自我评估测试判定标准:总分 3 分为听力良好;2 分为听力较差;≤1 分为听力差。

自我听力评估表

序号	筛查项目	评分方法	分值
1	是不是别人总抱怨您把电视机或者收音机的声音开得太大?	是=0 否=1	
2	是不是经常需要别人重复所说的话?	是=0 否=1	
3	是不是感到听电话或者手机有困难?	是=0 否=1	

86. 躯体感觉功能评估包括哪些内容?

躯体感觉是各种形式的刺激作用于机体的躯体感受器,从而在人脑中产生的直接反应。躯体感觉评估包括:① 浅感觉:感受器位于皮肤和黏膜,包括痛觉、触觉和温痛觉等;② 深感觉:来自肌肉、肌腱和关节深部组织的感觉,包括位置觉、运动觉、震动觉等;③ 复合感觉:又称皮层感觉,是经过大脑皮层的分析和综合来完成的感觉,包括体表图形觉、实体辨别觉、两点辨别觉、皮肤定位觉等。

(三) 老年精神心理评估

87. 心理评估量表的形式和种类有哪些?

(1)形式:心理评估量表包括:① 主观评估量表:特点是结构明确,量表各项目描述精细,通过知情人对受试者心理特点、行为等项目根据印象逐项判断;② 自陈量表:让受试者自己按照量表内容要求提供关于自己心理、行为及个人社会经济背景材料的报告,特点为项目数量多、项目描述清晰、内容较全面、了解信息量大,可以团体实施;③ 检核表:常作为了解个体行为特征,尤其是异常行为的调查工具,量表项目具体,通常包含一系列行为描述语句,在性状上属于他评量表,也有少数属自评量表。

(2)种类:按照量表项目编排方式可以分为:① 数字评估量表:提供一个定义好的数字序列,由操作者给受试者的行为确定数值(等级);② 描述评估量:对所要评定的行为提供一组有顺序性的文字描述,由操作者选出一个适合受试者的描述;③ 标准评估量表:呈现一组评定标准让操作者判断受试者;④ 检选量表:提供一个由许多形容词、名词或陈述句构成一览表,操作者将表中所列与被评者的行为逐一对照,将适合受试者行为特征的项目挑选出来,最后对结果加以分析;⑤ 强迫选择评估量表:操作者在各项目中强迫选择一种与受试者状况最接近的情况。按操作者性质可分为自评量表和他评量表。

88. 对老年人实施精神心理量表评估的注意事项有哪些?

(1) 老年人精力、体力较差,可供检查的时间有限,不可能面面俱到,应尽量选用针对性强、简明、易操作的量表。

(2) 结合老年人性格、经历和所患疾病对结果进行判断。

(3) 操作者要注意与老年受试者建立友好、信任的关系,提高检查的依从性和可靠性。

(4) 如果老年人健康状况不允许,或者尚未与老年人建立友好信任关系时,暂时不宜进行评定。

(5) 注意保护受试者的隐私,维护老年人的利益。

89. 认知功能评估包括哪些内容?常用的评估方式有哪些?

认知功能评估内容包括:病史、认知筛查、精神状态评估、神经精神测试、影像学检查(CT 或 MRI)、抑郁以及可能导致认知障碍的医疗问题等。

评估方式包括直接评估和间接评估。常用的评估方式有以下四种:

(1) 客观心理评估:为直接评估方式,要求受试者完成一定的任务或题目,如画钟,根据受试者的表现进行注意力、记忆、语言等方面的评估。

(2) 知情者报告:是从比较了解受试者的配偶、子女、保姆、专业照护者等知情者处获得信息进行评估。

(3) 问卷:① 结构式问卷:也称为封闭式或闭口式问卷,问卷的答案由操作者在问卷上提供,由受试者认真选择其中一个回答即可;② 非结构式问卷:也称为开放式问卷或开口式问卷,由操作者结合受试者状况有目的地进行综合询问,问卷不设置固定的答案,让受试者自由发挥,以互动的方式交流信息;③ 半结构式问卷:介于结构式和开放式两者之间,问题的答案既有固定的、标准的,也有让受试者自由发挥的。半结构式问卷和非结构式问卷只有受过培训的专业人员才能进行。

(4) 自我评价:老年人根据自身状况对自己的认知功能进行评定。

90. 常用的老年认知筛查工具有哪些?

常用老年认知功能障碍评估量表有简易智能精神状态量表(MMSE)、简易心智状态问卷调查表(SPMSQ)、画钟试验(CDT)、简明认知评估量表(Mini Cog)、蒙特利尔认知评估量表(MoCA)、记忆障碍自评表(AD8)等。

91. 如何对老年人可能存在的认知功能障碍进行筛查?

通过量表对可能存在认知功能障碍的老年人进行早期筛查,方法如下:

(1) 简易智能精神状态量表(mini-mental state examination,MMSE):是目前应用最为广泛的量表,包括定向力、记忆力、语言理解和表达力、注意力和计算力、视空间觉,总分为 0～30 分,每个项目回答正确得 1 分,回答错误或不回答为 0 分,结果判定依据受教育程度界定。判断可疑认知功能障碍的标准为:文盲(未受教育)≤17 分;小学(受教育年限≤6 年)≤20 分;中学及以上(受教育年限>6 年)≤24 分。

简易智力评估量表(MMSE)

序号	筛查项目	评分方法	得分
文化程度	□ 文盲	□ 小学程度　　□中学或以上程度	
定向力 (10分)	1. 现在是(5分)	星期几?	□
		几号?	□
		几月?	□
		什么季节?	□
		哪一年?	□
	2. 我们现在在哪里 (5分)	省市?	□
		区或县?	□
		街道或乡?	□
		什么地方?	□
		第几层楼?	□
即刻记忆力 (3分)	3. 现在我要说三种东西,在我说完后,请您重复说一遍,请您记住这三样东西,因为几分钟后要再问你的(3分)	皮球	□
		国旗	□
		树木	□
注意力和计算力 (5分)	4. 请您算一算 100−7 =? 连续减5次。(若错了,但下一个答案正确,只记一次错误)(5分)	93	□
		86	□
		79	□
		72	□
		65	□
回忆能力 (3分)	5. 请您说出我刚才告诉您让您记住的那些东西?(3分)	皮球	□
		国旗	□
		树木	□
	6. 命名能力(2分)	出示手表,问这个是什么东西?	□
		出示钢笔,问这个是什么东西?	□
	7. 复述能力(1分)	我现在说一句话,请跟我清楚的重复一遍:"四十四只石狮子"	□
	8. 阅读能力(1分)	(闭上你的眼睛)请您念念这句话,并按上面意思去做	□
语言能力 (9分)	9. 三步命令(3分) 我给您一张纸请您按我说的去做,现在开始	用右手拿着这张纸	□
		用两只手将它对折起来	□
		放在您的左腿上	□

续表

序号	筛查项目	评分方法	得分
10. 书写能力(1分)		要求受试者自己写一句完整的句子(句子必须有主语、动词,并有意义)	☐
11. 结构能力(1分)		(出示图案)请您照上面图案画下来	☐

（2）记忆障碍自评表（AD8）：是一个简单易行的早期筛查工具,共包括 8 个问题,通过询问老年人或知情者了解老年人的记忆力、判断力和日常生活能力,从而判断是否存在早期认知障碍的表现。8 个问题中如果出现 2 个或 2 个以上功能改变,说明可能存在认知功能受损。

记忆障碍自评表（AD8）

在过去几年中认知能力（记忆和思考）是否出现问题	是	否
1. 判断力出现问题（如做决定困难、错误的财务决定、思考障碍）		
2. 兴趣减退、爱好改变、活动减少		
3. 不断重复同一件事（如总是问同一个问题,讲同一个故事,说同一句话）		
4. 学习使用一些简单的日常工具或家用电器和器械有困难		
5. 记不清当前的月份或年份		
6. 处理复杂的个人经济事务有困难（忘了如何对账等）		
7. 记不住和别人的约定		
8. 日常记忆和思考能力出现问题		

（3）蒙特利尔认知评估量表（Montreal cognitive assessment，MoCA）：是一种用来对认知功能异常进行快速筛查的评定工具,其包括了注意与集中、执行功能、记忆、语言、视结构技能、抽象思维、计算和定向力等 8 个认知领域的 11 个检查项目。总分 30 分,≥26 分为正常,但也受教育程度的影响,文化背景的差异、检查者使用 MoCA 的技巧和经验、检查的环境及被试者的情绪及精神状态等均会对分值产生影响,对于轻度认知功能障碍的筛查更具敏感性。

（4）画钟试验（clock drawing task，CDT）：是一项常见的可居家进行的评估老年认知功能障碍的工具。这个测试要求接受测试的对象在白纸上独立画出一个钟,并且按照指示标出制定的时间。画出闭锁的圆表盘得 1 分,12 个数字无遗漏的 1 分,数字位置正确的 1 分,指针位置正确得 1 分。初步评估:3～4 分表明认知水平正常,0～2 分则表明老年人可能存在认知功能障碍。

92. 老年人心理健康评估包括哪些方面？

心理健康是指个体内部心理和谐一致，与外部适应良好的、稳定的心理状态，具体包括五个维度：认知效能、情绪体验、自我认识、人际交往和适应能力。

对老年人的心理健康进行评估时要全面考察以下 5 个方面：

（1）认知效能：老年人能在学习新事物中发挥智力潜能，不断提高认知效能。评估老年人能否保持基本的日常认知功能，如注意、学习、记忆、思维等，这是保证生活质量的重要环节。

（2）情绪体验：老年人一生经历不同的生活事件，情绪体验较深刻，情绪反应持续时间较长。老年人是否有良好的情绪调适能力，情绪稳定，保持积极的情绪状态。

（3）自我认识：老年人能否以自己丰富的阅历，不断认识自我，正确地了解和评价自己，有自知之明，具有完好的自我。

（4）人际交往：老年人是否有一定的交往能力，主动与他人联系，尤其是和家人沟通，理解他人，关爱和帮助他人。参与社会，融入社会，获得社会支持，这是积极老龄化的重要环节。

（5）适应能力：老年人能否在与人和环境相互作用中不断调适自己，积极应对自身老化带来的各种困难和面临的生活事件，保持良好心态。

93. 老年人心理健康照护的主要内容包括哪些？

老年人心理健康照护的包括躯体康复的心理健康照护和精神疾患的心理健康照护。

躯体康复的心理健康照护要点：① 进行心理评定及时发现心理问题；② 帮助老年人树立康复信心，使之能够正确面对残疾；③ 开展心理健康教育活动，鼓励亲属关心、理解残疾老年人，积极促使老年人参与养老康复活动。精神疾患的心理健康照护主要是针对康复期的精神疾病老年人进行治疗和综合康复，尤其重视依托社区、家庭的农疗、工疗等途径，开展家庭治疗、定期心理门诊服务，并监护随访老年人，规范填写表卡，预防病情复发。

94. 老年人心理健康筛查的常见"触发"问题包括哪些？

加拿大《老年谵妄、痴呆及抑郁症患者的筛查指南（2010）》列出了一组实用的、协助照护者提高对谵妄、痴呆及抑郁等老年心理健康筛查的"触发"问题，主要包括：① 老年人在一天中是否出现了包括行为或功能状态波动在内的急性改变？② 老年人是否适应人物、时间或地点？③ 老年人的想法是否有连贯性、条理性？④ 印象中，老年人的记忆力如何？⑤ 老年人是否有任何抑郁情绪、死亡的想法或是自杀的意图？⑥ 老年人能否参与访谈？

95. 老年孤独评定的工具及注意事项有哪些？

老年孤独是老年人被疏远和不被接纳的一种情绪体验。UCLA 孤独量表、Rasch 孤独量表、孤独分类量表等是常用的老年孤独评定工具。其中，UCLA 孤独量表是目前使用最广泛的一个，该量表将孤独界定为单维的情感状态，其量表的不同版本（UCLA-20、UCLA-8）都被证实具有较好的信效度，但在我国老年人群使用中需有目的地调整，如有研究者建议将 UCLA-8 调整为 UCLA-6。

在对老年孤独进行评定时需注意以下几点：① 对于孤独概念维度的界定不同，UCLA 孤独量表为单维量表；而 Rasch 孤独量表则属于多纬度量表，探讨孤独的感知、体验及对缺乏人际交流的评价，将孤独界定为剥夺类型、时程类型、情绪特征三个维度；② 注意量表条目中是否提及"孤独"一词，如提及，则不宜直接比较性别差异；③ 在评定时需明确孤独的时间特征问题，即需明确所评定的孤独是一过性的情绪反应还是一种气质特点，从而选择不同的评定工具。

（四）老年社会状态评估

96. 老年环境评估包括哪些内容？

老年环境评估包括物理环境评估和社会环境评估。具体内容包括：

（1）物理环境评估：包括① 老年居家环境安全评估，如居家环境中是否有妨碍安全的因素，包括地面是否平旦、防滑、无障碍，厨房设备是否安全，浴室是否有防滑措施，电源是否妥当等；② 老年生活环境评估，如居室方位、条件、防寒防暑功能、空气质量、噪声、色彩、装饰等是否有利于老年人身心健康；室外生活环境，如气候条件、建筑物布局等是否适合老年人等。

（2）老年社会环境评估：包括文化背景、法律法规、社会制度、劳动条件、人际关系、社会支持、经济状况、生活方式、教育、家庭、社区等诸多方面。

97. 老年虐待的评估内容包括哪些？

老年虐待，即虐待老年人，老年虐待评估内容包括：

（1）身体虐待评估：是否有一次性或重复性的踢、推和打老年人等短期行为，是否有包括施加造成痛苦或有害于老年人身体的不适当的限制或禁闭等长期行为。

（2）心理虐待评估：是否有心理虐待行为，如长期口头侵犯，包括故意或不故意贬低老年人、伤害老年人、削弱老年人的个性、尊严和自我价值的言语和交往等。

（3）性虐待评估：是否受到性侵犯，包括向老年人展示性器官、非礼及强迫性行为。

（4）经济虐待评估：是否有他人为了控制老年人资产而采取的经济上的

暴力行为,如获取老年人的金钱、占据老年人的资产和养老金等。

(5)怠慢或疏忽评估:是否有疏于对老年人照料,不能满足老年人身体、心理、社会和环境等方面的需求。

98. 老年社会支持系统评估包括哪些内容?如何评估?

对老年社会支持系统评估内容包括:① 客观的、可见的或实际的支持,包括物质上的直接援助,以及社会网络和团体关系的存在和参与,如稳定的婚姻关系、子女、同事和朋友等。② 主观的、体验到的情感支持,包括个体在社会中受尊重、被支持、被理解的情感体验和满意程度等。

社会支持评估方法可采用社会支持评定量表(social support rating scale,SSRS)测量个体社会关系,有 3 个维度共 10 个条目,包括客观支持、主观支持和对支持的利用度。3 个分量表,总得分和分量表得分越高,说明社会支持程度越好。<20 分,获得社会支持较少;20～30 分,一般社会支持度;30～40 分,具有满意社会支持度。

社会支持评定量表(SSRS)

序号	评估项目	评估选项	评分标准(分)
1	您有多少关系密切、可以得到支持和帮助的朋友?(只选一项)	□ 一个也没有 □ 1～2 个 □ 3～5 个 □ 6 个或 6 个以上	1 2 3 4
2	近一年来您(只选一项)	□ 远离家人且独居一室 □ 住处经常变动,多数时间和陌生人住在一起 □ 和同学、同事或朋友住在一起 □ 和家人住在一起	1 2 3 4
3	您与邻居(只选一项)	□ 互相之间从不关心,只是点头之交 □ 遇到困难可能稍微关心 □ 有些邻居都很关心您 □ 大多数邻居都很关心您	1 2 3 4
4	您与同事(只选一项)	□ 互相之间从不关心,只是点头之交 □ 遇到困难可能稍微关心 □ 有些同事都很关心您 □ 大多数同事都很关心您	1 2 3 4
5	从家庭成员得到的支持和照顾	A. 夫妻(恋人) B. 父母 C. 儿女 D. 兄弟妹妹 E. 其他成员(如嫂子)	每项计分无 1 分,极少 2 分,一般 3 分,全力支持 4 分

序号	评估项目	评估选项	评分标准(分)
6	过去,在您遇到急难情况时,曾经得到的经济支持和解决实际问题的帮助的来源有(可多选)	☐ 无任何来源 ☐ A. 配偶　☐ B. 其他家人　☐ C. 朋友 ☐ D. 亲戚　☐ E. 同事　☐ F. 工作单位 ☐ G. 党团工会等官方或半官方组织 ☐ H. 宗教、社会团体等非官方组织 ☐ I. 其他	0 每个来源计1分
7	过去,在您遇到急难情况时,曾经得到的安慰和关心的来源有(可多选)	☐ 无任何来源 ☐ A. 配偶　☐ B. 其他家人　☐ C. 朋友 ☐ D. 亲戚　☐ E. 同事　☐ F. 工作单位 ☐ G. 党团工会等官方或半官方组织 ☐ H. 宗教、社会团体等非官方组织 ☐ I. 其他	0 每个来源计1分
8	您遇到烦恼时的倾诉方式(只选1项)	☐ 从不向任何人诉说 ☐ 只向关系极为密切的1～2人诉说 ☐ 如果朋友主动询问您会说出来 ☐ 主动诉说自己的烦恼,以获得支持和理解	1 2 3 4
9	您遇到烦恼时的求助方式(只选1项)	☐ 只靠自己,不接受别人帮助 ☐ 很少请求别人帮助 ☐ 有事请求别人帮助 ☐ 有困难时经常向家人、亲友、组织求助	1 2 3 4
10	对于团体(如党团组织、宗教组织、工会、学生会等)组织活动(只选1项)	☐ 从不参加 ☐ 偶尔参加 ☐ 经常参加 ☐ 主动参加并积极活动	1 2 3 4

99. 老年人文化评估包括哪些内容? 如何评估?

老年人文化评估内容主要包括:① 价值观:价值观是通过人们的行为取向及对事物的评价、态度反映出来的,它支配和调节一切社会行为,个体的健康行为通常与价值观一致;② 信仰:是人对人生观、价值观和世界观等的选择和持有;③ 信念:是人们对某种思想或事物坚信不疑并身体力行的心理状态和精神状态;④ 风俗习惯:包括民族风俗、节日习惯、传统礼仪等。

老年人文化评估方法有:

(1)价值观评估:个体通过自己的价值观来决策自己的健康问题,评估老年人价值观一般采用的问题举例如下:"您认为自己健康吗? 您认为您是如何患病的? 您对自己所患疾病是如何认识的?",以此评估是否有不健康的认识和行为。

（2）信仰评估：主要了解老年人的宗教信仰及其依赖程度，如是否因宗教信仰而禁食某种食物、禁做某件事情、经常参加哪些宗教活动，以及在检查、治疗、饮食、起居、用药有何特殊要求等。

（3）信念评估：常用问题有"您认为引起您健康问题的原因是什么？您是如何发现健康问题的？健康问题对您产生哪些影响？您认为您应该接受何种治疗？您希望达到哪些治疗效果？您的病给您带来多少问题？您对这种病最害怕什么？"，以了解疾病、健康信念、文化背景对老年人健康的影响。

（4）风俗习惯评估：了解不同文化区域的风俗习惯与健康的关系，包括饮食、礼节、家庭习惯和民间疗法等。如对饮食评估，可以通过交谈方式，从食物种类、烹调方式、进食时间与餐次、食物禁忌及对饮食和健康关系的认识等方面评估老年人饮食习惯，也可以通过观察老年人的饮食情况进行评估。

100. 老年人生活质量评估内容包括哪些？

老年人生活质量是指 60 岁及以上老年人群对自己的身体、精神、家庭和社会生活美满程度和对老年生活的全面评价。评估内容主要包括：

（1）躯体健康：为生活质量评价的重点，主要包括① 疾病的躯体症状，如疼痛、眩晕、躯体不适等；② 日常活动能力：包括基本日常生活能力（BADL）、工具性日常生活能力（IADL）和高级生活活动能力（AADL）评估；③ 主观身体健康：老年人对自己身体健康状况的主观评估。

（2）心理健康：包括① 焦虑、抑郁感；② 正相健康感觉，如幸福度和生活满意度；③ 行为情绪控制，包括思想、情感和行为控制；④ 认知功能，如时间、地点、人物的定向，记忆力，思维等。

（3）社会功能：包括① 人际交往，如与亲戚、朋友、邻居等接触频度；② 社会资源，如社会关系网的质量和数量。

（4）角色功能：家庭社会角色的正常扮演，多种慢性病引起的角色转换等。

五、老年综合征及问题照护

（一）概　述

101. 何谓老年综合征？

老年综合征一般是指老年人由多种疾病或多种原因导致的临床表现或问题相同的症候群。

102. 常见老年综合征及老年问题有哪些?

常见的老年综合征有衰弱、肌少症、跌倒、认知症、尿失禁、晕厥、谵妄、抑郁、疼痛、睡眠障碍、帕金森综合征和多重用药等。

常见的老年问题有骨质疏松、压疮、便秘、深静脉血栓、肺栓塞、吸入性肺炎、营养不良和肢体残疾等。

(二) 衰弱与肌少症

103. 何谓衰弱? 老年衰弱的主要危害有哪些?

衰弱是指由于衰老及老年人多重生理系统功能衰退累积作用,造成身体恢复及储备能力降低、抵抗应激的能力下降,以及维持体内恒定能力改变等,进而呈现一些综合征的表现,如跌倒、谵妄及失能等。

老年衰弱的主要危害有:① 衰弱使老年人更容易出现跌倒、谵妄、压疮、尿失禁、睡眠障碍等老年综合征;② 衰弱可以导致失能,以及由于患有疾病或疾病不适当治疗或过度治疗而导致衰弱加重;③ 衰弱与老年人疾病预后不良相关,如容易出现术后并发症,对肿瘤、慢性肾病、心血管病、糖尿病等疾病治疗和预后均有影响。

104. 如何进行老年衰弱前期评估?

老年衰弱前期评估有:① 体重减轻:是否在 1 年内体重下降≥5%(没有节食、锻炼或手术干预);② 疲劳感:评估前一周内是否多数时间(≥3 天)感到做每件事都很费力;③ 握力下降;④ 步速减慢;⑤ 躯体活动量下降。符合1~2 条可以判定为衰弱前期;符合 3 条及以上可以判定为衰弱。

105. 何谓肌少症? 老年肌少症的主要危害有哪些?

肌少症是指与年龄增长相关的骨骼肌量丢失及骨骼肌质量(肌力/功能)下降的综合征。主要分为三期,肌少症前期、肌少症期和严重肌少症期。

老年肌少症的主要危害有:① 跌倒风险增加;② 容易发生骨质疏松或骨折;③ 导致老年人机体功能和生活质量下降,增加住院和死亡风险;④ 与慢性阻塞性肺病、糖尿病、肿瘤、心力衰竭等疾病不良预后有关。

106. 老年人何时需要进行肌少症筛查?

老年人出现下列情况时需要进行肌少症筛查:① 有明显的功能、力量、健康情况下降者,自诉有活动困难;② 有反复跌倒史;③ 近年有意外的体重下降(>5%);④ 住院后;⑤ 其他慢性疾病,如 2 型糖尿病、慢性心力衰竭、慢性阻塞性肺疾病、慢性肾病、类风湿性关节炎、癌症。

107. 衰弱与肌少症的评估包括哪些内容?

衰弱是衰老的表现之一,也常继发与肌少症和多种疾病的不当处理。肌少症、衰弱综合征表现相似,相互联系,又各有特点,肌少症是衰弱综合征的一种早期表现,均是导致老年人失能的主要原因。评估内容主要包括:

（1）评估老年人是否有极度疲劳、活动能力下降或次数减少、非意愿性体重下降一个月内超过 5%。

（2）评估常见老年综合征和老年问题,如是否有骨质疏松、跌倒、尿失禁、疼痛、睡眠障碍、营养障碍、认知障碍,有无视力、听力、口腔问题等。

（3）评估有无精神、心理问题,如谵妄、焦虑、抑郁、孤独,以及心理创伤史等。

（4）评估老年人饮食习惯,每日蛋白质摄入量。

（5）评估老年人是否患有糖尿病、慢性阻塞性肺病、慢性肾病、近期手术及卧床情况。

（6）评估老年人社会支持情况以及家庭危险因素等。

108. 衰弱与肌少症的照护要点有哪些？

（1）制订照护目标和计划:针对老年肌少症和衰弱的特点,进行老年综合评估和照护要点评估,根据主要问题,制订照护目标和照护计划。

（2）饮食照护:根据营养食谱,协助老年人每日补充蛋白质 1～1.2 g/kg,增加乳清蛋白的补充。

（3）运动照护:帮助老年人长期进行耐力和抗阻力锻炼,运动训练以抗阻力运动为主,辅以有氧耐力运动。

（4）心理照护:给予老年人心理支持,鼓励老年人保持乐观开朗的心情,积极配合运动锻炼,做好营养补充。

（三）跌 倒

109. 何谓跌倒？老年跌倒的主要危害有哪些？

跌倒是指突发、不自主的、非故意的体位改变,倒在地面或比初始位置更低的平面上。跌倒包括从一个平面至另一个平面的跌落,以及同一平面的跌倒。

跌倒对老年人健康造成严重影响,主要有:① 可造成颅脑损伤、股骨骨折、软组织损伤;② 可能导致老年人残疾,严重者可导致死亡;③ 使老年人感到焦虑、恐惧,影响老年人身心健康;④ 跌倒卧床易合并压疮、营养不良、肺栓塞等多种并发症。

110. 引起老年人跌倒常见原因有哪些？

跌倒的发生是多种因素相互作用的结果,其中常见的危险因素包括内在和外在两大类。

（1）内在因素：① 生理因素主要包括年龄、女性绝经、平衡功能的退化、感觉功能的退化、骨骼肌肉系统的退化、中枢神经的退化等。② 疾病因素包括帕金森病、脑卒中、内耳眩晕症、小脑功能不全、癫痫急性发作、老年性痴呆、直立性低血压、餐后低血压、心血管疾病、慢性肺病、五官功能缺损、维生素 D 缺乏等。③ 药物因素主要是多重用药。④ 心理因素主要是情绪情感障碍。

（2）外在因素：指环境中的危险因素。主要包括：衣服鞋袜不合适，老旧低矮的家具，床和马桶高度不适宜，没有安全扶手，不当的栏杆，湿滑的地板、浴缸，不合适的照明，破损不平坦的走廊，楼梯台阶过高等。

111. 老年跌倒的评估内容包括哪些？

（1）一般医学评估：任何导致步态不稳、影响运动与平衡、肌肉功能减退的疾病，如脑血管疾病、帕金森病、小脑综合征、严重的关节炎等，或晕厥前期状态、引起晕厥的急慢性疾病，如主动脉供血不足、心律失常、直立性低血压等。

（2）躯体功能评估：包括步态的协调性、平衡的稳定性和肌肉力量的下降，以及视觉、听觉、前庭功能、本体感觉下降等。躯体功能评估工具包括：日常生活能力的评估、起立和行走试验、平衡与步态功能、视力与听力的评估。

（3）精神心理评估：包括老年精神心理状况和认知功能的评估。评估工具包括：简易智能评估（MMSE）、画钟试验（CDT）、简易智力状态评估（MiniCog）、蒙特利尔认知评估（MoCA），抑郁或焦虑的评估，如 GDS、SDS、HAMI和 SAS 等。

（4）社会评估：包括老年社会功能和老年生活质量方面的评估。

（5）环境评估：常见的环境危险因素有：① 地面因素：过滑、不平、潮湿、过道上的障碍物；② 家具及设施因素：座椅过高或过低、缺扶手，坐便器过低，楼梯无扶手，室内光线过暗或过明等。常用家庭危险因素评估工具（HFHA）进行评估。

112. 如何进行跌倒风险评估？

使用跌倒风险评估工具评定老年人有无跌倒风险，需由专门受训人员来完成，常用的跌倒风险评估工具如下：

跌倒风险评估工具(FRA-1)

序号		评估项目	分数(分)
1	运动	□ 步态异常/假肢	3
		□ 行走需要辅助设施	3
		□ 行走需要旁人帮助	3
2	跌倒史	□ 有跌倒史	2
		□ 因跌倒住院	3
3	精神不稳定状态	□ 谵妄	3
		□ 痴呆	3
		□ 兴奋/行为异常	2
		□ 神志恍惚	3
4	自控能力	□ 失禁	1
		□ 频率增加	1
		□ 保留导尿	1
5	感觉障碍	□ 视觉受损	1
		□ 听觉受损	1
		□ 感觉性失语	1
		□ 其他情况	1
6	睡眠情况	□ 多醒	1
		□ 失眠	1
		□ 夜游症	1
7	用药史	□ 心血管药物	1
		□ 降压药	1
		□ 镇静催眠药	1
		□ 戒断治疗	1
		□ 糖尿病用药	1
		□ 抗癫痫用药	1
		□ 麻醉药	1
		□ 其他	1
8	相关病史	□ 精神科疾病	1
		□ 骨质疏松症	1
		□ 骨折史	1
		□ 低血压	1
		□ 药物/酒精戒断	1
		□ 缺氧症	1
9	年龄	□ 80 岁以上	3

评定标准:低危:1～2 分;中危:3～9 分;高危:10 分及以上

跌倒风险评估工具(FRA-2)

序号		评估项目	得分(分)
1	跌倒史	□ 老年人已跌倒入院或入院后发生过跌倒？6分 □ 如没有,近2个月有无跌倒？6分	是＝6
2	精神状态	□ 老年人意识错乱？(如不能做决定、思维混乱、记忆力障碍)14分 □ 老年人有定向力障碍？(如认识缺乏、时间地点或人鉴别障碍)14分 □ 老年人焦虑？(如害怕、易感动、多动或焦虑)14分	是＝14
3	视力	□ 老年人需要不间断戴眼镜？1分 □ 老年人报告视物模糊？1分 □ 老年人有青光眼、白内障或黄斑变性？1分	是＝1
4	如厕	□ 排尿有无变化？(例如频率、失禁、遗尿)2分	是＝2
5	转位分数(TS) (从床到椅的移动方式)	□ 不能—不能维持坐姿;需机械搀扶0分 □ 大帮助—需要一个技术员帮助或两个正常人1分 □ 小帮助—需要一个人帮助或监视2分 □ 独立—使用辅助设备能独立移动3分	如果5.6两项总分值为0~3,得分为7分;如果5.6两项总分值为4~6,得分为0分
6	运动得分	□ 不能运动0分 □ 借助轮椅1分 □ 需要一人帮助(语言或体力上)2分 □ 独立(但可使用辅助器械如手杖等)3分	

评定标准:0~5分:低风险;6~16分:中风险;17~30分:高度风险

STRATIFY 跌倒评估表

序号	项目	得分	
1	最近一年内或住院中发生过跌倒	否＝0	是＝1
2	意识欠清、无定向感、躁动不安(任一项)	否＝0	是＝1
3	主观视觉不佳,影响日常生活能力	否＝0	是＝1
4	需上厕所(如尿频、腹泻)	否＝0	是＝1
5	活动无耐力,只能短暂站立,需协助或使用辅助器才可下床	否＝0	是＝1

结果评估标准:总分5分,得分大于2分即定义为高危跌倒老年人

113. 预防老年人跌倒照护要点有哪些?

(1)首先应用跌倒风险评估工具进行跌倒风险评估,根据评估结果进行针对性的照护。

(2)加强安全知识的宣教,对于跌倒高危的老年人应给予高度关注,指导老年人少量多餐,避免睡前大量饮水,防止直立性低血压和餐后低血压的

发生。

（3）建立适老化的居住环境，如安装安全扶手，照明充足，通道通畅。

（4）增强身体的平衡性，增强骨骼和关节的力量，进行适当的运动。

（5）预防骨质疏松症，按需补充钙和维生素 D。

（6）检查视力，及时发现并治疗视力问题。

（7）评估服用的药物，某些药物会导致迷失方向感或降低平衡性，应按医嘱正确服用，不要随意增减，并注意服药后的反应。

（8）加强生活指导，如穿防滑鞋、合身衣裤，正确适用辅助器具等。

（四）认知症

114. 何谓认知症？认知症分哪几种类型？

认知症也称痴呆症、失智症，是因脑部伤害或疾病所导致的脑功能失调，以智力衰退和行为及人格改变为特征的一种综合征。特别会影响到记忆、注意力、语言、解题能力。严重时会无法分辨人、事、时、地、物。

认知症常见类型包括：

（1）退化性认知症：由于遗传基因、更年期妇女性激素降低、脑伤等原因造成脑部渐进式萎缩型失智症，大部分老年人属于这种类型，以阿尔兹海默症（Alzheimer's disease，AD）最为常见。

（2）血管性认知症：因脑中风或慢性脑血管病变，造成脑部血液循环不良，导致脑细胞受损造成智力减退，一般有中风后血管性认知症、小血管性认知症。

（3）混合性认知症：是退化性认知症和血管性认知症的混合体，可以是两种病情前后发生或交替发生。

（4）其他类型认知症：由特定原因如营养失调、脑部肿瘤、脑部创伤、甲状腺功能低下、酗酒等所导致的认知障碍。

115. 何谓阿尔兹海默病？阿尔兹海默病早期临床表现有哪些？

阿尔茨海默病（AD）是一组病因未明的原发性退行性脑变性疾病。以记忆缺损、智力减退、人格障碍为主要症状的慢性神经系统疾病。

早期临床表现有：

（1）记忆减退：表现健忘，尤其是近事遗忘，不能记忆当天发生的日常琐事，记不得刚做过的事或讲过的话，经常炒菜的时候忘记关煤气等。

（2）认知力减退：有时无法正确表达出自己的意图，或者说出的话语让人不理解，判断力也慢慢减退，以前熟悉的日常事务忽然变得难以胜任。

（3）空间定向不良：在熟悉的环境中迷路或不认家门，不会看街路地图，不能区别左、右或停车等。

（4）偶尔人格的改变：性格出现变化，一改往日，情绪也变化多端，变得焦虑、多疑、喜怒无常，让人难以捉摸。

（5）生活自理能力（ADL）尚能保持，但主动性减少。如情绪低落，对任何事物失去兴趣，觉得做什么都没劲，不能像以前一样和同伴下棋、打扑克，跟不上别人讲话的思路。

116. 老年认知症评估包括哪些内容？

典型认知症症状主要表现为认知功能下降、精神行为异常和日常生活能力受损，评估内容包括：

（1）病史评估：包括起病形式、主要症状、有无明显的诱发因素、既往疾病及治疗情况、有无头颅外伤史及家族史等；评估老年人的心理-社会情况，如老年人及家属对疾病的认识、疾病的影响、老年人的性格特点及有无焦虑、抑郁等负性情绪等。

（2）身体评估：评估包括生命体征、意识、营养状况、全身皮肤及黏膜，并对精神心理、日常生活能力及躯体功能进行全面评估。① 认知功能：包括时间、地点定向力、计算力、逻辑思维能力、记忆力，语言理解和表达能力等；② 伴发的精神行为问题：包括幻觉、妄想、错认、淡漠、抑郁、藏东西、重复、徘徊、攻击行为等；③ 日常生活能力：包括躯体性日常生活能力，如吃饭、穿衣、梳洗、洗澡、排便等，以及工具性日常生活能力，如打电话、购物、做家务、洗衣服等。

（3）实验室及神经影像学检查：包括血常规、血脂、血糖、电解质、甲状腺功能；神经影像学检查，如颅脑 CT、磁共振等。

117. 老年认知症者常见的精神行为问题有哪些？如何应对？

老年认知症者常见的精神行为问题包括：重复、徘徊、攻击行为、幻觉、妄想等。

应对方法：

（1）重复行为：保持冷静和耐心，体谅、理解老年人，耐心解答他的疑问，转移注意力；不要责怪老年人，接受、利用老年人的重复行为。

（2）徘徊：评估老年人的需求，鼓励并陪伴老年人适当地活动，如果老年人喜欢在房间走路，需提供安全、无障碍的空间；给老年人穿舒适的鞋子，注意观察脚部情况；采取有效措施预防走失。

（3）攻击行为：寻找原因，观察触发老年人攻击行为的起因；当老年人攻击行为时，照护者应该：① 理解他的情绪，并用温和的语气安抚老年人；② 利用轻松、愉快的活动转移注意力；③ 离他稍微远一点，避免不必要的伤害，避免使用武力控制或约束老年人。

（4）幻觉：检查可能引起幻觉的噪声；找到在地板、墙壁或家具表面形成倒影或扭曲影像的光源；用布把镜子盖住或把镜子挪走；不要一味地纠正他所看到或听到的东西是不真实的。

（5）妄想：鼓励老年人表达自己的想法，理解他的感受；主动帮助老年人寻找丢失的东西；引导老年人做别的事，转移注意力。

118. 老年认知症者常见的安全问题有哪些？ 如何防范？

老年认知症者常见安全问题包括：走失、跌倒、误吸和误服、烧伤和烫伤、自伤或伤人等。

防范措施有：

（1）防走失：为老年人提供稳定的居住环境，应避免老年人单独外出，外出携带有老年人姓名、疾病、家庭联系方式的信息卡，或给老年人佩戴标识或定位仪。

（2）防跌倒：保持地面干燥，洗手间铺防滑垫，厕所或厅室安装扶手，洗浴时不要反锁门；老年人穿防滑鞋；当老年人焦躁、易激惹、兴奋时，尽量用语言安慰疏导，防止老年人在躁动中跌倒或坠床；对于意识不清的老年人可适当使用床旁护栏、约束带或有专人看护。

（3）防烧伤和烫伤：避免让老年人接触厨房灶台、热水瓶、电热器等，洗澡时应先为老年人调好温度，使用热水袋时水温不得超过 50℃，外加布套，避免直接接触皮肤。

（4）防自伤或伤人：排除自伤危险因素，保管好药品、尖锐器具；当老年人出现暴力行为，应保持镇静并安慰老年人，禁止武断行事，以免增加老年人的恐惧心理，必要时与医生商量，使用药物控制。

（5）防误吸和误服：由于疾病本身特点及随着年龄的增加，咽喉部位的知觉功能减退，协调功能不良，吞咽反射降低容易发生误吸；有些老年人病程进展到一定程度后，会将肥皂、牙膏、香烟、别针、垃圾、樟脑丸等各种物品当作食物吃，应注意防范。

（五）尿失禁

119. 何谓尿失禁？ 老年慢性尿失禁分哪几种类型？

国际尿控协会(ICS)规定尿失禁的定义是：一种不自主经尿道漏出尿液的现象。

老年慢性尿失禁类型：① 根据原因可分为神经源性尿失禁、梗阻性尿失禁、创伤性尿失禁、精神性尿失禁、先天性尿失禁等；② 根据临床倾向可分为暂时性尿失禁和已经形成的尿失禁两类。其中已经形成的尿失禁还可根据临床表现特征分为急迫性尿失禁、压力性尿失禁、充盈性尿失禁、反射性尿失禁等。

120. 引起老年人尿失禁常见原因有哪些?

老年人尿失禁根据临床特点分为暂时性尿失禁和非暂时性尿失禁。暂时性尿失禁的原因有谵妄,尿路感染,尿道炎和阴道炎,利尿药、抗胆碱能药物、抗抑郁药物及镇静药物的使用,抑郁等不正常心理,心力衰竭和高血糖等疾病,活动受限,便秘等。非暂时性尿失禁的原因主要有逼尿肌痉挛(或膀胱不自主收缩);逼尿肌松弛、尿道口闭锁不全、下尿路梗阻功能性尿失禁。

121. 对老年尿失禁如何进行自我评估?

根据国际尿失禁咨询委员会尿失禁调查问卷(ICI-Q-SF)作出自我评估,具体如下:

国际尿失禁咨询委员会尿失禁问卷表简表(ICI-Q-SF)

请在合适自己的回答后画钩

请回答在过去的四周中尿失禁的发生率

1. 失禁的次数:

　从不失禁(0)

　一周大约一次或不到一次(1)

　一周2次或3次(2)

　每天大约一次(3)

　每天多次(4)

　一直失禁(5)

2. 通常失禁的尿量是多少

　不失禁(0)

　少量(2)

　中等量(4)

　大量(6)

3. 失禁对你日常生活的程度影响

　0　1　　2　　3　4　5　　6　7　8　9　10

　(没有影响)　　　　　　　　　　(影响非常大)

4. 通常在什么情况下失禁

　从不失禁

　睡着时

　在活动或运动时

　没有明显理由的情况下失禁

　未到达厕所就失禁

　在打喷嚏或咳嗽时

在小便完穿好衣服后

任何时间都可能失禁

总分:结果判定标准:问题 1、2、3 的分数相加

0 分:无任何失禁症状,无需处理;

1~7 分:轻度失禁,可到医院咨询,或者练习自我控制;

8~14 分:中度失禁,需要使用护垫,到尿失禁门诊进行物理治疗和进一步评估治疗;

15~21 分:重度失禁,到专科门诊接受治疗

122. 老年女性最常见的尿失禁类型是哪一种？如何评价其严重程度？

老年女性最常见的尿失禁是压力性尿失禁。

通过老年人的主观症状和客观检查结果来评价其尿失禁的严重程度,方法如下:

(1)临床症状主观分度:采用 Ingelman Sundberg 分度法。轻度:尿失禁发生在咳嗽、喷嚏时,不需使用尿垫;中度:尿失禁发生在跑跳、快步行走等日常活动时,需要使用尿垫;重度:轻微活动、平卧体位改变时发生尿失禁。

(2)客观检查方法:采用尿垫试验,推荐 1 小时尿垫试验。试验时膀胱要充盈,持续 1 小时,从试验开始老年人不再排尿。预先放置经称重的尿垫。试验开始 15 分钟内老年人喝 500 ml 白开水;之后的 30 分钟,老年人行走,上下 1 层楼的台阶。最后 15 分钟,老年人坐立 10 次,用力咳嗽 10 次,原地跑步 1 分钟,拾起地面物体 5 次,再用自来水洗手 1 分钟。试验结束时,称重尿垫,要求老年人排尿并测量尿量。漏尿量≥2 g 为阳性。轻度:2 g≤漏尿量<5 g;中度:5 g≤漏尿量<10 g;重度:10 g≤漏尿量<50 g;极重度:漏尿量≥50 g。

123. 老年人失禁相关性皮炎照护要点有哪些？

失禁相关性皮炎(incontinence-associated dermatitis,IAD)是指长期或反复暴露于尿液和粪便中而造成的皮肤炎症,主要表现为受刺激部位的皮肤出现片状与受压无关的红斑、水肿、浸渍、湿疹、丘疹、剥脱、水疱、破损、糜烂,严重者出现皮肤表层的缺失、渗液,伴或不伴有感染等。照护要点包括:

(1)进行风险评估:早期发现老年人发生 IAD 的风险,提高照护人员和老年人及老年人家属对 IAD 的认知,并给予相应的健康教育。

(2)保持皮肤清洁:使用中性或弱酸性清洗液尽可能早的清洗皮肤,减少尿液和粪便对皮肤的刺激,有助于保持皮肤的屏障功能。

(3)滋润皮肤:大小便失禁的老年人皮肤清洗后涂以润肤露、鞣酸软膏或尿素霜等,使皮肤保持滋润,增加皮肤屏障保护作用。避免使用爽身粉,以防止被尿液或粪便浸湿后增加对皮肤的刺激。

(4)使用皮肤保护剂:皮肤保护剂的主要作用是在皮肤表面形成一层密

闭或半透明的保护层,以减少尿液或粪便对于皮肤的刺激。

124. 如何做好尿失禁老年人的饮水管理?

首先排除禁忌证,如肾功能不全、心力衰竭、水肿等疾病,可鼓励老年人每天饮水 1 500～2 000 ml,为老年人制订一张饮水计划表,早中晚三正餐饮水或流食加食物水分控制在每餐大约 300 ml,上下午分次饮水总量为 400 ml,晚间饮水 200 ml,晚 8 点后不再饮水,以减少夜尿次数。

饮水计划表可作为老年人平时饮水的参照,如老年人有特殊需要应根据个体的特点制订饮水计划。一些老年人害怕尿失禁而减少饮水量,甚至拒绝饮水,从而引起体液不足、尿少,甚至导致尿路感染,因此应详细向老年人解释计划饮水的意义,取得他们的配合。

(六) 抑 郁

125. 何谓抑郁障碍? 其常见表现有哪些?

抑郁障碍是一种以情绪低落为主要特点的复杂情绪,可以从轻微的失落到感到极度的悲哀和绝望,严重者可出现自杀念头和行为。

抑郁障碍常见表现为:

(1) 显著而持久的心境低落为核心症状,如心情压抑、闷闷不乐、愁眉不展、常常流泪、绝望;无愉快感、兴趣减退、做事拖拉、精力不足;思考问题困难、反应迟钝、回避与人接触和交往。

(2) 日常生活料理被动、行动迟缓、食欲下降;严重者出现抑郁木僵,如不吃不喝、不语不动。

(3) 睡眠障碍,早醒,醒后难以入睡是抑郁障碍的典型症状之一。

(4) 认知受损、注意力下降,记忆力减退,记忆力下降为可逆,一般随着抑郁情绪的缓解有所恢复。

(5) 自我评价低、自责自罪、痛不欲生、度日如年、生不如死、反复出现自杀自伤等绝望心理。

126. 何谓老年期抑郁障碍? 其常见临床特征有哪些?

老年期抑郁障碍(late-life depression,LLD)指年龄 60 岁及以上的老年人中出现的抑郁障碍,在老年人群中是一种较常见的精神障碍。

老年期抑郁障碍常见临床特征包括:

(1) 焦虑/激越:焦虑和激越是老年期抑郁障碍最为常见而突出的特点,以致掩盖了抑郁障碍的核心主诉。主要表现为过分担心、灾难化的思维与言行,以及冲动激惹。

(2) 躯体不适主诉突出:表现为包括慢性疼痛的各种躯体不适,经过检查及对症治疗效果不佳,其中以多种躯体不适为主诉的"隐匿性抑郁"是常见类型。

(3)精神病性症状:常见的精神病性症状为妄想,偶有幻觉出现,需警惕是否存在器质性损害。疑病、虚无、被遗弃、贫穷和灾难以及被害等是老年期抑郁障碍老年人常见的妄想症状。

(4)自杀行为:抑郁是老年人自杀的危险因素,老年期抑郁障碍的危险因素也是其自杀的高危因素。老年期抑郁障碍老年人自杀观念频发且牢固、自杀计划周密,自杀成功率高。

(5)认知功能损害:认知功能损害常常与老年期抑郁障碍共存。抑郁发作时认知功能损害表现是多维度的,涉及注意力、记忆和执行功能等,即使抑郁症状改善之后认知损害仍会存在较长的时间。

(6)睡眠障碍:失眠是老年期抑郁障碍的主要症状之一,表现形式包括入睡困难、易醒、早醒,以及矛盾性失眠。失眠与抑郁常常相互影响,长期失眠是老年期抑郁障碍的危险因素,各种形式的失眠也是抑郁障碍的残留症状。

127. 如何对老年抑郁进行筛查?

老年抑郁筛查常用的工具有老年抑郁量表(GDS)、Zung 抑郁自评量表(SDS)、患者健康问卷抑郁量表(PHQ-9)。

(1)老年抑郁量表(geriatric depression scale,GDS):专用于老年人抑郁的筛查。针对一周以来最切合老年人的感受进行测评。该量表共有 30 个条目,包括:情绪低落、活动减少、容易激惹、退缩痛苦的想法、对过去、现在与未来消极等评分。每个条目有"是"或"否"两个选项,每条目后括号中的回答表示抑郁,与其一致回答得 1 分。用于一般筛查目的时建议采用:总分 0～10 分,为正常;11～20 分,为轻度抑郁;21～30 分,为中重度抑郁。该表可用于筛查老年抑郁症,但其临界值仍然存在疑问,因此分数超过 11 分者应做进一步检查。

老年抑郁量表(GDS)

序号	筛查项目	评分	得分(分)
	选择最切合您最近一周来的感受的答案	□ 无法评估	
1	基本上,您对生活基本满意吗?	是＝0 否＝1	
2	您是否已放弃了许多活动与兴趣?	是＝1 否＝0	
3	您是否觉得生活空虚?	是＝1 否＝0	

序号	筛查项目	评分	得分(分)
4	您是否常感到厌烦?	是＝1 否＝0	
5	您觉得未来有希望吗?	是＝0 否＝1	
6	您是否因为脑子里一些想法摆脱不掉而烦恼?	是＝1 否＝0	
7	您是否大部分时间精力充沛?	是＝0 否＝1	
8	您是否害怕会有不幸的事落到你头上?	是＝1 否＝0	
9	您是否大部分时间感觉幸福?	是＝0 否＝1	
10	您是否感到孤立无援?	是＝1 否＝0	
11	您是否经常坐立不安,心烦意乱?	是＝1 否＝0	
12	您是否比较喜欢待在家里而较不喜欢外出及不喜欢做新的事?	是＝1 否＝0	
13	您是否常常担心将来?	是＝1 否＝0	
14	您是否觉得记忆力比以前差?	是＝1 否＝0	
15	您觉得现在活着很惬意吗?	是＝0 否＝1	
16	您是否常感到心情沉重、郁闷?	是＝1 否＝0	
17	您是否觉得像现在这样活着毫无意义?	是＝1 否＝0	
18	您是否总为过去的事忧愁?	是＝1 否＝0	
19	您觉得生活很令人兴奋吗?	是＝0 否＝1	

序号	筛查项目	评分	得分(分)
20	您开始一件新的工作很困难吗?	是=1 否=0	
21	您觉得生活充满活力吗?	是=0 否=1	
22	您是否觉得您的处境已经毫无希望?	是=1 否=0	
23	您是否觉得大多数人比你强得多?	是=1 否=0	
24	您是否常为些小事伤心?	是=1 否=0	
25	您是否常觉得想哭?	是=1 否=0	
26	您集中精力有困难吗?	是=1 否=0	
27	您早晨起来感觉很快活吗?	是=0 否=1	
28	您希望避开聚会吗?	是=1 否=0	
29	您做决定很容易吗?	是=0 否=1	
30	您的头脑像往常一样清晰吗?	是=0 否=1	

（2）患者健康问卷抑郁量表（patient health questionaire 9，PHQ-9）：简便、有效，被广泛应用于筛查老年抑郁症,评定标准:正常（0～4 分）;轻度抑郁（5～9 分）;中度抑郁（10～14 分）;重度抑郁（15～27 分）。

抑郁筛查量表（PHQ-9）

序号	过去两周内,您生活中以下症状出现的频率有多少?	评分方法	得分(分)
1	做事时提不起劲或没有兴趣	□ 完全不会 □ 好几天 □ 一半以上的天数 □ 几乎每天	0 1 2 3

续表

序号	过去两周内,您生活中以下症状出现的频率有多少?	评分方法	得分(分)
2	感到心情低落,沮丧或绝望	□ 完全不会 □ 好几天 □ 一半以上的天数 □ 几乎每天	0 1 2 3
3	入睡困难、睡不安或睡得过多	□ 完全不会 □ 好几天 □ 一半以上的天数 □ 几乎每天	0 1 2 3
4	感觉疲倦或没有活力	□ 完全不会 □ 好几天 □ 一半以上的天数 □ 几乎每天	0 1 2 3
5	食欲不振或吃太多	□ 完全不会 □ 好几天 □ 一半以上的天数 □ 几乎每天	0 1 2 3
6	觉得自己很糟或觉得自己很失败,或让自己、家人失望	□ 完全不会 □ 好几天 □ 一半以上的天数 □ 几乎每天	0 1 2 3
7	对事物专注有困难,例如看报纸或看电视时	□ 完全不会 □ 好几天 □ 一半以上的天数 □ 几乎每天	0 1 2 3
8	行动或说话速度缓慢到别人已经察觉? 或刚好相反——变得比平日更烦躁或坐立不安,动来动去	□ 完全不会 □ 好几天 □ 一半以上的天数 □ 几乎每天	0 1 2 3
9	有不如死掉或用某种方式伤害自己的念头	□ 完全不会 □ 好几天 □ 一半以上的天数 □ 几乎每天	0 1 2 3

128. 老年抑郁症的照护要点有哪些?

(1)评估抑郁程度,制定针对性的照护计划。

（2）心理护理：与老年人建立良好的信任关系，帮助老年人认识生存的价值，调动老年人社会支持系统，增加社会交往，协助其改善消极被动的生活方式。

（3）安全护理：密切观察有无自杀先兆，防止暴力行为的发生，移去一切危险品，如刀剪、玻璃等锐器药物和各种绳索等，杜绝不安全因素，尽可能避免抑郁老年人独居，必要时专人守护。

（4）用药护理：严格掌握抗抑郁症药物适应证和禁忌证，保证药物治疗的实施，并监测药物不良反应。

（5）一般护理：保证合理的休息和睡眠，帮助老年人改善睡眠状态，减少睡眠障碍的发生；保证老年人摄入必需的营养物质，必要时行鼻饲或静脉营养；做好日常生活照料，促进老年人的清洁舒适，防止肺炎、压疮、泌尿系统并发症的发生。

（6）健康指导：指导老年人合理安排生活，与社会保持联系，根据自己的兴趣培养爱好，如养花、书法、打牌、下棋等，或参加力所能及的劳作。

（七）焦　虑

129. 何谓焦虑、焦虑状态、焦虑症？

焦虑是一种处于应急状态时的正常情绪反应。表现为内心紧张不安、预感到似乎将要发生某种不利情况，属于人体正常的防御性心理反应。焦虑通常并不构成疾病，但是当焦虑的程度及持续时间超过一定的范围时可构成焦虑症状。

焦虑状态是一组症状综合征，包括躯体性焦虑、精神性焦虑和运动性不安等症状，可伴有睡眠障碍，焦虑状态可以通过自我调节缓解。

焦虑症又称焦虑性神经症，以持续性紧张、担心、恐惧或发作性惊恐为特征的情绪障碍，伴有自主神经系统症状和运动不安等行为特征。焦虑症是一类疾病诊断，症状持续、痛苦，对老年人身体以及精神造成很大的危害，严重影响正常生活。

130. 焦虑症的分类及其临床表现有哪些？

焦虑症分急性焦虑和慢性焦虑，主要表现有：

（1）急性焦虑：又称惊恐障碍，特点是突如其来的惊恐体验，一般持续几分钟至数小时，发作开始突然，发作时意识清楚。主要表现包括：① 严重的窒息感、濒死感和精神失控感，表现为奔走、惊叫、惊恐万状、四处呼救等；② 严重的自主神经功能失调，主要表现有胸痛、心动过速、心律不规则、呼吸困难、头痛、头昏、眩晕、晕厥和感觉异常等，可以伴有出汗、腹痛、全身发抖或全身瘫软等症状。

（2）慢性焦虑：又称广泛性焦虑（GAD），表现包括：① 情绪症状：在没有明显诱因的情况下，老年人经常出现与现实情境不符的过分担心、紧张害怕，表现为做事时心烦意乱，没有耐心，休息时坐卧不宁，与人交往时紧张急切、极其不沉稳，遇到突发事件时惊慌失措、六神无主，极易往坏的地方想等，这种紧张害怕常常没有明确的对象和内容；② 自主神经症状：表现为心悸、出汗、胸闷、呼吸急促、口干、恶心、胃部不适、嗳气、吞咽困难、便秘或腹泻、尿频、尿急、皮肤潮红或苍白等；③ 运动性不安：常表现为坐立不安、搓手顿足、肢体发抖、肌肉紧张性疼痛，以及舌、唇、指肌震颤、头颈发僵等；④ 睡眠障碍：出现睡眠障碍如入睡困难、做噩梦、早醒等。

131. 老年焦虑症的特点有哪些？

（1）焦虑症诱发因素多与现实环境或躯体方面因素有关，躯体疾病诱发的焦虑常见。

（2）焦虑发作与患病前性格有关，个性急躁、易担忧、易兴奋型老年人的焦虑表现为性格的夸张表现，部分为依赖个性或内向性格，多见于女性老年人。

（3）临床多以慢性焦虑症为主要特征，且多以躯体不适的主诉呈现。

（4）长期的焦虑可造成内分泌系统的紊乱失调。

（5）长期焦虑影响老年人的日常生功能。

（6）焦虑症与抑郁症共病情况下易出现自伤、自杀行为，急性焦虑发作情况下自杀风险大。

132. 老年焦虑评估包括哪些内容？

（1）精神心理评估：主要评估老年人心理上的感受和体验，包括心理状态评估、情绪症状评估、躯体症状评估和行为表现评估等。

（2）躯体功能评估：评估焦虑障碍的病因或诱因、症状的种类、严重程度和持续时间等，以及评估是否存在合并抑郁症或其他躯体疾病，如有无高血压、心脏病、甲状腺功能亢进等。

（3）用药情况评估：评估是否有兴奋药物过量、催眠镇静药物，或抗焦虑药的戒断反应等。

（4）心理健康障碍史评估：评估是否有心理健康障碍史，以及过去的治疗经历和治疗的反应对于焦虑的发展、过程和严重程度的影响等。

（5）老年环境评估：评估家庭环境、社区、社会支持程度的影响，与家人和照护者的关系是否存在问题，以及目前的医疗条件对老年人的影响等。

133. 常用的焦虑评估工具有哪些？如何进行测评？

常用的焦虑评估工具有：① 焦虑自评量表（SAS）：主要应用于评定焦虑老年人的主观感受，是咨询门诊中常用的焦虑症状自评工具；② 汉米尔顿焦虑量表(HAMA):为经典的评定量表,主要用于评定神经症和其他老年人的焦虑程度,是临床医师最常用的焦虑量表;③ 贝克焦虑量表:主要适用于测量受试者主观感受到的焦虑程度;④ 状态与特质焦虑量表:能直观反映受试者的主观感受,反映特质的焦虑状态。

对老年人是否存在焦虑可以通过焦虑自评量表(self-rating anxiety scale, SAS)进行自评。SAS 含有 20 个条目,每条目按过去一周内症状出现的频度分为四个等级:没有或很少时间为 0 分;小部分时间为 1 分;相当多时间为 2 分;绝大部分或全部时间为 3 分。评定标准为:① 20 个条目中有 15 项是负性词陈述,按 1～4 分顺序评分,其余 5 项(5、9、13、17、19 项)是用正性词陈述,按 4～1 顺序反向积分;② 将 20 个项目得分相加,即得粗分,用粗分乘以 1.25 以后取整数部分得到标准分;③ 标准分的分界值为 50 分,其中 50～59 分为轻度焦虑,60～69 分为中度焦虑,69 分以上为重度焦虑。

焦虑自评量表(SAS)

序号	筛查项目	自评选项	得分(分)
1	我觉得比平常容易紧张和着急(焦虑)	0　1　2　3	
2	我无缘无故地感到害怕(害怕)	0　1　2　3	
3	我容易心里烦乱或觉得惊恐(惊恐)	0　1　2　3	
4	我觉得我可能将要发疯(发疯感)	0　1　2　3	
5	我觉得一切都很好,也不会发生什么不幸(不幸预感)	0　1　2　3	
6	我手脚发抖打战(手足颤抖)	0　1　2　3	
7	我因为头痛,颈痛和背痛而苦恼(躯体疼痛)	0　1　2　3	
8	我感觉容易衰弱和疲乏(乏力)	0　1　2　3	
9	我觉得心平气和,并且容易安静坐着(静坐不能)	0　1　2　3	
10	我觉得心跳很快(心悸)	0　1　2　3	
11	我因为一阵阵头晕而苦恼(头昏)	0　1　2　3	
12	我有晕倒发作或觉得要晕倒似的(晕厥感)	0　1　2　3	
13	我呼气吸气都感到很容易(呼吸困难)	0　1　2　3	
14	我手脚麻木和刺痛(手足刺痛)	0　1　2　3	
15	我因为胃痛和消化不良而苦恼(胃痛或消化不良)	0　1　2　3	
16	我常常要小便(尿意频数)	0　1　2　3	
17	我的手常常是干燥温暖的(多汗)	0　1　2　3	
18	我脸红发热(面部潮红)	0　1　2　3	
19	我容易入睡并且一夜睡得很好(睡眠障碍)	0　1　2　3	
20	我做噩梦(恶梦)	0　1　2　3	

134. 老年焦虑的照护要点有哪些?

(1)急性焦虑的照护要点有:① 安全护理:帮助老年人脱离危险环境;陪伴老年人直到发作结束;如老年人出现挑衅和敌意时,可适当限制活动范围;② 心理护理:应给予充分的理解和安抚,注意沟通技巧,取得老年人信任,必要时可将老年人与家属分开,以免互相影响;③ 疗效观察:对伴有惊恐障碍的焦虑症老年人,采取适宜的治疗方法,较快地改善和减轻老年人的精神紧张和各种躯体不适感;④ 一般护理:应为老年人创造良好的睡眠环境,保证合理的休息和睡眠,避免由于失眠而加重焦虑心理;加强营养,保证老年人营养的摄入等。

(2)慢性焦虑的照护要点有:① 建立有效的沟通:多陪伴老年人,多与老年人交流,鼓励老年人表达自己的焦虑和不愉快的感受,协助其解决问题。② 减轻心理压力:可采取认知疗法帮助老年人解决目前问题,以减轻缓解心理压力。③ 缓解焦虑症状采取恰当的方法缓解焦虑,如放松疗法包括反馈疗法、音乐疗法、呼吸放松、正念、瑜伽等。

(3)健康指导要点:① 指导老年人及家属如何识别焦虑,了解和掌握减轻焦虑的方法,以及急性焦虑的应对策略;② 安全用药指导:指导老年人和家属正确服用和保管药物;③ 心理调适指导:指导老年人根据自身情况及环境的需要对自己焦虑心理进行调整,维护心理平衡;④ 生活起居指导:指导老年人平时适当的体育锻炼,合理饮食,养成良好的生活习惯等,以减轻和缓解焦虑心理。

(八)谵 妄

135. 何谓谵妄?谵妄主要分哪三种亚型?

谵妄也被称为急性意识混沌状态,是多种原因引起的一过性意识混乱状态,一种急性、波动性的精神状态改变,伴有注意力涣散及思维紊乱或意识水平的变化。短时间内出现意识障碍和认知能力改变是谵妄的临床特征,意识清晰度下降或觉醒程度降低是诊断的关键。

谵妄主要分三种亚型,包括:高活动型、低活动型、混合型。① 高活动型:焦躁不安、情绪不稳定、易激惹、精神病性症状、破坏性行为,该类型较易辨识;② 低活动型:嗜睡、淡漠,该型易被忽略,死亡率高;③ 混合型:上述两种精神运动活动均可出现。

136. 老年人谵妄的表现和特点有哪些?

(1)老年人谵妄表现:起病急,多表现为注意障碍、意识障碍和认知功能障碍,可出现复杂多变的精神症状和各种行为异常,如定向力障碍,记忆障碍,对周围事物理解判断障碍,思维混乱、不连贯,有视听幻觉及被害妄想症等,可出现兴奋、不安、激惹或嗜睡、缄默等,持续时间长短不等。

（2）老年谵妄特点有:① 急性发作,通常发生在光线昏暗的时候,如黄昏;② 病程短,持续时间数小时、数天或数月;③ 症状波动大,夜间、黑暗及睡醒后较为严重;④ 集中注意力受损;⑤ 睡眠周期紊乱;⑥ 定向力障碍,无法正确辨别时间、地点;⑦ 即刻记忆及近期记忆受损;⑧ 常有错觉、幻觉、妄想;⑨出现不同形态的精神动作行为,如活动增加或减少,可伴有情感及人格改变。

137. 常用的谵妄筛查工具有哪些？如何对老年人进行谵妄的筛查？

常用的谵妄筛查工具有:意识障碍评估法(confusion assessment method,CAM)、3 min 谵妄诊断量表(3D-CAM)、记忆谵妄评估量表(memorial delirium assessment scale,MDAS)、护理谵妄筛查量表(nursing delirium screening scale, Nu-DESC)、重症监护谵妄筛查表(the intensive care delirium screening checklist, ICDSC)。

老年人谵妄的评估建议采用 CAM,该方法简洁、有效,适用于非精神心理专业的医生、护士筛查谵妄。

老年谵妄的评估（CAM）

序号	评估项目	评分标准	得分
1	急性发作且病程波动	1a. 与平常相比较,是否有任何证据显示老年人精神状态产生急性变化	□ 是 □ 否
		1b. 这些不正常的行为是否在一天中呈现波动状态? 症状来来去去或严重程度起起落落	□ 是 □ 否
2	注意力不集中	老年人是否集中注意力有困难? 例如容易分心或无法接续刚刚说过的话	□ 是 □ 否
3	思考缺乏组织	老年人是否思考缺乏组织或者不连贯? 如杂乱或答非所问的对话、不清楚或不合逻辑的想法,或无预期的从一个主题跳到另一个主题	□ 是 □ 否
4	意识状态改变	整体而言,您认为老年人的意识状态为过度警觉、嗜睡、木僵或昏迷	□ 是 □ 否

评价标准:1a+1b+2 皆为"是",且 3 或 4 任何一项为"是",即为谵妄

138. 预防老年谵妄的主要措施有哪些？

（1）识别并监测高危因素:引起谵妄的高危因素主要包括高龄、严重的或多种躯体疾病、痴呆、感染、脱水、多种药物治疗、肾功能损害、营养不良等。诱发因素主要有便秘、感染、电解质紊乱、缺氧、手术、约束措施等。由于谵妄

具有急性发作和病情波动等特征,需要加强日常监测,反复评估,及早识别并减少或消除诱发谵妄的高危因素。

(2)减少和避免医源性危险因素:老年谵妄的特点主要是随着年龄的增加发生率增加,存在痴呆或认知障碍等情况时谵妄的发生率增高,对已存在不可改变的危险因素应尽量避免同时出现其他医源性危险因素。

(3)针对可改变的危险因素干预:多种内科疾病、听力障碍、视力障碍、电解质紊乱、感染、使用抗抑郁或抗帕金森药物时,容易导致老年谵妄的急性发作,应积极治疗原发病,适当调整用药方案,加强疼痛评估、预防及管理,减少束缚和音乐疗法等对谵妄有良好的预防效果。

(4)改善睡眠质量:维持正常睡眠节律、提高睡眠质量,可预防谵妄的发生。

(九)晕　厥

139. 何谓晕厥？老年晕厥临床表现有哪些？

晕厥是临床常见的综合征,是由于各种原因引起的脑缺血、缺氧,进而突发短暂的意识丧失,表现为突然发生的肌肉无力,不能直立,之后在无任何医学干预下可自行恢复意识,通常认为是短暂性意识丧失的一种。

典型的晕厥发作主要表现为 3 期,即前驱期、晕厥期和恢复期。① 前驱期:主要表现为自主神经症状明显,突然面色苍白、出冷汗、头晕、视物模糊和瞳孔散大等,因身体肌张力降低而身体摇晃。② 晕厥期:主要表现是意识丧失及全身肌张力消失而倒下。③ 恢复期:老年人逐渐清醒,仍面色苍白,出汗,全身软弱。可有恶心、过度换气,但无意识模糊及头痛。

140. 引起老年人发生晕厥的主要原因有哪些？

引起老年人发生晕厥的常见原因大多与暂时性脑缺血有密切关系,主要是心源性晕厥、直立性低血压晕厥、反射性晕厥,特别是颈动脉窦过敏和心律失常。常见原因分以下几类:

(1)反射性晕厥:① 情境性晕厥:是指在一定情境下发生的晕厥,包括咳嗽性晕厥、疼痛性晕厥、排尿性晕厥、排便性晕厥、吞咽性晕厥等;② 血管迷走性晕厥:又称血管抑制性晕厥,是由于某种刺激作用于大脑皮层,通过迷走神经反射引起周围血管阻力降低,血管扩张致脑血流减少而发生的晕厥;③ 颈动脉窦高敏感性晕厥:位于颈总动脉分叉开口上方颈动脉内壁的压力感受器受到刺激后,副交感神经张力明显增加,引起心率明显减慢,心排出量减少而引起脑缺血导致的晕厥。

(2)心源性晕厥:① 心律失常性晕厥:心脏节律紊乱是最常见的原因,心律失常引起血流动力学改变,导致心排出量和脑血流明显下降引起晕厥;② 器质性心血管疾病性晕厥:由于心脏输出量减少,导致脑组织缺血而发生晕厥,常见疾病主要有心脏瓣膜病、急性心肌梗死或缺血、肥厚型梗阻性心肌病、心脏肿瘤、心包疾病等,其他心血管疾病包括肺栓塞或肺动脉高压、主动脉夹层等。

(3) 直立性低血压晕厥:① 低容量性低血压晕厥:常见原因有老年人严重腹泻剧烈呕吐、大量排尿、消化道大出血、严重感染、慢性营养不良等;② 药物诱发低血压晕厥:如钙离子拮抗剂、硝酸酯类、酒精、利尿剂、血管活性药物、β-受体阻滞剂等药物,可引起血管扩张,导致直立性低血压;③ 进餐后直立性低血压:与压力感受器反射灵敏度下降、餐后交感神经活性降低及餐后体液分布改变等因素有关。

(4) 脑源性晕厥:由于脑部血管或主要供应脑部的血管发生循环障碍,导致暂时的广泛性脑供血不足所致。

(5) 血液成分异常引起的晕厥:① 低血糖性晕厥:常因葡萄糖摄入不足或降糖药物使用过量,引起血糖降低,大脑因为缺乏足够的代谢能量支持而出现的晕厥;② 贫血:贫血时血中红细胞数目下降,血氧浓度下降,脑处于缺氧状态,如突然站立或用力时,脑需氧量增加造成进一步缺氧而引发晕厥;③ 过度通气:多见于情绪激动紧张、害怕或大量运动时,引起呼吸增快,排出过量 CO_2,血液 CO_2 含量和酸度下降,引起脑动脉收缩和脑血流量减少,脑组织氧合作用下降从而引起晕厥;④ 高原型晕厥:在高原环境下可因脑急性缺氧而发生晕厥。

141. 老年晕厥评估的重点内容包括哪些?

对有晕厥发作老年人需要仔细询问病史和体格检查,明确晕厥的病因,其中评估重点为晕厥前的相关因素,包括体位、用药史、疾病史、晕厥时间等内容。

(1) 病史采集内容:主要包括① 评估晕厥先兆:有无头晕、心慌、胸闷、恶心、呕吐、腹部不适、畏寒、流汗、颈或肩酸痛、视物模糊等先兆。② 评估晕厥前的状态:发作前是否发生突然的恐惧、疼痛或不愉快事件、情绪激动、站立过久、咳嗽、排尿或排便、剧烈咳嗽等引起反射性晕厥相关因素;是否有疲劳、紧张或用力等诱发心源性晕厥的因素;发作前是否有体位突然改变、体液大量丢失、摄入明显减少等引起直立性低血压晕厥的因素;是否有头昏乏力、出汗明显等低血糖和过度通气的症状。③ 目击者描述:由于晕厥老年人在发作时都有短暂的意识丧失,恢复后对当时的情况不能记忆或记忆不全面,如患有认知功能障碍的老年人无法描述晕厥发生时的情况,所以目击者提供的信息具有重要参考价值。④ 既往史:既往有无高血压、糖尿病、冠心病、猝死家族史,以及神经系统疾病如帕金森病、癫痫、发作性睡眠等与晕厥发生相关的疾病。⑤ 用药史:包括长期服用的药物种类、剂量、服用方法,近期有无服用抗心律失常药、降压药、利尿药、镇静药等。

(2)体格检查:包括体温、心率、血压(包括直立和卧位血压、双侧手臂对比测量血压)、心血管和神经系统的检查,同时注意有无面色苍白、呼吸困难、周围静脉曲张。留取血常规、血生化、心肌标志物、动脉血气分析标本等。

(3)心电图检查:所有晕厥老年人均应首先做心电图检查,用于鉴别恶性心律失常、心肌缺血等引发晕厥的危险因素,必要时做 24 小时动态心电图监测。

142. 老年人发生晕厥时如何处理?

老年人发生晕厥时处理措施有:① 将晕厥者放置于仰卧位或下肢抬高位,可增加脑血流,不要大幅度摇晃老年人头部;② 松解紧身衣服,头转向一侧,以免舌后坠堵塞呼吸道;③ 给予吸氧;④ 建立静脉通路,准确、迅速予以急救药物治疗;⑤ 监测神志、生命体征、血糖等变化;⑥ 遵医嘱对症处理。

143. 如何预防直立性低血压性晕厥?

(1)评估:详细评估老年人既往史和用药史,分析可能的危险因素及发病的前驱症状,掌握发病规律。

(2)用药护理:① 慎用血管扩张药物及利尿剂,告知老年人如应用此类药物后不要立即活动,最好静卧 1~2 小时,站立后如有头晕感觉,应继续卧床休息;对夜尿多的老年人练习床上排尿,注意防止夜间如厕引起直立性低血压;② 对于服用可能引起直立性低血压药物的老年人,应避免随意增减药物;③ 加强健康教育,指导老年人掌握测量血压方法及注意事项,如有头晕、头痛等不适应及时告知医生。

(3)活动指导:避免长时间站立和长期卧床,变换体位时动作宜缓慢。起床时应先静卧几分钟,再在床边坐 2~3 分钟,无不适再下床,直至确定能安全行走。

(4)饮食指导:合理饮食,补足营养,避免饮食过饱过饥;血容量不足老年人适当增加水、盐和电解质的摄入,可鼓励老年人少量多次饮水,每天 2~3 L;对于餐后低血压的老年人可采用少量多餐的方式,避免大量饱食,进餐后平卧休息 1~2 小时。

(5)活动指导:鼓励老年人有规律、有节制的适度运动,增强体质,保证充足的睡眠时间,避免劳累;生活中避免血管扩张的因素,如感冒、大量出汗、热水浴、饮酒、进食过多,以及在炎热环境下长时间停留。

(6)健康教育:提供预防晕厥的有关信息,让老年人及照护者了解发生直立性低血压的原因,如何预防以及处理,指导正确使用辅助工具的方法等。

（十）疼　痛

144. 何谓疼痛？如何分类？

疼痛是与真正的或潜在的组织损伤有关的一种不愉快的感觉和情绪体验，是一种复杂的生理-心理活动。

根据疼痛的持续时间可将疼痛分为急性疼痛和慢性疼痛。急性疼痛一般与损伤或疾病有关，疼痛持续的时间不超过 1 个月；慢性疼痛又称为持续性疼痛，是在最初创伤愈合后，仍然持续疼痛 3～6 个月或更长时间，或每月至数年间反复出现的疼痛。

145. 老年人疼痛有哪些特点？如何分级？

老年人疼痛的特点：① 多为持续性疼痛，发生率高于普通人，骨骼肌疼痛的发生率增高，功能障碍与活动行为受限症状明显增加；② 对疼痛的忍耐度增高，多采取顺从接受的态度，消极治疗；③ 导致生活质量、社交能力的下降；④ 使老年人服用过多药物镇痛。

WHO 将疼痛分为 4 级，0 级无痛，1 级为轻度疼痛，2 级为中度疼痛，3 级为重度疼痛。

WHO 疼痛分级

级　别	表　现
0 级	无痛
1 级（轻度疼痛）	有疼痛但不严重，可忍受，睡眠不受影响
2 级（中度疼痛）	疼痛明显，不能忍受，睡眠受干扰，要求用镇痛剂
3 级（重度疼痛）	疼痛剧烈，不能忍受，睡眠严重受干扰，需要用镇痛剂

146. 疼痛评估的原则是什么？如何评估疼痛强度？

疼痛评估的原则是：常规、全面、量化、动态。由于疼痛属于一种主观感觉，所以相信老年人的主诉是疼痛评估的基本原则，也是疼痛评估的核心标准。

常用的疼痛强度评估量表有：数字疼痛强度评估量表（numerical rating scale，NRS）、视觉模拟评分量表（visual analogue scale，VAS）、语言等级评分量表（verbal rating scale，VRS）、Wong - Baker 面部表情评估量表和简明疼痛评估量表（brief pain inventory，BPI）等。评估老年人疼痛强度常用 NRS 以及面容表情疼痛评估量表。对不能用言语沟通和认知障碍的老年人，可以采用行为疼痛量表（behavioral pain scale，BPS）。

面部表情疼痛量表

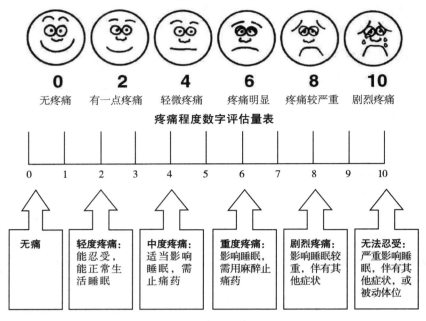

0	2	4	6	8	10
无疼痛	有一点疼痛	轻微疼痛	疼痛明显	疼痛较严重	剧烈疼痛

疼痛程度数字评估量表

0	1	2	3	4	5	6	7	8	9	10

无痛	轻度疼痛：能忍受，能正常生活睡眠	中度疼痛：适当影响睡眠，需用止痛药	重度疼痛：影响睡眠，需用麻醉止痛药	剧烈疼痛：影响睡眠较重，伴有其他症状	无法忍受：严重影响睡眠，伴有其他症状，或被动体位

行为疼痛量表

评估项目	评分标准	得分
面部表情	☐ 放松	1
	☐ 部分紧张	2
	☐ 完全紧张	3
	☐ 扭曲	4
上肢运动	☐ 无活动	1
	☐ 部分弯曲	2
	☐ 手指、上肢完全弯曲	3
	☐ 完全回缩	4
通气依从性（插管）	☐ 完全能耐受	1
	☐ 呛咳，大部分时间耐受	2
	☐ 对抗呼吸机	3
	☐ 不能控制通气	4
发声（非插管）	☐ 无疼痛相关发声	1
	☐ 呻吟≤3次/分，且每次持续时间≤3秒	2
	☐ 呻吟＞3次/分，或每次持续时间＞3秒	3
	☐ 咆哮或发出言语抱怨，或屏住呼吸	4

评定标准：总分3~12分，分数越高，疼痛程度越重

147. 常用止痛药物分类及注意事项有哪些?

常用的止痛药物分类主要包括非阿片类、弱阿片类、阿片类三类。①非阿片类主要代表药物有阿司匹林、对乙酰氨基酚、布洛芬、吲哚美辛、塞来昔布等;②弱阿片类代表药有曲马多缓释片和可待因等;③阿片类主要是吗啡、盐酸羟考酮缓释片、芬太尼贴剂等。

使用止痛药物的注意事项主要包括:

(1) 对于老年人慢性轻中度肌肉、骨骼疼痛,美国老年医学协会推荐首选对乙酰氨基酚,老年人服用时应注意定时监测血常规。

(2) 弱阿片类药物主要针对中度疼痛,使用较多的代表药物是曲马朵。正常情况下曲马多没有成瘾性,但其最大剂量为每日 400 mg,超过最大剂量仍不能减轻疼痛,则不能再增加剂量。

(3) 对于一、二阶梯用药无效的重度慢性疼痛,可考虑使用阿片类药物。

148. 什么是癌痛治疗的三阶梯方法?

第一阶梯——非阿片类镇痛药:用于轻度癌性疼痛老年人,主要药物有阿司匹林、对乙酰氨基酚(扑热息痛)、塞来昔布等。

第二阶梯——弱阿片类镇痛药:用于当用非阿片类镇痛药不能满意止疼时或中度癌性疼痛老年人,主要药物有可待因、曲马朵、双氢可待因、丁丙诺菲、美沙酮等。

第三阶梯——强阿片类镇痛药:用于治疗中度或重度癌性疼痛,当第一阶梯和第二阶梯药物疗效差时使用,主要药物为哌替啶、吗啡、芬太尼、吗啡控释片(美施康定)、羟考酮控释片(奥施康定)、芬太尼透皮贴剂(多瑞吉)等。

149. 阿片类止痛剂的常见不良反应有哪些,如何处理?

阿片类止痛剂的常见不良反应包括:便秘、恶心、呕吐、嗜睡、意识模糊等。

处理措施有:① 阿片类药物最常见的不良反应是便秘。在开始使用阿片类药物时,可以预先制订一个有规律的通便方案,包括使用杜密克等通便药物,并注意适当调整饮食结构,多吃膳食纤维;② 初次使用阿片类药物的老年人,50%以上会在前 3 天发生恶心、呕吐,4～7 天会缓解,如不缓解可静脉使用药物治疗;③ 部分老年人在使用阿片类药物时会出现镇静、嗜睡、意识模糊的情况,一般经过 3～5 天便可耐受,并恢复正常意识。

(十一) 睡眠障碍

150. 何谓睡眠障碍? 常见的睡眠障碍包括哪些类型?

睡眠障碍是指睡眠量及质的异常,或在睡眠时出现某些临床症状,也包括影响入睡或保持正常睡眠能力的障碍,如睡眠减少或睡眠过多,以及异常的睡眠相关行为。

老年人常见的睡眠障碍类型包括：

（1）睡眠量异常：包括睡眠过度增多和睡眠量不足的失眠。

（2）睡眠中的发作性异常：包括如梦游症、说梦话、夜惊、梦魇等。

（3）失眠症：主要表现入睡困难、睡眠中间易醒及早醒、睡眠质量低下、睡眠时间明显减少，严重者彻夜不眠。

（4）睡眠、呼吸暂停综合征：指夜间睡眠 7 小时中，呼吸暂停反复发作 30 次以上，每次≥10 秒，或平均每小时睡眠中呼吸暂停和低通气次数＞5 次。

（5）嗜睡症：指白昼睡眠过度或醒来时达到完全觉醒状态的过渡时间延长。表现为过度的白天或夜间的睡眠、经常出现短时间不可抗拒性的睡眠发作等。

（6）不宁腿综合征：表现为老年人在睡眠中双侧下肢难以描述的虫蠕动感、刺痛感、麻木感、肿胀感或深部发痒，并引起全身不安的感觉，使老年人需要通过不停地移动肢体来缓解不适。

（7）心因性失眠：明显的个人心理因素引起的睡眠质和量的变化，表现为入睡困难、易醒早醒、浅眠多梦、彻夜不眠等。

151. 老年人常见的睡眠障碍特点有哪些?

（1）夜间敏感性增高，易受外界因素干扰，觉醒频繁，睡眠维持困难，睡眠断断续续。

（2）白天精力不充沛，常需要通过打盹补觉，睡眠过多或嗜睡。

（3）睡眠规律改变，黑白颠倒，白天睡眠时间比晚上长。

（4）早睡早醒，入睡困难。

（5）睡眠时间缩短，多数老年人睡眠时间不足 5 小时，浅睡眠增多，深睡眠期减少。

（6）特殊类型睡眠：睡眠呼吸暂停综合征、不宁腿综合征、睡眠中周期性肢体活动、生理节律紊乱和失眠等。

152. 如何对老年人进行睡眠评估?

老年人睡眠的评估方法主要包括：临床评估、量表评估等。临床评估包括具体的作息规律、与睡眠相关的症状和睡眠障碍对日间功能的影响、用药史及可能存在的物质依赖情况，进行体格检查和精神心理状态评估等。量表评估包括：

（1）匹兹堡睡眠质量指数量表（Pittsburgh sleep quality index，PSQI）：用于评估睡眠质量。该量表从主观睡眠质量、入睡障碍、睡眠时长、睡眠效率、睡眠连续性、是否应用安眠药以及日间功能七个维度评价睡眠质量。各个维度的得分相加即为睡眠质量得分，总分 21 分，得分越高，代表睡眠质量越差。

匹兹堡睡眠质量指数量表评估项目

条目	项目	评　分			
		0分	1分	2分	3分
1	近1个月,晚上上床睡觉通常是在几点钟?				
2	近1个月,从上床到入睡通常需要的时间	□≤15分钟	□16～30分钟	□31～60分钟	□≥60分钟
3	近1个月,通常早上几点起床				
4	近1个月,每夜通常实际睡眠几个小时?（不等于卧床时间）				
5	近1个月,因以下情况影响睡眠而烦恼				
	a. 入睡困难(不能在30分钟内入睡)	□无	□<1次/周	□1～2次/周	□≥3次/周
	b. 夜间易醒或早醒	□无	□<1次/周	□1～2次/周	□≥3次/周
	c. 夜间起床上厕所	□无	□<1次/周	□1～2次/周	□≥3次/周
	d. 出现呼吸不畅	□无	□<1次/周	□1～2次/周	□≥3次/周
	e. 响亮的咳嗽声或鼾声	□无	□<1次/周	□1～2次/周	□≥3次/周
	f. 感到太冷	□无	□<1次/周	□1～2次/周	□≥3次/周
	g. 感到太热	□无	□<1次/周	□1～2次/周	□≥3次/周
	h. 做噩梦	□无	□<1次/周	□1～2次/周	□≥3次/周
	i. 感到疼痛	□无	□<1次/周	□1～2次/周	□≥3次/周
	j. 其他影响睡眠的事情如有,请说明:	□无	□<1次/周	□1～2次/周	□≥3次/周
6	近1个月,总的来说,您认为自己的睡眠质量:	□很好	□较好	□较差	□很差
7	近1个月,您用药物催眠的情况:	□无	□<1次/周	□1～2次/周	□≥3次/周
8	近1个月,您常感到困倦吗?	□无	□<1次/周	□1～2次/周	□≥3次/周
9	近1个月您做事情的精力不足吗?	□没有	□偶尔有	□有是有	□经常有

匹兹堡睡眠质量指数量表计分方法

成分	项目	评 分			
		0 分	1 分	2 分	3 分
1. 睡眠质量	条目 6 计分	□很好	□较好	□较差	□很差
2. 入睡时间	条目 2 和 5a 计分	□0 分	□1～2 分	□3～4 分	□5～6 分
3. 睡眠时间	条目 4 计分	□>7 小时	□6～7 小时（不含 6 小时）	□5～6 小时（含 6 小时）	□<5 小时
4. 睡眠效率	以条目 1、3、4 的应答计算*	□>85%	□75%～85%（不含 75%）	□65%～75%（含 75%）	□<65%
5. 睡眠障碍	条目 5b～5j 计分累计	□0 分	□1～9 分	□10～18 分	□19～27 分
6. 催眠药物	条目 7 计分	□无	□<1 次/周	□1～2 次/周	□≥3 次/周
7. 日间功能障碍	条目 8 和 9 计分累计	□0 分	□1～2 分	□3～4 分	□5～6 分

注：* 睡眠效率计算方法：睡眠效率 $= \dfrac{条目\ 4（睡眠时间）}{条目\ 3（起床时间）-条目\ 1（上床时间）} \times 100\%$

（2）Epworth 嗜睡量表：对嗜睡症者可采用此量表进行睡眠评估。评定标准：总分<9 分，阴性；总分≥9 分，阳性，可能存在嗜睡。

Epworth 嗜睡量表

序号	在以下情况有无打盹、嗜睡的可能性	评分方法	得分
1	坐着阅读时	0＝从不；1＝很少；2＝有时；3＝经常	
2	看电视时	0＝从不；1＝很少；2＝有时；3＝经常	
3	在公共场所坐着不动时（如在剧场或开会）	0＝从不；1＝很少；2＝有时；3＝经常	
4	长时间坐车时中间不休息（超过 1 小时）	0＝从不；1＝很少；2＝有时；3＝经常	
5	坐着与人谈话时	0＝从不；1＝很少；2＝有时；3＝经常	
6	饭后休息时（未饮酒时）	0＝从不；1＝很少；2＝有时；3＝经常	

序号	在以下情况有无打盹、嗜睡的可能性	评分方法	得分
7	饭后休息时（饮酒时）	0＝从不；1＝很少；2＝有时；3＝经常	
8	开车等红绿灯时	0＝从不；1＝很少；2＝有时；3＝经常	
9	下午静卧休息时	0＝从不；1＝很少；2＝有时；3＝经常	

153. 如何帮助老年人建立良好的睡眠习惯？

（1）每天按时起床和就寝（包括节假日）。午睡 30～60 分钟，不宜多睡。

（2）白天积极参与各种有益的社会活动、坚持适当的户外运动或体育锻炼，将有助于促进睡眠。

（3）按时进食，晚餐不宜过饱。晚餐后及睡前不宜食用和饮用易引起兴奋的食物、饮料。减少饮水量。

（4）睡前洗漱，排空大小便。热水泡脚，穿宽松睡衣。

（5）入睡前避免阅读有刺激性的书报杂志。避免看情节刺激的电视节目，不宜在床上读书、看报、看电视。睡前做身体放松活动，如按摩、推拿、静坐等。

（6）老年人有不愉快或者未完成的事情用笔记本记录下来，减少就寝后惦念。

（7）选择睡眠姿势以自然、舒适、放松为原则，最佳睡眠姿势为右侧卧位，既可以避免心脏按压，又利于血液循环。

154. 如何指导老年人正确服用安眠药？

（1）选择最适合老年人的安眠药：根据老年人的疾病特点及个体差异、药品的性质及医嘱要求制定合理有效的用药方案，以达到既能睡好觉且不影响次日活动的效果。

（2）要按需服用：服用安眠药要注意方法、用量和间隔时间，慢性失眠者，建议服用最小有效剂量，间断性或短期使用，否则会引起老年人身体的不适。

（3）应根据老年人的身体情况适当减少安眠药的服用剂量：若从未用过安眠药的老年人，应先从小剂量开始服用，或减半服用。

（4）定期监测肝、肾功能和电解质、酸碱平衡状态。因为老年人肝肾功能随年龄的增加而减退，长期使用安眠药可造成肝、肾衰竭。

（5）加强用药观察：老年人因为代谢缓慢，以及同时患有其他慢病疾病，服用安眠药时容易引起不良反应。如地西泮、艾司唑仑这类药物对于呼吸有抑制的副作用,慢性阻塞性肺疾病的老年人应慎用。

(6)注意安全防护:部分老年人服用安眠药可出现嗜睡、头昏、头痛、周身疲乏等,因此,应指导老年人坐、站和活动时动作要慢,尤其在夜间避免起床以免发生摔倒;速效安眠药应上床以后再服用。

(7)避免突然撤药:对于长期服用安眠药的老年人需要减药时,减少用药剂量的速度宜慢,采取逐级递减的方法,防止引起睡眠紊乱或反跳现象。

(十二)多重用药

155. 何谓多重用药?老年人用药特点有哪些?

多重用药指的是规律使用五种或五种以上药物,包括处方药和非处方药。

老年人用药主要特点有:① 个体差异大;② 用药种类多;③ 重复用药,潜在不合理用药;④ 容易出现药物不良反应;⑤ 用药依从性差。

156. 老年人常见的用药不良反应有哪些?

(1)神经精神症状:老年人中枢神经系统对某些药物的敏感性增高,可引起精神错乱、抑郁和痴呆等。

(2)直立性低血压:老年人血管运动中枢的调节功能减弱,压力感受器发生功能障碍,使老年人因为体位的突然改变而产生头晕。当使用某些降压药、利尿剂、血管扩张药时,易发生直立性低血压。

(3)耳毒性:老年人由于内耳毛细胞数目减少,听力有所下降,易受药物的影响,使用氨基糖苷类抗生素和多黏菌素均可致第 8 对脑神经损害。前庭损害的主要症状有眩晕、头痛、恶心和共济失调;耳蜗损害的临床表现有耳鸣、耳聋。

(4)尿潴留:老年人使用三环抗抑郁药和抗帕金森病药有副交感神经阻滞作用,这类药物可引起尿潴留,伴有前列腺增生及膀胱颈纤维病变的老年人尤易发生。患有前列腺增生的老年人,使用呋塞米、利尿酸等强效利尿剂也可引起尿潴留。

(5)药物中毒:老年人各个重要器官的生理功能减退,肾脏排泄毒物的功能下降,肝脏解毒功能也相应降低,因此,老年人用药容易中毒。

157. 老年人用药合理性评估包括哪些内容?

(1)是否有明确的用药指征。

(2)是否运用与治疗效果等效的药物来治疗相同的疾病。

(3)所用的药物之间是否存在相互作用。

(4)是否有不适当的用药剂量。

(5)是否用其他药物来治疗某种药物引起的不良反应。

158. 对老年人用药依从性如何进行评估？

目前常用的评估老年人用药依从性的工具为 Morisky 用药依从性评价表，该量表包括：① 你是否有忘记用药的经历；② 你是否有时不注意用药；③ 当你自觉症状改善时，是否曾停用药；④ 当你用药自觉症状更坏时，是否曾停用药。4 个问题的回答均为"否"即为依从性好；4 个问题有 1 个或 1 个以上回答为"是"即为依从性差。

159. 老年人合理用药原则时什么？

对患有多种疾病的老年人，用药种类尽量简单，治疗分轻重缓急，最好控制在 5 种之内，注意药物间的相互作用。在执行 5 种用药原则时应注意以下几点：

（1）用药个体化原则：根据老年人的具体情况量身定制适合的药物、剂量和给药途径。科学的个体化给药能最大限度地发挥药物的治疗作用，避免或减少其毒副作用。

（2）优先治疗原则：老年人常患有多种慢性疾病，为避免同时使用多种药物，当突发急症时，应当确定优先治疗的原则。

（3）小剂量原则：老年人用药遵循从小剂量开始逐步达到合适于个体的最佳剂量。一般老年人用药开始剂量为成年人的 3/4，部分特殊药品例如强心苷类药品，仅为成年人的 1/4～1/2。

（4）用药简单原则：老年人用药要少而精，尽量减少用药的种类，一般应控制在 5 种以内，减少合并使用类型、作用、不良反应相似的药物，适合使用长效制剂，以减少用药次数。

（5）择时原则：根据时间生物学及时间药理学的原则，选择最佳服药时间，以及联合用药时间间隔，在保证疗效同时，降低用药毒副作用。

（6）暂停用药原则：在老年人用药期间应密切观察，当怀疑药品不良反应时，要停药一段时间。暂停用药是现代老年病学中最简单、有效的干预措施之一。

160. 老年人服用常用药物后的观察要点有哪些？

（1）服用治疗心血管系统疾病类药物：注意观察老年人心前区疼痛、胸闷、心慌等症状有无减轻；服用利尿剂要记录尿量；注意观察有无头晕、乏力等现象发生。

（2）服用治疗呼吸系统疾病类药物：观察老年人咳嗽的程度和伴随症状；痰液的颜色、气味，有无咯血；并观察体温变化。

（3）服用治疗消化系统疾病类药物：观察老年人食欲，恶心、呕吐、腹痛程度，准确记录进水、进食量，呕吐量及排便量。

（4）服用治疗泌尿系统疾病类药物：观察老年人尿量、尿色、排尿次数及伴随症状,有无尿频、尿急及血尿。

（5）服用治疗血液系统疾病类药物:观察老年人贫血程度,通过头晕、耳鸣、乏力等情况判断贫血程度;观察老年人皮肤黏膜有无瘀点、瘀斑,消化道有无出血。

（6）服用治疗内分泌及代谢疾病类药物:服用降糖药要观察老年人有无头昏、心慌、出汗等低血糖症状;服用治疗代谢疾病的药物要注意观察老年人身体外形是否逐渐恢复正常,如突眼、毛发异常是否减轻。

（7）服用治疗风湿性疾病类药物:观察老年人关节疼痛、僵硬、肿胀程度。

（8）服用治疗神经系统疾病类药物:观察老年人头痛、头晕程度有无改善,神志变化,言语表达能力的变化等。

（十三）压 疮

161. 何谓压疮？如何分期？

压疮又称压力性损伤,是由于身体局部组织长期受压,血液循环障碍,局部组织持续缺血、缺氧,营养缺乏,致使皮肤失去正常功能,而引起的组织破损和坏死,通常位于骨隆突处,由压力或压力联合剪切力所致。

最新的标准将压力性损伤分为四期两个阶段。具体如下:

（1）Ⅰ期:皮肤完整,出现压之不变白的红斑,常位于骨隆突处。

（2）Ⅱ期:部分皮层缺失,表现为浅表的开放性溃疡,创面呈粉红色,无腐肉,也可表现为完整的或开放/破损的浆液性水疱。

（3）Ⅲ类/期:全层皮肤缺损,可见皮下脂肪,但骨、肌腱、肌肉尚未显露或不可探及。

（4）Ⅳ类/期:全层组织缺失,伴骨骼、肌腱或肌肉的暴露,常伴有潜行和窦道。

（5）可疑深部组织损伤:是深部位置,在皮肤完整且褪色的局部区域出现紫色或栗色,或形成充血的水疱,是由于压力和（或）剪切力所致皮下组织受损导致。

（6）不可分期压力伤:是深度未知,全层组织缺失,创面基底部覆盖有腐肉(呈黄色、棕褐色、灰色、绿色或者棕色)和（或）焦痂(呈棕褐色、棕色或黑色)。

162. 常用的压疮评估量表有哪些？如何评估判断？

常用的压疮评估量表有 Braden 量表、Norton 量表和 Waterlow 量表。

（1）Braden 压疮风险评估量表:该量表将压疮发生的危险因素分为六个危险因素,包括感知觉、潮湿度、活动力、移动力、营养状况以及摩擦力和剪切

力。除"摩擦力和剪切力"一项以外,各个条目得分均为 1～4 分,总分为 6～
23 分,得分越低,发生压疮的危险性越高。评分≤18 分,提示有发生压疮的
危险,＜12 分高度危险。

Braden 压疮风险评估表

序号	项目	评分方法	得分
1	意识状况	□ 完全昏迷	1
		□ 昏迷但对痛有反应	2
		□ 清醒但部分感官受损	3
		□ 清醒正常	4
2	清洁情况	□ 失禁潮湿	1
		□ 失禁,更换每天≤3 次	2
		□ 失禁,每天更换	3
		□ 干燥,干净	4
3	移动能力	□ 完全限制不动	1
		□ 大部分不动	2
		□ 部分限制	3
		□ 没有限制	4
4	活动能力	□ 绝对卧床	1
		□ 仅限坐姿(轮椅)	2
		□ 经常下床	3
		□ 自由下床	4
5	饮食状况	□ 禁食	1
		□ 摄取量少(1 200 kcal/d)	2
		□ 特殊治疗饮食加 TPN、NG feeding	3
		□ 摄取量≥需要量	4
6	摩擦力和剪切力	□ 有问题	1
		□ 潜在性问题	2
		□ 没问题	3

　　(2) Norton 压疮风险评估量表:将压疮危险因素分为 5 种,即身体状况、
精神状况、活动情况、运动情况和失禁情况,累计分值用以评估老年人的压疮
风险程度。每项评分 1～4 分,得分越低,发生压疮的危险性越高。12～14 分
为中度危险,12 分以下为高度危险。

Norton 压疮风险评估量表

序号	项目	评分方法	分值
1	身体状况 (指最近的身体健康状况如营养状况、组织肌肉完整性、皮肤状况)	□ 非常差,身体状况很危急,看起来真的生病了 □ 差,身体状况不稳定,看起来还算健康 □ 一般,身体状况稳定,看起来普通健康 □ 好,身体状况稳定,看起来很健康,营养状态良好	1 2 3 4
2	精神状况 (指意识状态和定向感)	□ 昏迷,一般而言没有反应,嗜睡 □ 谵妄,对人、事、地定向感只有 1～2 项清楚,沟通对话不适当 □ 淡漠,对人、事、地定向感只有 2～3 项清楚,反应迟钝、被动 □ 清楚,对人、事、地定向感非常清楚,对周围事物敏感	1 2 3 4
3	行走能力 (个体行动的程度)	□ 卧床,因病情或医嘱限制在床上 □ 只能以轮椅代步 □ 需协助,无人协助则无法走动 □ 可走动,能独立走动	1 2 3 4
4	活动能力 (个体可以移动和控制四肢的能力)	□ 不能自主活动,无能力移动,不能翻身 □ 非常受损,无人协助下无法翻身 □ 轻微受损,可移动、控制四肢,但需人稍微协助才能翻身 □ 行走自如,可随意志自由移动、控制四肢	1 2 3 4
5	失禁情况 (个体控制大/小便的能力)	□ 大小便失禁,无法控制大小便,且在 24 小时之内有 7～8 次失禁发生 □ 经常失禁,在过去 24 小时之内有 3～6 次大小便失禁或腹泻情形 □ 偶尔失禁,在过去 24 小时内有 1～2 次大小便失禁,之后使用尿套或留置尿管 □ 大小便控制自如,或留置尿管,但大便失禁	1 2 3 4

（3）Waterlow 压疮风险评估量表

该量表包括体型、控便能力、皮肤类型、年龄、性别、移动度、饮食、组织营养、神经缺陷、手术和特殊用药等 11 个条目,得分越高,压疮风险越大。累计＜10 分者为无危险,≥10 分者为危险(10～14 分为轻度危险,15～19 分为高度危险,20 分以上为极度危险)。

Waterlow 压疮风险评估量表

项 目		定 义	分值
1. 体型	正常	体重:标准体重×(1±10%)以内	0
	超过正常	体重:标准体重×[1±(10%~20%)]以内	1
	肥胖	体重高于:标准体重×(1±20%)	2
	低于正常	体重低于:标准体重×(1−10%)	3
2. 控制能力	完全控制或导尿	指大小便完全能控制或留置导尿	0
	偶尔失禁	指大小便基本能控制,偶尔有大小便失禁	1
	尿/大便失禁	指尿或大便失禁,或有腹泻	2
	大小便失禁	指大小便均失禁	3
3. 皮肤类型	健康	皮肤颜色、弹性、湿度等正常	0
	薄如纸样、干燥、水肿、潮湿、温度升高,出现任何其一		1
	颜色差		2
	裂开/红斑		3
4. 年龄(岁)	14~49		1
	50~64		2
	65~74		3
	75~80		4
	>81		5
5. 性别	男		1
	女		2
6. 移动度	自如	指意识清楚,活动自如	0
	烦躁	指意识模糊,烦躁不安,不自主活动多	1
	淡漠	指意识淡漠、活动少	2
	受限	指患者不能主动变换体位	3
	乏力或牵引	指活动障碍或治疗措施限制活动,如牵引治疗	4
	坐轮椅	指自主活动能力受限,需长期使用轮椅工具	5
7. 饮食食欲	良好	指进餐种类、次数、量等正常	0
	差	指食欲差,进餐量和种类少	1
	置胃管或纯流质饮食	指只能进流质饮食或通过胃管灌入饮食	2
	禁食或厌食	指不能或不愿进食	3
8. 组织营养	吸烟		1
	贫血		2
	心力衰竭或外周静脉疾病		5
	组织营养不良,如恶病质		8
9. 神经缺陷	糖尿病、多发性硬化、脑血管意外、运动感觉缺陷、瘫痪		4~6
10. 手术	膝以下的骨科手术或脊柱手术、手术时间>2 小时		5
	手术时间<6 小时		0
11. 特殊用药	长期应用细胞毒或使用大剂量类固醇、抗炎药		4

163. 引起老年人发生压疮的危险因素有哪些？如何预防？

引起老年人发生压疮的危险因素主要包括内在因素、外在因素和医源性因素。① 内在因素：主要是年龄大、活动少、感觉不灵敏、营养不良、体温升高、组织灌注不足、不健康的精神心理因素以及其他疾病如泌尿系统疾病、糖尿病、末梢循环疾病等；② 外在因素：主要是压力、剪切力、摩擦力、潮湿等；③ 医源性因素：主要指诊治措施，如应用镇静药、麻醉药等药物，使用石膏、呼吸机面罩、气管插管及其固定支架等医疗器械。

压疮预防措施包括：

（1）压疮风险评估：① 老年人入院后要尽快进行结构性风险评估（不超过入院后 8 小时）以确定压疮风险；② 根据病情需要尽可能多次地进行风险评估；③ 每次风险评估时，都要进行全面的皮肤检查，以评价完好的皮肤是否有任何变化；④ 记录所有的风险评估内容；⑤ 经确认有发生压疮风险的老年人，应制定并执行以风险为基准的预防计划。

（2）进行预防性皮肤护理：① 安置老年人体位时，尽量避免使红斑区域受压；② 保持皮肤清洁干燥；③ 避免按摩或用力擦洗有压疮风险的皮肤；④ 制定并执行个体化大小便管理计划，如失禁后正确地清洗皮肤等；⑤ 使用护肤品；⑥ 根据情况使用减压床垫或局部减压敷料，使用预防性敷料时，应注意避免敷料出现破损、错位、松动或潮湿；⑦ 使用经特别设计的、与皮肤接触的支撑面时，应考虑控制温湿度的能力，避免将热装置，如热垫、电褥子等直接接触皮肤表面或压疮部位。

（3）妥善安置体位：① 可自行摆放体位的老年人采取 30°～ 40° 侧卧，或平卧（无禁忌），若老年人能够耐受且其医疗状态允许也可采取俯卧位；② 避免使压力加大的躺卧姿势，如 90°侧卧位，或半斜卧位，除病情或治疗需要外，避免老年人长时间处于床头抬高超过 30°体位；③ 若有必要在床上坐起，避免抬高床头或低头垂肩倚靠，这种姿势会对骶部和尾骨形成压力和剪切力；④ 呈俯卧体位时，使用压力再分布垫垫起面部和身体的各个受压点，每次翻身时，对面部和其他可能有压疮风险的身体区域进行评估；⑤ 坐姿体位时，为老年人选择一种可以接受的坐姿，尽可能减轻作用于皮肤和软组织的剪切力和压力，确保双足得到合适的支撑，或直接放在地上、脚凳上或放在踏板上；⑥ 摆放体位时避免使有指压变白红斑的骨性凸起受压。

（4）更换体位及活动：① 除非有禁忌证，对所有有压疮风险或有压疮的老年人均应进行体位变换，通过体位变换来解除压力或使压力再分布；② 根据老年人情况制定减压时间表，决定减压的频率和持续时间；③ 指导老年人正确进行"抬起减压法"或其他合适减压手法，定期评估老年人皮肤情况和总体舒适度，若体位变换规划未对老年人产生效果，则考虑调整体位变换的频率和方法;④ 体位变换时,抬举而不要拖动老年人;⑤ 进行人工辅助,以降低摩擦力和剪切力,如使用完全式辅助装置来移动位置,则使用分腿式吊带,转运后立即去除悬吊、移动和操作装置;⑥ 避免将老年人直接放置在医疗器械上,如管路、引流设备或其他异物上;⑦ 避免让老年人过久坐在便盆上。

（5）合理的饮食与营养:① 对有压疮风险的老年人或有压疮的老年人进行营养状态的筛查,判断营养风险,对有营养风险者及存在压疮者,由专业人员进行全面营养评估,包括体重状态、独立进食的能力、营养摄取是否充足等;② 对有压疮或存在压疮风险的老年人制定个体化营养干预计划,包括能量摄入、蛋白质摄取、补液和维生素与矿物质补充等;③ 当经口摄入食物不足时,可以给予经肠或肠外营养支持。

164. 如何对有压疮的老年人进行评估?

一旦老年人发生压疮,在处理伤口前必须对老年人和压疮进行全面的评估,包括:

（1）压疮老年人评估:压疮老年人的综合性初始评估,包括:① 老年人和家属的预期目标,如果老年人无法参与,需要与家属或有关人员沟通协商;② 详细询问病史与进行身体检查,包括是否有灌注不足,感觉受累,全身感染等影响愈合的因素等;③ 对于肢体溃疡进行血管评估,如跛行史、踝肱指数或足趾压力等;④ 按需要进行实验室检查和 X 线检查;⑤ 营养状况评估;⑥ 与压疮有关的疼痛;⑦ 发生其他压疮的风险评估;⑧ 心理卫生、行为及认知功能评估;⑨社会及经济支持系统评估,以及老年人及家属对有关压疮预防与治疗的相关知识评估;⑩行动能力,尤其是在体位、姿势的调整和对于辅助设备、辅助人员方面的需要评估等。

（2）压疮伤口评估:① 对压疮进行初始评估,之后每周至少再评估一次,并记录所有伤口的评估结果;② 每次更换敷料时,观察压疮是否出现需要改变治疗方案的迹象,如伤口改善/恶化、渗出变多/变少、感染迹象/其他并发症等,并立即解决恶化表现;③ 压疮伤口评估内容包括:部位、分类/ 分期、大小、组织类型、颜色、伤口周围情况、创缘等情况,是否有窦道、潜行、腔洞、渗出、气味等;④ 对于肤色较深者Ⅱ～Ⅳ期压疮和不可分期压疮,优先评估皮肤温度、皮肤压痛、组织一致性改变和疼痛;⑤ 当愈合过程无进展时,考虑对创面组织进行进一步诊断;若两周内压疮未表现出愈合迹象,则需要重新评估压疮评估方案。

165. 压疮评估的注意事项有哪些?

（1）对于存在压疮风险的老年人,应尽快进行结构化风险评估(不超过入院后 8 小时),包括对行为/ 行动能力及皮肤状态的评估,以确定存在压疮风险的老年人。

（2）对卧床和（或）坐轮椅者进行完整而全面的风险评估，以指导预防措施的执行，注意进行从头到脚的评估，特别关注骨性突起之上的皮肤，如骶部、坐骨结节、大转子和足跟，以及每次给老年人体位变换时都要进行简要皮肤评估。

（3）经确认有压疮风险的老年人，要检查其皮肤有无红斑，并鉴别出红斑的原因与范围。可使用指压法或压疮板法，来评估皮肤是否变白。方法如下：① 指压法即将一根手指压在红斑区域共 3 秒，移开手指后，评估皮肤变白情况；② 透明压疮板法即使用一个透明板，向红斑区域施以均匀压力，受压期间可见透明板之下的皮肤有变白现象。

（4）每次皮肤评估的同时进行局限性疼痛的评估，选择疼痛评估工具时，要考虑到老年人的认知能力，注意老年人的肢体语言和非语言表现，以及引起疼痛频率加快和（或）强度增强的因素，若随时间推移疼痛强度加大，则需要对压疮的恶化或可能存在的感染加以评估。

（5）对于肤色较深者，注意局限是否有热感、水肿，以及受检组织相对于周围组织的组织是否有一致性的改变，如出现固结/硬结等。

（6）评估伤口时要做到测量"三固定"：① 将老年人安置于固定的体位；② 应使用固定的测量工具测量伤口的长度和宽度；③ 选择固定的方法来测量伤口的深度。

166. 控制压疮疼痛的措施有哪些?

（1）预防压疮疼痛：① 使用吊带或转运床单为老年人调整体位，以尽可能减小摩擦力和（或）剪切力，同时保持床单平整无皱褶；② 尽可能调整老年人体位以避开压疮部位；③ 避免采用导致压力增加的体位，如抬高床头超过 30°、90°侧卧或半坐卧位等。

（2）压疮疼痛的管理：① 组织好护理措施实施顺序，与疼痛的药物治疗一致，尽可能减轻痛感和干扰，使老年人舒适；② 在任何可能引起疼痛的治疗期间，鼓励老年人提出"暂停"要求；③ 保持伤口处于覆盖、湿润状态，以减轻压疮疼痛；④ 选择使用更换频率较低、尽可能不造成疼痛的伤口敷料，如使用水胶体、水凝胶、藻类敷料、高分子膜材料、泡沫及软硅胶伤口敷料等；⑤ 使用非药物疼痛处理方案来减轻压疮相关疼痛；⑥ 根据世界卫生组织阶梯给药止痛方案，按合适的剂量按时使用止痛药物来控制慢性疼痛；⑦ 鼓励将调整体位作为减轻疼痛的手段。

（3）减轻操作所致疼痛：使用充分的疼痛控制手段，包括额外给予止痛药，然后再开始伤口护理操作。

167. 常用压疮清创方法有哪些? 如何选择合适清创方法?

压疮最常用的清创方法有：外科/锐性清创、保守手术清创、自溶清创、酶促清创、生物清创、机械清创(包括超声和水刀)。

根据老年人、伤口和临床情况择最适合的清创方法:

(1)若无引流或去除失活组织的紧急临床需要,一般使用机械、自溶、酶促和(或)生物方法清创。

(2)若有广泛坏死,不断进展的蜂窝组织炎、捻发音、波动感,以及继发于压疮相关感染的败血症,则推荐进行外科/锐性清创。进行保守锐性清创和外科/锐性清创时,使用无菌器械,并由经过培训的专业技术人员实施。

168. 如何选择压疮伤口敷料?

根据压疮的分期及敷料功能选择使用。目前,常用的伤口敷料主要有:水胶体敷料、透明膜敷料、水凝胶敷料、藻酸盐类敷料、泡沫敷料、银离子敷料、纱布敷料等。

(1)水胶体敷料:主要应用在Ⅱ期压疮干净的伤口部位,不易卷边及融化;可在水胶体敷料下使用填充敷料,以填满死腔;注意从柔嫩皮肤上小心去除水胶体敷料,以减轻皮肤损伤。

(2)透明膜敷料:若老年人无免疫抑制,则考虑使用膜敷料进行自溶清创。注意避免将膜敷料作为放置在中重度渗出压疮上面的组织界面层,不可将膜敷料作为表面敷料置于酶促清创剂、凝胶或软膏之上。

(3)水凝胶敷料:可用于治疗干燥的压疮创面和治疗疼痛压疮;对浅表、渗出少的压疮可使用水凝胶敷料;有临床感染、肉芽组织增生的压疮可使用半液态水凝胶。

(4)藻酸盐类敷料:主要用于治疗中重度渗出压疮,以及可以作为临床感染压疮的联合治疗。若在规定的更换敷料时间内藻酸盐类敷料仍呈干燥状态,可适当延长更换敷料间隔期。注意在去除藻酸盐类敷料,动作轻柔,若有必要先浸湿再去除。

(5)泡沫敷料:主要用于处理渗出性Ⅱ期和浅表Ⅲ期压疮等高渗出性压疮。注意避免使用单个小片状泡沫敷料来处理渗出性空腔样压疮。

(6)银离子敷料:处理临床感染或严重定植的压疮。避免长时间使用银离子敷料,当感染已控制即停止使用;注意不可用于对银离子过敏的老年人。

(7)纱布敷料:若无其他保湿敷料可供使用,则用生理盐水湿润过的纱布松散地填充(而非紧密填塞)在组织缺陷较大且有空腔的压疮内,以避免对创面造成压迫。纱布块更换频率要足够高,以控制渗出。注意避免使用纱布敷料处理已经清洗清创过的开放压疮,以防干燥状态下去除敷料导致疼痛,同时如果压疮干燥可导致活组织干燥失水。使用单块纱布条/卷填充压疮,以免存留于创面内的纱布成为感染源。

（十四）营养障碍

169. 何谓营养不良、营养不足？

营养不良：是由于能量、蛋白质和其他营养素不足或过多（或不平衡）引起的体重、体成分、人体生理功能和临床结局改变的一种营养状态。

营养不足：是指能量或蛋白质摄入不足或吸收障碍者，造成特异性的营养缺乏症状。

170. 老年人营养需求特点有哪些？

（1）控制糖类和热量的摄入：由于老年人基础代谢率下降、肌肉活动减少和全身器官功能下降等，能量需求也随之下降。WHO 推荐的中老年人热量摄入标准为每天 $32\sim36$ kcal/kg，成年人的主食（主要指糖类）摄入量以 $300\sim350$ g/d 为宜，老年人 $250\sim300$ g/d。

（2）注意优质蛋白的摄入：高龄老年人容易出现低蛋白血症、水肿和营养不良性贫血，因此，只要肾功能允许，每天老年人蛋白质摄入量 $1.0\sim1.5$ g/kg，蛋白质占总能量 $15\%\sim20\%$，注意鱼、奶、豆类等优质蛋白质摄入，优质蛋白质应占总蛋白质摄入量的 50% 以上。

（3）控制脂类的摄入总量，注意不饱和脂肪酸的摄入：老年人新陈代谢缓慢，体脂肪成分增加，对脂肪的消化与吸收与成年人相同。成年人每天需摄入脂肪 $0.8\sim1.0$ g/kg，其中不饱和脂肪酸和饱和脂肪酸比值应为 $1:1.5$，有助于预防动脉硬化和抗衰老。

（4）注意无机盐和微量元素的摄入：无机盐和微量元素与衰老进程有密切关系，钙具有维护心血管的功能，是防止骨质疏松症和抗衰老的重要元素。成年人钙摄入量应为 1.0 g/d；钠摄入量每天应为 $5\sim10$ g，高血压老年人不宜超过 5 g；锌、铜、锰、硒、铁、铬、钴等元素参与重要的生理功能，也是抗衰老的重要物质，应注意补充足量微量元素。

（5）保证维生素的摄入：许多种维生素有抗衰老作用，如维生素 E 具有强大的抗自由基作用，每天至少摄入 360 mg；维生素 C 是强效水溶性抗氧化物，每天摄入 $250\sim1\,000$ mg；维生素 B_6、维生素 B_{12} 和叶酸能激活降解同型半胱氨酸的酶，降低同型半胱氨酸对机体的影响。

（6）纤维素和饮用水等其他营养物质的摄入：纤维素能增强肠蠕动，预防便秘和结肠癌，能降低血清胆固醇，预防动脉粥状硬化。每人每天至少要吃 $500\sim800$ g 蔬菜和水果，每天应饮水 $1\,500\sim2\,000$ ml。

171. 老年人常见的饮食分哪几类？各适用哪些老年人群？

根据老年人的咀嚼、消化能力和身体状况，将各类食物通过改变食物质地或改变烹调方法而配置而成的不同种类的饮食,分为以下几类。

(1)普通饮食:是正常的平衡膳食,各类营养素和能量的配比要能满足老年人的营养需求。适用人群为:身体健康,未患慢性疾病的、不需要特殊饮食的老年人。

(2)软食:是一种质软、便于咀嚼和易于消化的平衡膳食,食物的配比和要求和普通饮食相同,仅仅是食物的性状更为软烂,便于老年人进食。适用人群为:低热、疾病恢复期、牙齿缺失、咀嚼不便、消化道有疾病、消化不良或吸收功能差的老年人。

(3)半流质饮食:是食物外观呈半流状,易于咀嚼、无刺激性、比软食更易消化,在减轻消化道负担的同时还需满足老年人能量和营养素需求的一种膳食。适用人群为:身体虚弱、消化道有疾病、缺乏食欲、咀嚼吞咽困难的老年人。

(4)流质饮食:是食物极易消化、不需要咀嚼、易吞咽、含渣少、呈流质状态或在口腔内能溶化为液体。适用人群为:高热、极度虚弱、无力咀嚼、患有消化道急性炎症如腹泻、胃炎等老年人。

如以匀浆制剂为主要食物,可以经口或喂养管进食。其中匀浆制剂包括商品匀浆和自制匀浆两类。适用于存在咀嚼、吞咽困难或痴呆、昏迷、无法自主主动进食老年人,但消化功能正常或部分正常的老年人。

172. 常用的老年营养筛查量表有哪些? 如何筛查?

常用的老年营养筛查量表有微型营养评估表(mini nutritional assessment short form，MNA-SF)和住院老年人营养风险筛查 2002 评估表(nutrition risk screening，NRS 2002)。

适用人群为:① 非自主性体质量下降。与平日体质量相比,6 个月内体质量下降≥10%或 3 个月内体质量下降≥5%;② 与日常进食相比,经口摄入减少。

微营养评定法 MNA-SF (简表)

指标	分值(分)			
	0	1	2	3
在过去的 3 个月由于食欲下降、消化系统问题、咀嚼或吞咽困难而减少进食	严重的食物摄入减少	中度的食物摄入减少	食物摄入无改变	
过去 3 个月体重丢失	体重减轻 >3 kg	不知道	1～3 kg	无

指标	分值(分)			
	0	1	2	3
活动能力	长期卧床或坐轮椅	可以下床或离开轮椅,但不能外出	可以外出	
过去的 3 个月是否受到心理创伤或有急性疾病	是		否	
精神心理问题	严重痴呆或抑郁	轻度痴呆	无精神心理问题	
BMI	BMI<19	19≤BMI<21	21≤BMI<23	BMI≥23
如果无法得到 BMI,用小腿围(CC)	CC<31 cm			CC≥31 cm
筛查结果	8≤MNA—sF≤11:存在营养不良风险 MNA—SF<8:存在营养不良			

NRS2002 营养风险筛查表

疾病状态	分值(分)
● 骨盆骨折或者慢性病老年人合并有以下疾病:肝硬化、慢性阻塞性肺病、长期血液透析、糖尿病、一般恶性肿瘤	1
● 腹部重大手术、脑卒中、重症肺炎、血液系统肿瘤	2
● 颅脑损伤、骨髓抑制、APACHE>10 分的 ICU 老年人	3

营养状况(单选):

● 正常营养状态	0
● 3 个月内体质量减轻>5% 或最近 1 周进食量(与需要量相比)减少 20%~50%	1
● 2 个月内体质量减轻>5% 或 BMI 在 18.5~20.5 或最近 1 周进食量(与需要量相比)减少 50%~75%	2
● 1 个月内体质量减轻>5%(或 3 个月内减轻>15% 或 BMI<18.5 或血清白蛋白<35 g/L)或最近 1 周进食量(与需要量相比)减少 75%~100%	3
● 年龄≥70 岁加算 1 分	1

筛查结果: NRS2002≥ 3 分:存在营养风险

173. 对老年人进行营养评估包括哪些内容?

(1)膳食调查:了解每日主、副食摄入量,还包括日常摄入习惯、饮酒及营养补充剂、食物过敏史及购买或制作食物的能力等。

（2）评估疾病和用药史及营养相关临床症状：包括与营养相关的既往病史如 2 型糖尿病、卒中、胃大部切除、骨髓移植及近期大手术等；药物史如华法林、质子泵抑制剂、维生素制剂等；和营养相关临床症状如消化道症状、咀嚼功能、吞咽功能、义齿适应度等。

（3）体格检查：除临床常规体格检查外，还包括营养缺乏病的相关体征，如蛋白质与能量营养不良导致的干瘦病（消瘦型）和恶性营养不良（浮肿型）、维生素 B_1 缺乏病（脚气病）、核黄素缺乏病（维生素 B_2 缺乏病）及烟酸缺乏病（癞皮病）等的相应表现。人体测量主要包括身高、体质量、体质指数（BMI）、近期体质量变化、体质量/标准体质量百分比、臂围、小腿围、皮褶厚度。

（4）实验室指标：临床上常用评价营养状况的指标，包括血浆白蛋白（35～45 g/L，半衰期为 16～20 天，<35 g/L 为低于正常范围）、转铁蛋白（2.0～4.0 g/L，半衰期为 8～10 天）、前白蛋白（250～400 mg/L，半衰期 2～3 天，<180 mg/L 为低于正常范围）和视黄醇结合蛋白（26～76 mg/L，半衰期 10～12 小时）。

（5）其他指标：肌力、生活质量及营养相关因素等。

174. 影响老年人主动（经口）进食的主要因素有哪些？

主动（经口）进食指老年人可自行或在他人协助下经由口腔自行咀嚼吞咽进食、饮水，以保证充分摄入人体所需的水、营养物质和药物。

影响老年人主动进食的主要因素有：① 吞咽困难：是指由于下颌、双唇、舌、软腭、咽喉、食管括约肌或食道功能受损，神经肌肉等病变，不能安全有效地把食物由口送到胃内取得足够营养和水分；② 呛咳：是指由于异物（水、食物）误入气管而引起的咳嗽。在进食过程中，突然出现剧烈的咳嗽，将食物喷出，当发生误吸或噎食时，可伴有呼吸困难、面色青紫等情况。

175. 何谓被动（管饲）饮食？其主要途径和适用人群有哪些？

被动（管饲）饮食：指对不能经口进食或拒绝进食者，将流质/匀浆饮食经过鼻胃管由鼻腔进入胃内，或经食管、胃、空肠造瘘管口进入消化道内，分次灌入或持续滴入的进食方式。

被动（管饲）进食的主要途径和适用人群有：

（1）鼻胃管：是将胃管经鼻腔插入胃内，使用注食器或肠内营养输注管路从胃管内灌注食物、营养液、水分和药物等。胃管长期留置，妥善固定，根据材质不同每周或定时更换一次。主要适用：严重认知障碍初期的老年人、有咀嚼及吞咽功能障碍老年人、短期（少于 4 周）的肠内营养支持。

（2）鼻肠管：是将鼻肠管借助胃的蠕动将管的头端推过幽门进入十二指肠，或借助透视和内镜的帮助，将鼻饲管直接放入十二指肠或空肠。主要适用：① 肠道功能基本正常而存在胃排空障碍的老年人；② 出现胃瘫、胃动力差、呕吐的老年人；③ 重症急性胰腺炎早期的老年人；④ 留置普通胃管出现返流的老年人等。

（3）胃肠造瘘口：是将管道通过上腹部的开口处直接进入胃内或肠道内。包括胃造瘘和空肠造瘘。主要适用：① 一般有正常的胃肠功能却不能经口摄食的老年人提供一种长期的肠内营养途径（预计肠内营养支持时间＞4 周）；② 存在严重的神经性的吞咽障碍或发育障碍；③ 口咽部创伤性或肿瘤性梗阻；④ 需要肠内高热量营养支持的烧伤老年人或者需要长期机械通气的重症老年人。

176. 协助卧床老年人进食、饮水的注意事项有哪些?

（1）协助卧床老年人进食、饮水前，首先要选择适合于老年人的体位，可以选择坐位、半卧位，应绝对避免老年人平卧位进食、饮水。

（2）做好沟通解释，取得老年人的配合，要提醒其在进食时注意力集中，不可一边进食一边讲话。

（3）进食前后均需清洁口腔。

（4）进食和饮水后不可立即平卧，需要保持原进餐体位 30 分钟后方可平躺休息，防止食物反流引起误吸等意外情况。

（5）严密观察老年人进食时有无呛咳、咽下费力及将食物含在口腔中不咽的情况。

177. 老年人管饲饮食并发症有哪些? 如何预防及处理?

（1）堵管：管饲最常见的并发症之一。预防：① 每次喂养前后用温开水或温生理盐水 20～30 ml 冲管；② 对持续输注者，则每隔 4 小时用 30 ml 温开水脉冲式冲管 1 次；③ 经管饲喂药时避免与营养液同时输注；营养液使用前摇匀。处理：用 20 ml 注射器抽温开水或 5% 碳酸氢钠溶液反复低压冲洗管道；也可用胰酶溶液 10 ml 注入管腔内保留 30 分钟，待沉淀物溶解后，再用温开水反复低压冲洗管道。

（2）腹泻：预防：注意肠内营养液的温度、速度和浓度。① 营养液温度维持在 38～42℃ 为宜，必要时使用自动恒温增温仪；② 输注速度根据老年人耐受情况逐渐增加，对速度敏感或病情较重者使用肠内营养输注泵；③ 注意无菌操作，营养液现配现用，配置后如果暂时不用，可放冰箱内 4～8℃ 冷藏保存，但冷藏＞24 小时后应弃去不再使用；④ 尽量避免使用引起腹泻的药物。因肠道菌群失调引起的腹泻，推荐用含膳食纤维或益生菌的肠内营养制剂；乳糖不耐受的腹泻者推荐采用不含乳糖的配方。

（3）误吸：预防：① 卧床者，管饲时采取 30°～45° 半卧位，并保持到管饲结束后半小时；② 意识障碍无法自行咳痰者，管饲前先翻身调整好体位，并吸净呼吸道分泌物后再管饲；③ 监测肠道动力，每 4～6 小时听诊 1 次肠鸣音；④ 使用鼻胃分次推注者，每次喂养前抽吸胃残余量，有胃轻瘫或胃潴留量大于 200 ml 者，可先遵医嘱使用促胃动力药；⑤ 若胃残余量＞250 ml，且伴有恶心、呕吐或腹胀时，应减慢输注速度；胃残余量＞400 ml 者，应慎用或暂停鼻饲；⑥ 人工气道者需定期吸痰和加强口腔护理。处理：a. 立即头侧卧位；b. 扣拍背部，使用吸引器吸引，如能吸出，清除口鼻分泌物、呕吐物，如不能吸出，密切观察，加强记录；c. 遵医嘱使用药物。

（4）上消化道出血：预防：使用鼻胃管者，每次管饲前应回抽检查胃内容物颜色，判断有无消化道出血；回抽力量不宜过大，防过度用力造成胃黏膜机械性损伤，重症老年人可考虑预防性应用制酸剂。处理：① 如果出血量小，可酌情继续管饲，并密切观察胃液、隐血试验及大便颜色；② 出血量较大则应暂禁食，并按常规消化道出血处理方法。

（十五）便　秘

178. 何谓便秘？在临床上如何进行分度？

便秘是指在多种致病因素作用下，结直肠、肛门的结构和功能发生改变，临床出现排粪困难、排粪量少、排粪次数减少或排粪不尽感及相关不适等主要表现的一类疾病。

便秘的分度为：轻度便秘、中度便秘、重度便秘。

（1）轻度便秘：① 病程＜6 个月；② 病程虽＞6 个月，但排粪困难的相关症状较轻，对老年人的生活影响不大；③ 保守治疗有效：如使用药物、生物反馈治疗及中医非药物治疗等有效；④ 轻度便秘分轻度Ⅰ型和轻度Ⅱ型：经精神与心理专业评估，轻度Ⅰ型为无精神心理障碍者，轻度Ⅱ型有不同程度的精神心理异常者。

（2）中度便秘：① 病程＞6 个月；② 病程虽＜6 个月，但排粪障碍的相关症状较重，老年人自觉特别痛苦；③ 经精神心理专业评估无精神异常者；④ 经保守治疗无效或效果很差，痛苦大，严重影响老年人生活质量。

（3）重度便秘：符合中度便秘诊断标准，伴有精神心理障碍者均属于重度便秘。根据精神症状的严重程度又分为 A 期和 B 期。A 期老年人存在焦虑、抑郁等精神症状，但症状较轻，尚处于焦虑症、抑郁症等精神疾病前期；B 期老年人存在焦虑、抑郁等精神症状，且症状较重，已符合焦虑症、抑郁症、精神分裂症等疾病的诊断。

179. 何谓慢性便秘？如何判断？

慢性便秘：指排便次数减少、粪便干结和（或）排便困难症状出现至少 6 个月,其中至少近 3 个月有症状,且至少 1/4 的排便情况符合下列 2 项或 2 项以上,即排便费力感、干球粪或硬粪、排便不尽感、肛门直肠梗阻感和(或)堵塞感,甚至需手法辅助排便,且每周排便少于 3 次。

对慢性便秘的诊断可采用如下罗马Ⅳ标准:

便秘评估(罗马标准Ⅲ)

序号	在过去 6 个月中有下述症状, 最近 3 个月有下列≥2 个症状	评分方法	得分
1	4 次大便至少一次是过度用力	□ 是＝0;□ 否＝1	
2	4 次大便至少一次感觉排空不畅	□ 是＝0;□ 否＝1	
3	4 次大便至少一次为硬梗或颗粒状	□ 是＝0;□ 否＝1	
4	4 次大便至少一次有肛门直肠梗阻感	□ 是＝0;□ 否＝1	
5	4 次大便至少一次需要手法帮助	□ 是＝0;□ 否＝1	
6	每周大便次数少于 3 次	□ 是＝0;□ 否＝1	

评定标准:0~4 分,便秘;5~6 分,正常

180. 老年人慢性便秘分哪几种类型?

(1)慢性功能性便秘:根据老年人的肠道动力和直肠肛门功能改变的特点分为 4 个亚型:① 慢传输型便秘:主要表现为排便次数减少、粪便干硬、排便费力;② 排便障碍型便秘:主要表现为排便费力、排便不尽感、排便时肛门直肠堵塞感、排便费时,甚至需要手法辅助排便等;③ 混合型便秘:老年人同时存在结肠传输延缓和肛门直肠排便障碍的证据;④ 正常传输型便秘:多见于便秘型肠易激综合征,腹痛、腹部不适与便秘相关,排便后症状可缓解。

(2)器质性疾病相关性便秘:导致老年人慢性便秘的常见器质性有肠道疾病,如肿瘤、痔疮、肛裂、炎症性肠病、肠扭转、肠结核、直肠脱垂、直肠膨出等;脑管疾病、多发性硬化、帕金森病、外伤或肿瘤所致脊髓损伤、自主神经病变、认知障碍、痴呆等。

(3)药物相关性便秘:老年人常用的可引起或加重便秘的药物有阿片类镇痛药、三环类抗抑郁药、抗胆碱能药物、抗组胺药、抗震颤麻痹药、神经节阻滞剂、非甾体消炎药、含碳酸钙或氢氧化铝的抗酸剂、铋剂、铁剂、钙拮抗剂、利尿剂及某些抗菌药物等。

181. 老年人慢性便秘的危险因素评估包括哪些?

老年人慢性便秘可由多种因素引起,包括结直肠和肛门功能性疾病、器质性疾病及药物等,是一种常见的老年综合征。老年人慢性便秘的危险因素评估包括以下几点:

（1）液体摄入：每天总液体量（包括食物内的水分）摄入少于 1 500 ml 时，可造成粪便干结及粪便量减少而发生便秘。可根据老年人尿量、皮肤弹性及口唇黏膜干燥程度帮助判断液体摄入是否充足。

（2）饮食情况：膳食中纤维素既可增加粪便容积、保持水分，又可促进肠道的蠕动。老年人由于生理功能原因，饮食往往过于精细，导致纤维素摄入不足（<25 g/d），对肠壁的刺激减少，足够膳食纤维的摄入是防治老年人慢性便秘的基础。

（3）活动量：活动量减少相关的便秘在衰弱以及久病卧床的老年住院老年人中最为常见。老年人由于普遍运动量减少，肠道蠕动功能减退，诱发和加重便秘。

（4）环境因素及排便习惯：不适宜的排便环境，可引起老年人便意抑制，诱发或加重便秘。

（5）精神心理因素：精神心理因素影响胃肠道的感觉、运动和分泌功能，诱发或加重便秘。而老年人又因为常同时面临多病、丧偶或独居等问题，焦虑、抑郁等心理因素以及不良生活事件对老年人的生活质量造成了较大的负面影响。临床上可采用焦虑自评量表（SAS）、抑郁自评量表（SDS）等工具对老年人的精神心理因素进行评估。

（6）社会支持：与老年人其他慢性疾病一样，老年人慢性便秘与社会支持关系密切，增加社会支持可以降低老年人便秘的发病率；慢性便秘老年人生活质量和社会支持及对支持的利用度呈正相关，可以通过"社会支持评定量表"初步判断老年人是否缺失社会支持。

182. 老年人便秘的危害有哪些？如何干预？

老年人便秘的危害有：① 出现腹胀、腹痛、食欲不佳、消化不良、乏力、舌苔变厚、头痛等；② 过分用力排便时，可导致冠状动脉和脑血流的改变，出现脑血流量降低，排便时会发生晕厥；③ 患有冠状动脉供血不足的老年人过分用力排便时，可发生心绞痛、心肌梗死；高血压者可引起脑血管意外，还可引起动脉瘤或室壁瘤破裂、心脏附壁血栓脱落、心律失常甚至猝死等。

老年人便秘干预措施：

（1）首先做好便秘的预防，重视便秘的评估，加强老年人便秘知识的宣教。

（2）帮助老年人建立正常的排便习惯，指导老年人选择合适的排便时间，建议老年人在晨起或餐后 2 小时内尝试排便。

（3）保证良好的排便环境，创造单独而隐秘的排便环境；排便时集中注意力，减少外界因素的干扰。

（4）选取合适的排便姿势，最好选用坐姿或抬高床头姿势。

（5）指导腹部环形按摩，排便时用手自右沿结肠解剖位置向左环形按摩，促进排便。

（6）调整饮食结构，增加膳食纤维的摄入；养成定时和主动饮水的习惯，不要在感到口渴时才饮水。

（7）适当增加活动量等；指导合理运动，散步、拳操等形式不限，以安全（不跌倒）、不感觉劳累为原则。

（8）在便秘的治疗上主要通过药物治疗和简易通便方法帮助老年人解除便秘。

（十六）深静脉血栓

183. 何谓深静脉血栓形成？有哪些临床表现？

深静脉血栓形成（deep vein thrombosis，DVT）：是血液在深静脉内不正常凝结引起的静脉回流障碍性疾病，常发生于下肢。血栓脱落可引起肺动脉栓塞（pulmonary embolism，PE），DVT 与 PE 统称为静脉血栓栓塞症（vein thrombus embolism，VTE），是同种疾病在不同阶段的表现形式。DVT 的主要不良后果是 PE 和血栓后综合征（post thrombotic syndrome，PTS），它可以显著影响老年人的生活质量，甚至导致死亡。

根据发病时间，DVT 分为急性期、亚急性期和慢性期。表现如下：

（1）急性期：急性期是指发病 14 天以内。① 主要表现为患肢突然肿胀、疼痛等，体检患肢呈凹陷性水肿、软组织张力增高、皮肤温度增高，在小腿后侧和（或）大腿内侧、股三角区及患侧髂窝有压痛。发病 1～2 周后，患肢可出现浅静脉显露或扩张。② 严重的下肢 DVT，表现为下肢极度肿胀、剧痛、皮肤发亮呈青紫色、皮温低伴有水疱，足背动脉搏动消失，全身反应强烈，体温升高。如不及时处理，可发生休克和静脉性坏疽。③ 静脉血栓一旦脱落，可随血流漂移，堵塞肺动脉主干或分支，根据肺循环障碍的不同程度引起相应 PE 的临床表现。

（2）亚急性期：是指发病 15～30 日；发病 30 日以后进入慢性期；早期 DVT 包括急性期和亚急性期。

（3）慢性期：可发展为 PTS，一般是指急性下肢 DVT 6 个月后，出现慢性下肢静脉功能不全的临床表现。包括患肢的沉重、胀痛、静脉曲张、皮肤瘙痒、色素沉着、湿疹等；严重者出现下肢的高度肿胀、脂性硬皮病、经久不愈的溃疡。

184. 深静脉血栓形成的病因和危险因素有哪些？

DVT 形成的主要原因是静脉壁损伤、血流缓慢和血液高凝状态，多见于大手术或严重创伤后、长期卧床、肢体制动、肿瘤老年人等。危险因素包括原发性因素和继发性因素。

（1）原发性危险因素：包括抗凝血酶缺乏、蛋白 C 缺乏、先天性异常纤维蛋白原血症、高同型半胱氨酸血症、纤溶酶原缺乏、纤溶酶原激活物抑制剂过多、抗凝血酶Ⅲ缺乏等。

（2）继发性危险因素：高龄、损伤/骨折、脑卒中、瘫痪或长期卧床、中心静脉留置导管、髂静脉压迫综合征、下肢静脉功能不全、心功能衰竭、肺功能衰竭、长时间乘坐交通工具、长期使用雌激素、恶性肿瘤、化疗老年人、手术与制动、VTE 病史、重症感染、人工血管或血管腔内移植物等。

185. 如何评估长期卧床老年人的深静脉血栓风险？

长期卧床的老年人是发生深静脉血栓（DVT）的高危人群，所以特别要注意长期卧床老年人的深静脉血栓风险的评估，预测临床可能性：低度≤0；中度 1～2 分；高度≥3。若双侧下肢均有症状，以症状严重的一侧为准。

预测下肢深静脉血栓形成的临床模型（Wells 评分）

病史及临床表现	评分
肿瘤	1
瘫痪或近期下肢石膏固定	1
近期卧床>3 日或近 12 周内大手术	1
沿深静脉走行的局部压痛	1
全下肢水肿	1
与健侧相比，小腿肿胀周径长>3 cm	1
既往有下肢深静脉血栓形成病史	1
凹陷性水肿（症状侧下肢）	1
有浅静脉的侧支循环（非静脉曲张）	1
类似或与下肢深静脉血栓形成相近的诊断	—2

186. 如何预防老年人深静脉血栓形成？

（1）适当运动，促进静脉回流：长期卧床和制动老年人，加强床上运动；术后老年人鼓励早期床上自主活动下肢，包括股四头肌静止收缩运动，足踝主、被动"还转"运动，被动挤压小腿肌群，髋膝关节伸屈运动，直腿抬高运动，鼓励老年人早期下床活动。

（2）血液高凝状态者，可预防性使用抗凝药物：药物预防主要适用于发生风险较高而出血风险较低的老年人。

（3）遵医嘱使用间歇充气加压泵、分级加压弹力袜和足底静脉泵等，主要适用于发生风险较高同时存在活动性出血或出血风险较高的老年人。

（4）保护静脉，长期静脉输液者，应避免在下肢静脉输液。

（5）戒烟，进食低脂、高纤维饮食，避免脱水，保持大便通畅。

六、老年常见疾病照护

（一）慢性阻塞性肺疾病

187. 何谓慢性阻塞性肺疾病？其临床表现有哪些？

慢性阻塞性肺疾病（chronic obstructive pulmonary disease, COPD）简称慢阻肺，是指具有气流阻塞特点的慢性支气管炎和肺气肿。慢性支气管炎在临床上以慢性反复发作的咳嗽、咳痰或伴喘息为特征，随病情进展，常并发阻塞性肺气肿，甚至慢性肺源性心脏病。

慢阻肺的临床表现包括：

（1）常见表现：① 气短或呼吸困难，为慢阻肺标志性症状，最初仅在劳动、上楼或爬坡时有气促，随着病情发展，在平地活动或休息时也感到气不够用，严重时可出现呼吸衰竭的症状；② 每年反复出现慢性咳嗽、咳痰等症状。

（2）急性加重期的表现：① 在短期内咳嗽、气促或喘息加重，痰量增多呈脓性或黏液脓性；② 活动能力明显下降，伴有发热等症状；③ 对平时治疗有效的药物，在加重期不能改善症状；④ 可出现全身不适、失眠、嗜睡、疲乏、下肢水肿、抑郁和精神紊乱等症状。

188. 慢性阻塞性肺疾病的常见并发症有哪些？

（1）慢性肺源性心脏病：简称肺心病，由于老年人反复急性发作慢性支气管炎、肺气肿，经过 6～8 年以上漫长病程，可引起肺动脉高压，右心室肥大及右心功能不全而发展为慢性肺心病，为慢支的最晚阶段。

（2）呼吸衰竭：多数为Ⅱ型呼吸衰竭。因老年人体质弱，呼吸代偿能力差，慢支急性发作易导致呼吸衰竭。

（3）肺性脑病：是慢支并发严重呼吸衰竭时出现的精神神经障碍综合征，为慢支的终末表现，也是死亡率最高的慢阻肺并发症。

189. 老年慢阻肺的临床特点有哪些？

（1）症状不典型，尤其是高龄老年人无典型咳嗽、咳痰症状，容易漏诊、误诊。

（2）容易反复感染，发作期长，在冬季发病率明显增高。

（3）合并症及并发症多,常合并心血管疾病、骨质疏松、抑郁和焦虑、骨骼肌功能下降、代谢综合征等,并容易并发呼吸衰竭、肺心病、肺性脑病等。

（4）预后不良,尤其在急性加重期容易出现各种并发症,预后较差。

190. COPD 老年人应如何给氧? 为什么?

COPD 老年人应持续低流量、低浓度给氧。氧流量为 1~2 L/min,吸氧浓度 25%~29%,SaO_2 维持在 90%。

因为慢阻肺老年人有慢性缺氧,长期二氧化碳分压增高,呼吸中枢失去了对 CO_2 的敏感性,主要通过缺氧刺激颈动脉窦和主动脉弓化学感受器,沿神经上传兴奋呼吸中枢,反射性地引起呼吸运动。若高流量高浓度给氧,则缺氧反射性刺激呼吸的作用消失,导致二氧化碳潴留更严重,可发生二氧化碳麻醉,甚至呼吸停止。

191. 促进长期卧床的 COPD 老年人有效排痰的护理措施有哪些?

（1）一般措施:包括室内空气新鲜,维持合适的温湿度;给予高蛋白、高维生素饮食,保证营养;根据病情适量多饮水,一般每天不少于 1 500 ml;按医嘱使用抗生素、祛痰药物等。

（2）湿化呼吸道:对于痰黏稠而不易咳出者,给予蒸汽吸入或超声雾化吸入。在湿化气道时注意避免气道湿化过度、干稠分泌物湿化后膨胀阻塞支气管、雾滴刺激支气管引起支气管痉挛、呼吸道继发感染等。

（3）指导有效咳嗽:对于神志清楚能咳嗽的老年人,取坐位、半坐位或卧位,双手环抱一个枕头顶住腹部,进行数次深而缓慢呼吸,深吸气末屏气 2~3 秒,然后用腹部的力量,爆发性咳嗽,用力将痰从肺部咳出。

（4）胸部叩击与震颤:对于年老体弱、排痰无力的老年人可采用胸部叩击与震颤促进排痰。

（5）体位引流:根据肺部病变部位,置老年人于相应的引流体位,使病肺处于高位,其引流支气管的开口向下,促使痰液借重力作用,顺体位引流经各级支气管排出体外。体位引流时应配合使用叩背、震颤等,有助于痰液的引流。身体衰弱无法耐受引流体位、无力排出分泌物的老年人慎用体位引流法。

（6）振肺排痰仪:应用气压式振肺排痰仪,利用气体压力的变化对老年人的肺部进行轻柔的振动,解决排痰引流困难的问题,老年人接受度高,排痰效果显著。

（7）机械吸痰:对于意识不清、痰液粘稠无力咳出或咳嗽反射减弱等排痰困难者,可经老年人的口、鼻腔、气管切开处进行负压吸痰。

（二）呼吸衰竭

192. 何谓呼吸衰竭？在临床上可分哪几种类型？

呼吸衰竭（简称呼衰），指各种原因引起的肺通气和/或换气功能严重障碍，以致在静息状态下亦不能维持足够的气体交换，导致低氧血症伴（或不伴）高碳酸血症，进而引起一系列病理生理改变和相应临床表现的综合征。由于临床表现缺乏特异性，明确诊断需依据动脉血气分析，若在海平面、静息状态、呼吸空气条件下，动脉血氧分压（PaO_2）<60 mmHg，伴或不伴二氧化碳分压（$PaCO_2$）>50 mmHg，即可诊断为呼吸衰竭。

在临床上呼吸衰竭可分以下几种类型：

（1）按动脉血气分析分类：① Ⅰ型呼吸衰竭：又称缺氧性呼吸衰竭，无CO_2潴留。血气分析特点：PaO_2<60 mmHg，$PaCO_2$降低或正常，见于换气功能障碍（通气/血流比例失调、弥散功能损害和肺动-静脉分流）疾病；② Ⅱ型呼吸衰竭：又称高碳酸性呼吸衰竭，既有缺氧，又有CO_2潴留，血气分析特点为：PaO_2<60 mmHg，$PaCO_2$>50 mmHg，系肺泡通气不足所致。

（2）按发病急缓分类：① 急性呼吸衰竭：某些突发的致病因素，如严重肺疾病、创伤、休克、电击、急性气道阻塞等，可使肺通气和（或）换气功能迅速出现严重障碍，短时间内即可发生呼吸衰竭；② 慢性呼吸衰竭：一些慢性疾病可使呼吸功能的损害逐渐加重，经过较长时间发展为呼吸衰竭。如慢阻肺、肺结核、间质性肺疾病、神经肌肉病变等，其中以慢阻肺最常见。

（3）按发病机制分类：① 泵衰竭：由于呼吸泵功能障碍，如神经肌肉病变引起；② 肺衰竭：由于肺组织及肺血管或气道阻塞引起。

193. 慢性呼吸衰竭的临床表现有哪些？

（1）呼吸困难：慢阻肺所致的呼吸困难，病情较轻时表现为呼吸费力伴呼气延长，严重时发展成浅快呼吸。若并发CO_2潴留，$PaCO_2$升高过快或显著升高以致发生CO_2麻醉时，老年人可由呼吸过速转为浅慢呼吸或潮式呼吸。

（2）神经症状：慢性呼吸衰竭伴CO_2潴留时，随$PaCO_2$升高可表现为先兴奋后抑制现象。兴奋症状包括失眠、烦躁、躁动、夜间失眠而白天嗜睡等，但此时切忌应用镇静或催眠药，以免加重CO_2潴留，诱发肺性脑病。肺性脑病主要表现为神志淡漠、肌肉震颤或扑翼震颤、间歇抽搐、昏睡，甚至昏迷等，亦可出现腱反射减弱或消失、锥体束征阳性等。

（3）循环系统表现：严重缺氧伴CO_2潴留导致肺动脉高压、外周体表静脉充盈、皮肤充血、温暖多汗、血压升高、心排血量增多而致脉搏洪大；多数老年人心率增快；因脑血管扩张产生搏动性头痛。

194. 缺氧对呼吸有什么影响？

缺氧对呼吸的影响是双向的,既有兴奋作用又有抑制作用。① 反射性兴奋作用:当 $PaO_2 < 60$ mmHg 时,可作用于颈动脉窦和主动脉体化学感受器,反射性兴奋呼吸中枢,但若缺氧缓慢加重,这种反射作用迟钝。② 直接抑制作用:缺氧对呼吸中枢产生直接的抑制作用,且当 $PaO_2 < 30$ mmHg 时,抑制作用占优势。CO_2 对呼吸中枢具有强大的兴奋作用,CO_2 浓度增加时,通气量明显增加,$PaCO_2$ 每增加 1 mmHg,通气量增加 2 L/min。但当 $PaCO_2 > 80$ mmHg 时,会对呼吸中枢产生抑制和麻痹作用,通气量反而下降,此时呼吸运动主要靠缺氧的反射性呼吸兴奋作用维持。

195. 慢性呼吸衰竭老年人如何合理给氧？

(1) 不伴 CO_2 潴留的低氧血症:可予高浓度吸氧($\geq 35\%$),使 $PaO_2 < 60$ mmHg 以上或 SaO_2 达 90% 以上。

(2) 伴明显 CO_2 潴留的低氧血症:应予低浓度($< 35\%$)持续吸氧,控制 PaO_2 于 60 mmHg 或 SaO_2 于 90% 或略高。

196. 老年人长期气管切开的气道护理措施有哪些？

(1) 保持呼吸道通畅:① 有效吸痰:严密观察老年人的呼吸频率、呼吸幅度及血氧饱和度,听诊两肺呼吸音,若老年人出现烦躁不安、呼吸加快、有痰鸣音、呼吸机高压报警、氧饱和度下降,应及时吸痰;② 加强翻身叩背:叩背时应自下而上,从外向内,背隆掌空,中等力量叩击,使痰液松动流向主支气管,利于咳出或吸出;③ 协助和鼓励老年人有效咳嗽和排痰;④ 合理湿化:对于痰液黏稠不易咳出者,应及时给予雾化吸入和行气道湿化,使痰液稀释,以利于咳出。

(2) 预防感染:① 严格无菌操作,严格无菌吸痰;② 清洁内套管时用毛刷尽量将痰垢刷干净再消毒;③ 每日更换切口敷料 2 次,如有污染及时更换,松紧度以一手指为宜;④ 保持口腔卫生:气管切开老年人由于口腔吞咽和自洁能力下降,口咽分泌物增多,为致病菌的大量滋生提供了条件,易发生口腔感染;⑤ 环境管理:病室应减少人员流动和探视,每日通风与紫外线消毒,湿度保持在 70% 以上。

(3) 套管护理:① 妥善固定套管;② 定时气囊放气:气囊应每隔 3～5 分钟放气一次,防止气囊长期压迫气管黏膜,导致缺血坏死。

(三) 冠心病

197. 何谓冠心病？ 在临床上分哪几种类型？

冠状动脉粥样硬化性心脏病简称冠心病,指冠状动脉(冠脉)发生粥样硬化引起管腔狭窄或闭塞,导致心肌缺血缺氧或坏死而引起的心脏病,也称缺血性心脏病。

冠心病分型:① 隐匿型或无症状性冠心病;② 心绞痛;③ 心肌梗死;④ 缺血性心肌病;⑤ 猝死。

198.何谓心绞痛?其典型表现有哪些?

心绞痛是冠状动脉供血不足,心肌急剧的暂时缺血与缺氧所引起的以发作性胸痛或胸部不适为主要表现的临床综合征。

典型表现有:

(1)疼痛部位:以胸骨中或上 1/3 处最为常见,可放射至颈、咽部或左肩与左臂内侧。

(2)疼痛性质:突然发作,呈压榨性、闷胀性、窒息性或紧缩性疼痛,常迫使老年人停止原有动作。

(3)持续时间:1～5 分钟以内,很少超过 15 分钟。

(4)诱发因素:多发生于体力劳动、情绪激动时或饱餐、受凉、吸烟等情况下。

(5)缓解方式:休息或含服硝酸甘油后 1～5 分钟内缓解。

199.老年心绞痛特点有哪些?

(1)疼痛部位不典型:疼痛可以在上颌部与上腹部之间的任何部位,或仅有胸骨后压迫感、窒息感等。发作时间多在夜间,或白天脑力、体力活动过度的情况下,精神刺激也可发病。

(2)疼痛性质不典型:由于痛觉减退,疼痛程度往往较轻,30%～40%的老年人无典型心绞痛发作症状,往往表现为恶心、呕吐、腹泻、气促、疲倦、喉部发紧、左上肢酸胀、胃灼热等。部分老年人表现为心前区针刺样或压榨样疼痛,疼痛持续时间短则数分钟,长则 10 分钟以上,此外无症状心肌缺血的发生也较多见。

(3)体征少:大多数老年心绞痛者可无阳性体征。

(4)并发症严重:常出现恶性心律失常如室速、心室颤动、高度房室传导阻滞等,均可导致血流动学障碍,影响血压、神志。

200.心绞痛的护理要点有哪些?

(1)一般护理:心绞痛发作时应立即休息,停止原有活动至症状逐渐消失。吸氧,氧流量 2～3 L/min。如症状不缓解,舌下含服硝酸甘油 0.5 mg,必要时间隔 5 分钟再次含服。评估老年人疼痛程度并给予相应护理措施。

(2)用药护理:遵医嘱应用硝酸酯类、β-受体阻滞剂、钙通道阻滞剂、血小板抑制剂、他汀类药物等,并注意观察用药效果及不良反应。

(3)病情观察:严密观察胸痛的特点及伴随症状,随时监测生命体征与心电图变化,注意有无急性心肌梗死的可能。

（4）心理护理：保持良好的情绪与心态,避免诱发因素。

（5）健康指导：做好饮食、运动等健康知识的指导,并教会老年人及家属家庭急救的方法。

201. 何谓心肌梗死? 老年心肌梗死的特点有哪些?

心肌梗死是指在冠状动脉病变的基础上,发生冠状动脉血供急剧减少或中断,使相应的心肌持久而严重的缺血导致心肌坏死。

老年心肌梗死的特点：

（1）症状不典型：胸痛轻微,伴有糖尿病的高龄老年人可无胸痛;有的表现为牙、肩、背、腹等部位的不适或疼痛;还可表现为急性左心衰竭、脑血流循环障碍、消化道症状、意识障碍、休克等。

（2）并发症多：如心力衰竭、恶性心律失常、室壁瘤形成、心源性休克、心脏破裂、栓塞等。

（3）其他：病程较长,且再梗死及梗死后心绞痛发生率高,预后较差。

202. 心肌梗死的护理要点有哪些?

（1）一般护理：绝对卧床休息,若无并发症,24 小时内应鼓励老年人在床上行肢体活动。保持环境安静,减少探视,缓解焦虑。吸氧,持续监测心电图、血压、血氧等,必要时监测血流动力学变化。

（2）用药护理：遵医嘱使用抗栓、减轻心肌耗氧、扩冠、镇静镇痛、稳定斑块等药物,并密切观察用药效果与不良反应。

（3）围术期护理：如需行急诊介入治疗或冠状动脉旁路移植术,应配合医生做好术前评估与准备并做好围术期护理。

（4）病情观察：评估老年人胸痛程度并给予相应护理措施,评估心肌坏死标志物的峰值,观察胸痛缓解情况及伴随症状,一旦发现恶性心律失常或心脏骤停应立即采取心肺复苏。

（5）心理护理：安慰老年人并给予心理支持,使其尽量保持稳定的情绪积极配合治疗。

（6）健康指导：做好饮食、运动康复、用药、随访等指导,并教会老年人及家属家庭急救的方法。

（四）高血压

203. 何谓高血压? 老年高血压的临床特点有哪些?

高血压是指在未使用抗高血压药物的情况下,收缩压≥140 mmHg 和（或）舒张压≥90 mmHg。

老年高血压临床特点有:① 收缩压增高,脉压差增大;② 血压波动较大,在老年人活动时明显增高,安静时降低;③ 高血压合并体位性血压变异和餐后低血压者增多。体位性血压变异包括直立性低血压和卧位高血压;④ 血压昼夜节律异常的发生率高,多见夜间低血压、夜间高血压或清晨高血压;⑤ 常与多种疾病如冠心病、心力衰竭、脑血管疾病、肾功能不全、糖尿病等并存,使治疗难度增加。

204. 老年高血压降压目标是什么?

老年高血压治疗的主要目标是收缩压(SBP)达标。具体包括:

(1) 对于身体状况良好的老年人(65～79 岁),SBP 在 140～159 mmHg 范围内时,如果降压治疗耐受良好,应进行降压药物治疗和生活方式干预。第一步:血压应降至<150/90 mmHg;如能耐受,目标血压<140/90 mmHg。

(2) ≥ 80 岁老年人血压应降至<150/90 mmHg;如 SBP<130 mmHg 且耐受良好,可继续治疗而不必回调血压水平。

(3) 双侧颈动脉狭窄程度>75%时,宜适当放宽血压目标值;衰弱的高龄老年人降压注意监测血压,降压速度不宜过快,降压水平不宜过低。

205. 常用降压药物分哪几类?

目前常用的降压药物主要有以下六类:

(1) 利尿剂:常用的排钾利尿剂有噻嗪类如氢氯噻嗪,袢利尿剂如呋塞米,保钾利尿剂如氨苯蝶啶、螺内酯。适用老年人收缩期高血压和肥胖的高血压,不适宜痛风、高脂血症及糖尿病老年人。

(2) β-受体阻滞剂:常用的有美托洛尔(倍他乐克、美托洛尔)、阿替洛尔(氨酰心安)、比索洛尔(博苏)、拉贝洛尔(柳安苄心啶)。心率已经很慢、存在心脏传导阻滞和有哮喘的高血压老年患者禁止服用。

(3) 钙拮抗剂:常用的有硝苯地平(欣然、拜新同)、非洛地平(波依定)和氨氯地平(络活喜)等。适用于老年高血压和已有心脑肾损害的高血压老年人。

(4) α-受体阻滞剂:常用的药物有长效的多沙唑嗪、短效的哌唑嗪、特拉唑嗪等,对伴有前列腺肥大的老年男性患者更为适用;主要的不良反应是容易引起直立性低血压,所以,服用该药的老年人,起床、站立或活动时注意动作要慢。

(5) 血管紧张素转化酶抑制剂(ACEI):常用的有卡托普利、贝那普利(洛丁新)、培哚普利(雅施达)和福辛普利等。这是一类安全有效的降压药,是高血压合并心力衰竭和糖尿病理想的首选药物,但患有肾衰竭和有双侧肾动脉狭窄的老年人则不能服用。

(6) 血管紧张素Ⅱ受体拮抗剂:常用的有氯沙坦(科素亚)和缬沙坦(代

文）。作用与血管紧张素转换酶抑制剂相似，但直接与药物有关的不良反应较少，一般不引起刺激性干咳，可用于不能耐受血管紧张素转换酶抑制剂的高血压老年人。

206. 老年人应用降压药物常见不良反应及护理要点有哪些？

在降压药物使用过程中，各类药物均有不同程度的不良反应，影响水、电解质、血脂、血糖等代谢，造成心、脑、肾等器官损伤。常见不良反应观察要点有：

（1）直立性低血压：为降压药物最常见的不良反应，尤其在首次给药时，老年人容易发生。为避免首剂低血压的发生，采用小剂量起始，首次给药可放在睡觉前，指导老年人避免突然更换体位，从坐位更换为站位时应该缓慢，站立后应该稳定片刻再进行活动。

（2）电解质紊乱：是利尿剂最常见的不良反应，在大剂量、长疗程应用中尤其容易发生，低钾和低钠血症最常见；使用血管紧张素转化酶抑制剂可引起高钾血症，在合用保钾利尿剂或口服补钾时更容易发生；长期应用 α-受体阻滞剂可能引起水钠潴留，同时药物的降血压作用减弱。因此，在用药过程中应定期进行电解质检测，针对发生的不良反应，可通过减少药量以及对症治疗。

（3）心动过缓：使用 β-受体阻滞剂类降压后，可出现心动过缓的现象，老年人主诉无力、头晕等。应注意观察老年人心率变化，发现异常立即给予减量处理。

（4）心动过速：为钙离子拮抗剂类降压药使用后常见不良反应，使用 α 受体阻滞剂也可出现心动过速。如老年人出现心动过速，在更换药物后症状可得到缓解，必要时可与 β-受体阻滞剂合用以减少其发生。

（5）干咳：是血管紧张素转换酶抑制剂类降压药最为常见的不良反应。服用药物后老年人如出现干咳的现象，需要鉴别是否由其他原因导致的咳嗽。对于有些减少用药剂量并给予止咳药物后能继续耐受治疗的老年人可以不更换药物。

（6）胫前、踝部水肿：为钙离子拮抗剂常见不良反应。老年人出现胫前、踝部水肿不会对治疗效果产生影响，也无不良后果，但对于仍需要继续用药的老年人，可给予小剂量利尿剂，有利水肿的消退或消除水肿症状。

（7）肝、肾功能及血脂、血糖等异常：使用血管紧张素转化酶抑制剂可出现肾功能减退、蛋白尿；部分老年人可出现肝功能异常，少数老年人用药后出现腹泻而不能坚持服药。血尿酸升高、糖耐量减低、脂质代谢紊乱是大剂量长期应用利尿剂的不良反应。因此，常采用小剂量起始，密切观察用药后反应，发现异常及时调整治疗方案。

（8）便秘：是钙离子拮抗剂比较常见的不良反应，同时服中药缓泻剂可以减轻症状;部分老年人因药物的扩血管作用还可出现头痛、颜面潮红、多尿等,部分老年人随着用药时间的延长症状可以减轻或消失,如症状明显或老年人不能耐受时,可以换用另一类降血压药。

(9)头痛、头晕、乏力等:服用 α 受体阻滞剂、血管紧张素Ⅱ受体阻滞剂可出现头痛、头晕、乏力等;血管紧张素转化酶抑制剂可出现皮疹、血管神经性水肿,为服用药物后的过敏反应,一旦出现应立即停药。

(五) 心力衰竭

207. 何谓心力衰竭? 分哪几种类型?

心力衰竭是多种原因导致心脏结构和(或)功能的异常改变,使心室收缩和(或)舒张功能发生障碍,从而引起的一组复杂临床综合征。主要表现为呼吸困难、疲乏和液体潴留(肺淤血、体循环淤血及外周水肿)等。

临床分型有:① 按心衰发生的时间、速度,分为慢性心力衰竭和急性心力衰竭;② 按发生部位,分为左心衰竭、右心衰竭和全心衰竭;③ 按左室射血分数,分为射血分数降低的心力衰竭、射血分数保留的心衰和射血分数中间值的心力衰竭。

208. 心力衰竭的临床表现有哪些?

(1)左心衰竭:以肺淤血和心排血量降低表现为主,包括:① 不同程度的呼吸困难,包括劳力性呼吸困难、夜间阵发性呼吸困难、端坐呼吸;② 出现咳嗽、咳痰、咯血及肺部湿性啰音;③ 心排血量不足可导致乏力、疲倦、运动耐量降低、头晕、心慌等;④ 少尿及肾功能损害的症状。

(2)右心衰竭:以体静脉淤血表现为主,包括:① 胃肠道及肝淤血引起的腹胀、食欲不振、恶心、呕吐等;② 劳力性呼吸困难,在左心衰竭基础上或二尖瓣狭窄发生右心衰竭时,可有明显的呼吸困难;③ 体静脉压力升高使软组织出现水肿,其特征为首先出现在身体最低垂的部位,为对称性凹陷性水肿;④ 颈静脉充盈怒张及肝颈静脉反流征阳性;⑤ 肝淤血肿大常伴压痛,持续慢性右心衰可致心源性肝硬化。

(3)全心衰竭:左右心同时出现衰竭表现。临床上大多是右心衰竭继发于左心衰竭而形成全心衰竭,当右心衰竭出现之后,右心排血量减少,左心衰竭的呼吸困难等肺淤血症状反而有所减轻;左心衰竭的表现主要为心排血量减少的相关症状和体征。

209. 老年心力衰竭的特点有哪些? 如何评定慢性心衰老年人的运动耐力?

老年心力衰竭的特点有:

(1)症状不典型,常常表现为非特异性症状,如疲乏无力、气喘气急、大汗、干咳、胃肠道症状和精神神经症状等。

（2）体征较隐匿，易混淆，如心浊音界缩小、心尖搏动移位、心率不快或心动过缓、腰骶部水肿等。

（3）多病因共存，合并症多，在临床上易误诊和漏诊。

（4）易出现并发症：如心律失常（以窦性心动过缓和心房纤颤最多见）、肾功能不全，水、电解质及酸碱平衡失调等。

评定慢性心衰老年人的运动耐力常用 6 分钟步行试验，操作简单方便。具体试验方法如下：要求老年人在平直硬质的地面上尽可能快速地行走，测定 6 分钟的步行距离。若 6 分钟步行距离＜150 m 为重度心衰，150～450 m 为中度心力衰竭，＞450 m 为轻度心力衰竭。

注意：近 6 个月存在心梗或不稳定心绞痛者绝对禁忌试验；静息状态下，心率超过 120 次/分，收缩压≥180 mmHg 和（或）舒张压≥100 mmHg 者，相对禁忌试验。如试验过程中出现胸痛、不能耐受的憋喘、步态不稳、大汗、面色苍白等任何一种情形，应终止试验。

210. 常用的心功能分级标准是什么？

目前采用的是纽约心脏协会心功能分级，主要分为四级：

Ⅰ级：活动不受限。日常体力活动不引起明显的气促、疲乏或心悸；

Ⅱ级：活动轻度受限。休息时无症状，日常活动可引起明显的气促、疲乏或心悸；

Ⅲ级：活动明显受限。休息时可无症状，轻于日常活动即引起显著的气促、疲乏、心悸；

Ⅳ级：休息时也有症状，任何体力活动均会引起不适。如无须静脉给药，可在室内或床边活动者为Ⅳa 级；不能下床并需静脉给药支持者为Ⅳb 级。

211. 慢性心衰老年人使用利尿剂的不良反应及护理要点有哪些？

（1）电解质紊乱：最常见的是低钾、低钠、低氯、低钙、低镁，也是心衰老年人发生严重心律失常的常见原因。应遵医嘱正确使用利尿剂，注意监测血钾及观察和预防药物不良反应，如观察是否有乏力、腹胀、肠鸣音减弱等低血钾表现；一般血钾 3.0～3.5 mmol/L 可给予口服补钾，而对于血钾＜3.0 mmol/L 应采取口服和静脉结合补钾，口服补钾宜在饭后或与果汁同饮，静脉补钾时每 500 ml 液体中 KCl 含量不超过 1.5g；注意多补充含钾丰富的食物，如鲜橙汁、西红柿汁、香蕉、葡萄干、梅干、马铃薯、菠菜、花菜等。

（2）低血压：首先应区分容量不足和心衰恶化，注意观察有无淤血的症状及体征。对于低血压老年人由卧位或坐位突然站立时，由于血容量不足，易致短暂脑缺血，出现头昏、站立不稳，甚至跌倒，应注意加以避免。

（3）肾功能损伤：出现血肌酐、尿素氮升高。应注意观察并处理可能的原因,如利尿剂不良反应、容量不足、某些肾毒性的药物、肾脏低灌注和肾静脉淤血都会导致肾功能损害。

(4)高尿酸血症:对高尿酸血症老年人可采用生活方式干预和降尿酸药物治疗,痛风发作时可用秋水仙碱,注意避免用非甾体消炎药。

212. 慢性心力衰竭老年人使用洋地黄的护理要点有哪些?

(1)预防洋地黄中毒:① 严密观察用药后反应,洋地黄用量个体差异性很大,老年人、心肌缺血缺氧、重度心力衰竭、低钾低镁血症、肾功能减退等情况对洋地黄较敏感;② 在给药前询问有无洋地黄用药史及是否同时服用如奎尼丁、胺碘酮、维拉帕米、阿司匹林等可增加中毒机会的药物;③ 必要时监测血清地高辛浓度;④ 严格按医嘱按时给药,给药前数脉搏,当脉搏<60 次/分或节律不规则应暂停给药并汇报医生,用毛花苷丙或毒毛花苷 K 时必须稀释后缓慢(10~15 分钟)静注,并同时监测心率、心律及心电图变化。

(2)观察洋地黄中毒表现:洋地黄中毒最重要的反应是各类心律失常,以室性期前收缩最常见,多呈二联律或三联律。其他如房性期前收缩、心房颤动、房室传导阻滞等;胃肠道反应如食欲下降、恶心、呕吐等;神经系统症状如头痛、倦怠、视力模糊、黄视、绿视等,在维持量法给药时相对少见。

(3)洋地黄中毒的处理:① 立即停用洋地黄;② 低血钾者可口服或静脉补钾,停用排钾利尿剂;③ 纠正心律失常,快速心律失常可用利多卡因或苯妥英钠,一般禁用电复律,因易致心室颤动;有传导阻滞及缓慢性心律失常者可用阿托品静注或安置临时心脏起搏器。

213. 心力衰竭危险因素的干预包括哪些内容?

(1)高血压:高血压是心力衰竭最常见、最重要的危险因素,长期有效控制血压可以使心力衰竭风险降低。对存在多种心血管疾病危险因素、靶器官损伤或心血管疾病的高血压老年人,血压应控制在 130/80 mmHg 以下。

(2)血脂异常:对冠心病老年人或冠心病高危人群,推荐使用他汀类药物预防心衰。

(3)糖尿病:糖尿病是心衰发生的独立危险因素,尤其女性老年人发生心力衰竭的风险更高。近来研究显示恩格列净或卡格列净能够降低具有心血管高危风险的 2 型糖尿病老年人的死亡率和心力衰竭住院率。

(4)其他危险因素:对肥胖、糖代谢异常的控制也可能有助于预防心力衰竭发生,戒烟和限酒有助于预防或延缓心力衰竭的发生。

(5)利钠肽筛查高危人群:检测利钠肽水平以筛查心力衰竭高危人群(心力衰竭 A 期),控制危险因素和干预生活方式有助于预防左心室功能障碍或新发心力衰竭。

214. 对心力衰竭老年人进行健康教育一般包括哪些内容？

（1）疾病知识介绍：心功能分级、分期，心力衰竭的病因、诱因、合并症的诊治和管理等。

（2）限钠、限水：心力衰竭急性发作伴容量负荷过重时，限制钠摄入（<2 g/d）；轻度或稳定期时不主张严格限制钠摄入；严重心力衰竭老年人限制液体在 1.5～2.0 L/d；轻中度心力衰竭老年人可不限制液体摄入。

（3）监测体重、出入量：每天同一时间、同一条件下测量并记录体重，记录 24 小时出入液量。

（4）监测血压、心率：指导老年人血压、心率的测量方法，将血压、心率控制在合适范围。

（5）营养和饮食：低脂饮食，戒烟限酒，酒精性心肌病老年人戒酒，肥胖者需减肥，营养不良者需给予营养支持。

（6）监测血脂、血糖、肾功能、电解质：将血脂、血糖、肾功能、电解质控制在合适范围。

（7）用药指导：详细讲解药名、剂量、时间、频次、用药目的、不良反应和注意事项等。

（8）症状自我评估及处理：指导老年人尽早发现心力衰竭恶化的症状及如何应对，如疲乏加重、呼吸困难加重、活动耐量下降、静息心率增加 ≥15 次/分、水肿（尤其下肢）再现或加重时，应增加利尿剂剂量并及时就诊。

（9）运动康复指导：根据心功能情况推荐不同强度的运动；减少久坐，运动过程注意循序渐进；提供运动处方或建议等。

（10）心理和精神指导：定期用量表筛查和评估焦虑、抑郁，给予心理支持，使老年人保持积极乐观的心态，必要时使用抗焦虑或抗抑郁药物。

（六）胃食管反流病

215. 何谓胃食管反流病？其临床表现有哪些？

胃食管反流病（gastroesophageal reflux disease，GERD）是一种慢性消化系统疾病，是指胃、十二指肠内容物反流到食管时，刺激食管壁，可引起食管反流的症状和体征，侵蚀并导致食管和（或）咽、喉、气管等食管临近组织的损害。老年人因膈肌、韧带松弛，食管裂孔疝的发生率较高，GERD 的发生率明显升高。

胃食管反流病（GERD）的临床表现主要有：

（1）食管症状：① 典型症状：胃灼热和反流最常见。常在餐后 1 小时出现，卧位、弯腰或腹压增高时可加重，部分老年人可在夜间入睡时发生；② 非典型症状:主要有胸痛、吞咽困难。胸痛严重时可为剧烈刺痛,发生在胸骨后,可放射至后背、胸部、肩部、颈部、耳后,可伴有或不伴有胃灼热和反流;吞咽困难呈间歇性发作,进食固体或液体食物均可发生。由食管狭窄引起的吞咽困难可呈持续性或进行性加重。有严重食管炎或并发食管溃疡者,可伴吞咽疼痛。

(2)食管外症状:由反流物刺激或损伤食管以外组织或器官引起,如咽喉炎、慢性咳嗽和哮喘。严重者可发生吸入性肺炎,甚至出现肺间质纤维化。

216. 老年胃食管反流病的特点及护理要点有哪些?

老年胃食管反流病的特点有:

(1)老年胃食管反流病的典型表现出现概率相对较低。

(2)老年胃食管反流病的非典型症状发生率高,以上腹部饱胀、上腹不适、恶心呕吐、吞咽困难为主。

(3)老年胃食管反流病的消化道外症状多,如慢性咳嗽、咽喉炎、牙龈炎、哮喘、肺炎等。

护理要点有:

(1)改善老年人不良生活习惯,包括饮食习惯、起居和运动等;观察症状发作时间、频次与饮食、睡眠的关系等。

(2)正常饮食者给予低脂低胆固醇饮食,注意少食多餐,避免饱食,睡前少流食,避免烟、酒、浓茶、咖啡、甜食等;长期卧床鼻饲者应注意少量多次,鼻饲后抬高床头。

(3)睡前 3~4 小时避免进食,夜间有症状者,可抬高床头 15~20 cm 或将床头摇起 30°。

(4)避免卧位进食,进餐尽量立位或半坐卧位,保持上身直立,进餐后可慢走 30 min,避免马上卧床休息,以及弯腰、下蹲、举重物等增加腹压的动作和姿势。

(5)促动力药和黏膜保护剂应餐前半小时服用,应避免长期、单一服用一种抗酸药物,注意观察药物疗效,避免和减少药物不良反应。

(6)指导老年人适当运动,常做深呼吸,增加膈肌力量;保持心情舒畅,减少和避免不良情绪。

217. 常用治疗胃食管反流病的药物有哪些?其观察及护理要点有哪些?

治疗 GERD 最常用的药物有:① 抑制胃酸分泌药,如雷尼替丁、西咪替丁;质子泵抑制剂,如奥美拉唑和兰索拉唑。② 促动力药,如西沙必利、甲氧氯普胺(胃复安)、多潘立酮(吗丁啉)。③ 黏膜保护剂,如硫糖铝。

用药过程中的观察及护理要点有:

(1)药物的疗效及副作用,如服用西沙必利时注意观察有无腹泻及严重心律失常;胃复安可出现焦虑、震颤和动作迟缓等反应;多潘立酮由于可引起心电图上 QT 间歇延长等安全性问题,通常不推荐使用;服用硫糖铝时应警惕老年人发生便秘。

（2）避免应用降低食管下括约肌压力的药物,如抗胆碱能药、肾上腺能抑制剂、地西泮、前列腺素 E 等。慎用损伤黏膜的药物,如阿司匹林、非激素类抗炎药等。

（3）对合并心血管疾病的老年人应适当避免服用硝酸甘油制剂及钙拮抗剂,合并支气管哮喘则应尽量避免应用茶碱及多巴胺受体激动药,以免加重反流。

（4）提醒老年人服药时须保持直立位,适当饮水,平卧位时抬高床头20 cm 或将枕头垫在背部以抬高胸部,避免右侧卧位,防止因服药所致的食管炎及其并发症。

（七）泌尿系统感染

218. 何谓尿路感染、导管相关性尿路感染? 尿路感染有几种类型?

尿路感染是由于各种病原微生物引起的泌尿系统急、慢性炎症,多见于育龄期女性、老年人、免疫力低下及尿路畸形者。

留置导尿管或拔除导尿管 48 小时内发生的泌尿系统感染称为导管相关性尿路感染。

根据感染发生的部位可分为上尿路感染和下尿路感染,前者主要是肾盂肾炎,后者包括膀胱炎和尿道炎。根据有无尿路结构或功能的异常,又可分为复杂性尿路感染和非复杂性尿路感染。

219. 典型的尿路感染临床表现是什么?

典型的尿路感染常有尿频、尿急、尿痛等膀胱刺激征的表现,肾盂肾炎者还往往伴有发热、乏力、不适等全身感染的症状。

220. 老年尿路感染临床特点有哪些? 如何预防?

老年人尿路感染可有以下特点:

（1）症状不典型:可无明显发热、膀胱刺激征等表现,仅表现为食欲下降、乏力、下腹不适、腰骶部酸痛等;部分老年人表现为遗尿、夜尿、尿失禁;部分老年人表现乏力、头晕或意识恍惚,易误诊或漏诊。

（2）病情严重:急性肾盂肾炎极易并发菌血症、败血症及感染性休克,是老年人败血症的主要原因。

（3）尿中可无白细胞:部分老年人的白细胞尿或菌尿与尿路感染的症状不一致,尿中可无白细胞;部分老年人因前列腺和生殖道炎症出现白细胞尿而无尿路感染。故尿常规检查有时仅作参考。

（4）反复发作：老年尿路感染易反复发作或再感染，迁延不愈，而转为慢性，且治疗困难，是导致慢性肾衰竭的重要原因之一。

预防老年尿路感染的措施主要有：

（1）教育老年人平时注意饮食营养，加强锻炼，避免过度劳累，以增强全身抵抗力。

（2）注意局部清洁卫生，每晚用清水或 0.1% 高锰酸钾液清洁外阴及肛周皮肤，女性老年人不要坐浴，勤换内裤，保持会阴部清洁卫生，增强局部抵抗力。

（3）每天多饮水、勤排尿、不憋尿是最简单有效的预防尿路感染的措施。

（4）避免不必要的尿道损伤，及时治疗局部炎症如女性阴道炎、男性前列腺炎。

（5）遵医嘱服用抗菌药物，预防复发。

221. 采集清洁中段尿培养标本有哪些注意事项？

（1）应向老年人解释清洁中段尿培养检查的意义和方法。

（2）严格无菌操作，采集尿培养标本时应使用灭菌容器，充分清洗外阴，消毒尿道口，避免阴道分泌物、血液、粪便污染标本。

（3）应在使用抗生素 5 天之前或用抗生素 5 天之后留取尿液，以确保培养结果的准确性。

（4）一般取清晨新鲜、中段尿液（尿液在膀胱中停留 6～8 小时，使细菌有足够繁殖时间），取标本后在 1 小时内培养或冷藏保存。

（5）培养结果阳性时，应做药敏试验以指导抗菌药的选用。

（八）肾衰竭

222. 何谓慢性肾衰竭？如何分期？

慢性肾衰竭（chronic renal failure，CRF）指各种原发性或继发性慢性肾脏病变进行性进展引起肾小球滤过率下降和肾功能损害，以代谢产物潴留、水、电解质和酸碱平衡紊乱为主要表现的临床综合征。

慢性肾衰竭根据其损害程度分 4 期：肾储备能力下降期、氮质血症期、肾衰竭期、尿毒症期。

223. 老年慢性肾功能衰竭临床特点有哪些？

（1）症状不典型：老年 CRF 起病多较隐匿，往往因其他系统疾病就诊时才被发现。很多老年人仅有乏力、纳差、头晕等非特异性症状。精神神经症状相对较为明显，早期表现为失眠、注意力不集中，后期出现性格改变、忧郁、记忆力减退、判断错误、对外界反应淡漠等，尿毒症时常有精神异常、幻觉、昏迷等。

（2）并发症多：主要表现为心血管和血液系统的改变，以及水电解质失衡和代谢失调。① CRF 老年人心血管系统并发症多见，其中高血压是肾衰竭的常见并发症之一，其他并发症包括心包炎、心肌炎、心力衰竭等。② 老年 CRF 常伴有贫血，由于 CRF 老年人多合并营养不良，其贫血往往较重，且贫血还可加重老年人的心力衰竭和心绞痛症状。③ CRF 老年人更易出现水电解质代谢紊乱和代谢失调，可表现为低血钠、高血钾、钙磷代谢失衡、低血糖和高血糖等，如果得不到及时救治可成为老年人的致死原因。

（3）尿毒症识别困难：行为的改变、无法解释的痴呆、头发/指甲生长停滞、无法解释的充血性心力衰竭的加重、对健康感知的改变等都可能是老年人尿毒症的表现。

224. 慢性肾功能衰竭老年人的饮食护理应注意哪些？

在保证足够热量、优质低蛋白、必要时加用必需氨基酸或 α－酮酸、限盐限水等饮食原则的前提下，还应注意：

（1）蛋白质的限制不宜太严格：CRF 老年人应以保证足够的营养为前提，老年人因合成代谢低下、营养供应不足等，易导致营养不良，使病情恶化。对于老年糖尿病肾病所致 CRF 老年人不需要过分强调低糖、低蛋白饮食，而应适当鼓励老年人进食，由此而出现的高糖可用降糖药物予以纠正。

（2）水、盐的摄入应注意个体化原则：CRF 老年人大多并发或合并有心血管疾病，易出现有效血容量不足。因此，过度限水、限盐易造成血容量不足或低盐血症，应根据老年人的实际病情针对性地调整。

225. 慢性肾功能衰竭的用药观察要点有哪些？

（1）导泻剂：若使用甘露醇、大黄等导泻剂时应十分慎重，从小剂量开始，逐渐增加，以免造成严重的腹泻而出现医源性的水、电解质和酸碱平衡紊乱。

（2）血管紧张素转化酶抑制药（ACEI）：使用 ACEI 治疗高血压时应慎重，在非透析治疗阶段，若血肌酐大于 $300\ \mu mol/L$ 或在短期内上升大于原来的 50%，最好不用或停用 ACEI。对血肌酐未达到此标准而使用 ACEI 的老年人，应加强肾功能监测。

（3）抗组胺药：CRF 老年人因为瘙痒可能用到苯海拉明等抗组胺药，但要注意其有引起老年人嗜睡和认知功能损害的危险。

（九）糖尿病

226. 何谓糖尿病？分哪几型？

糖尿病（diabetes mellitus，DM）是由于各种原因导致的胰岛功能减退、胰岛素抵抗等引起的糖、蛋白质、脂肪、水和电解质等代谢紊乱的临床综合征。我国现采用的糖尿病诊断标准(WHO 标准):空腹血浆血糖(FPG)≥7.0 mmol/L 和或餐后 2 小时血浆血糖≥11.1 mmol/L。

糖尿病主要分为四型:1 型糖尿病、2 型糖尿病、妊娠糖尿病和其他特殊类型糖尿病。

227. 糖尿病临床表现及并发症有哪些?

(1) 代谢紊乱症候群:"三多一少"即多尿、多饮、多食和体重减轻。由于血糖升高引起渗透性利尿导致尿量增多;多尿导致失水,口渴而多饮;由于身体不能利用葡萄糖,且蛋白质和脂肪消耗增多,引起消瘦、疲乏、体重减轻;为补充糖分,维持机体活动,老年人常易饥饿多食。

(2) 急性并发症:① 糖尿病酮症酸中毒(diabetic ketoacidosis,DKA):各种诱因使体内胰岛素严重缺乏引起的以高血糖、高血酮、酸中毒为主要特征的临床综合征。酮症酸中毒临床表现:原糖尿病表现加重,尤其是烦渴、多饮、多尿;食欲减退,恶心、呕吐,少数甚至似急腹症;头痛、嗜睡、烦躁,最后可昏迷;呼吸深快,呼气中有烂苹果味;严重失水时,尿量减少,皮肤弹性差,脉率加快,血压下降等;实验室检查:尿糖、尿酮强阳性;血糖升高多在 16.7～33.3 mol/L;血 pH<7.35,CO_2 结合力降低,多低于 18.0 mmol/L 等。② 高渗性非酮症糖尿病昏迷(高渗性昏迷):因高血糖引起血浆高渗透压,导致严重脱水而引起的意识障碍。高渗性昏迷时,除口渴、多尿外,主要表现为严重脱水及意识障碍。实验室检查表现为:血糖多在 33.3～66.6 mol/L,尿糖强阳性,但尿酮多阴性,血渗透压显著升高。③ 乳酸性酸中毒:患有糖尿病老年人尤其是服用双胍类药物的老年糖尿病合并慢性心、肺疾病或肝、肾功能障碍时,一旦出现感染、脱水、血容量减少、饥饿等,极易导致乳酸产生过多而清除不足,诱发乳酸性酸中毒。临床表现:起病较急,常出现呼吸深大、意识障碍等代谢性酸中毒表现,如果有用过量双胍类药物(降糖灵超过 75 mg/d,二甲双胍超过 2 000 mg/d)后出现病情加重,或原有肝肾功能不全、缺氧等同时使用双胍类降糖药物,又出现代谢性酸中毒而酮体无明显增高,实验室检查:血乳酸≥5 mmol/L;乳酸/丙酮酸≥30∶1;血酮体一般不升高。

(3) 慢性并发症:① 心、血管并发症:冠心病、脑血管疾病、肢体动脉硬化;② 微血管病变:如肾小球硬化症、视网膜病变;③ 神经病变:以多发性神经炎为多见,也可引起自主神经损害;④ 其他:感染、肺结核、糖尿病足等。

228. 何谓老年糖尿病? 老年人糖尿病的临床特点有哪些?

老年糖尿病是指老年人由于体内胰岛素分泌不足或胰岛素作用障碍,导致物质代谢紊乱,出现高血糖、高血脂、蛋白质、水与电解质等紊乱的代谢病。老年糖尿病 95%以上是 2 型糖尿病,DM 患病率和糖耐量减低比率均随年龄增加明显上升。

老年人糖尿病的临床特点有：

（1）起病隐匿且症状不典型：仅有 1/4 或 1/5 老年糖尿病者有多饮、多尿、多食及体重减轻的症状，多数是在查体或治疗其他病时被发现患有糖尿病。

（2）并发症多：常并发皮肤及呼吸、消化、泌尿生殖等各系统的感染，且感染可作为疾病的首发症状；此外，老年糖尿病者更易发生高渗性非酮症糖尿病昏迷和乳酸性酸中毒；还易并发各种大血管或微血管症状，如高血压、冠心病、脑卒中、糖尿病肾脏病变、糖尿病视网膜病变、皮肤瘙痒等。

（3）多种老年疾病并存：易并存各种慢性非感染性疾病，如心脑血管病、缺血性肾病、白内障等。

（4）易发生低血糖：自身保健能力及依从性差，可使血糖控制不良或用药不当，引起低血糖的发生。

229. 糖尿病足的危险因素有哪些？如何预防？

糖尿病足的危险因素有：

（1）既往有足溃疡史或截肢史。

（2）有神经病变的症状和(或)缺血性血管病变的体征。① 神经病变的症状或体征，如下肢麻木、刺痛，尤其是夜间的疼痛，触觉、痛觉减退或消失；② 缺血性血管病变的体征，如间歇性跛行、静息痛、足背动脉搏动减弱或消失等。

（3）足部皮肤暗红、发紫，温度明显降低，水肿，趾甲异常，胼胝，皮肤干燥，足趾间皮肤糜烂，严重的足、关节畸形。

（4）其他危险因素，如视力下降，膝、髋或脊柱关节炎，合并肾脏病变，鞋袜不合适，赤足行走等。

（5）个人因素，如社会经济条件差、老年人或独居生活、不能享受医疗保险、拒绝治疗和护理等。

预防措施包括：

（1）足部观察与检查。每天检查双足 1 次，了解足部有无感觉减退、麻木、刺痛感；观察足部皮肤有无颜色、温度改变及足部动脉搏动情况；注意检查趾甲、趾间、足底部皮肤有无胼胝、鸡眼、甲沟炎、甲癣，是否发生红肿、青紫、水疱、溃疡、坏死等。

（2）定期做足部保护性感觉的测试，及时了解足部感觉功能。常用尼龙单丝测试。必要时可行多普勒超声踝肱动脉比值检查、经皮氧分压检查、血管造影等。

（3）保持足部清洁：每天清洗足部 1 次，不超过 10 分钟，水温在 37～40℃，可用手肘或请家人代试水温，洗完后用柔软的浅色毛巾擦干，尤其是脚趾间;皮肤干燥者必要时可涂油膏类护肤品;指导老年人勤换鞋袜等。

（4）预防外伤。不要赤脚走路,外出时不可穿拖鞋;穿鞋、袜前应检查,清除异物和保持平整,以免磨破皮肤;指甲修剪与脚趾平齐,并锉圆边缘尖锐部分,避免自行修剪胼胝或用化学制剂进行处理;冬天注意预防冻伤,避免使用热水袋、电热毯或烤灯保暖,谨防烫伤;夏天注意避免蚊虫叮咬。

（5）促进肢体血液循环:指导和协助老年人采用多种方法促进肢体血液循环,如步行和腿部运动,应避免盘腿坐或跷二郎腿。

（6）积极控制血糖,说服吸烟者戒烟:发生糖尿病即开始积极控制和监测血糖,戒烟,可以减少发生足溃疡的危险性、控制足溃疡的发展。

230. 糖尿病老年人注射胰岛素时应注意哪些事项?

（1）准确用药:熟悉各种胰岛素的名称、剂型及作用特点。准确执行医嘱,按时注射。对于每毫升 40 IU 和 100 IU 两种规格的胰岛素,使用时应注意注射器与胰岛素浓度的匹配。使用胰岛素笔时要注意笔与笔芯相互匹配,每次注射前确认笔内是否有足够剂量,药液是否变质等。

（2）胰岛素的保存:未开封的胰岛素放于冰箱 2～8℃冷藏保存,正在使用的胰岛素在常温下（不超过 25～30℃）可使用 28～30 天,无须放入冰箱,但应避免过冷、过热、太阳直晒、剧烈晃动等,否则可因蛋白质凝固变性而失效。

（3）注射部位的选择与轮换:注射胰岛素的部位:耻骨联合以上约 1 cm,最低肋缘以下约 1 cm,脐周 2.5 cm 以外的双侧腹部;双侧大腿前外侧的上 1/3;双侧臀部外上侧;上臂外侧的中 1/3。腹部吸收胰岛素最快,其次分别为上臂、大腿和臀部。长期注射同一部位可能导致局部皮下脂肪萎缩或增生、局部硬结,所以注射部位要经常轮换,尽量每天同一时间在同一部位注射,并进行腹部、上臂、大腿外侧和臀部的"大轮换";在同一部位注射时,也需要进行"小轮换",即与每次注射点相距 1 cm 以上,且选择无硬结的部位;如产生硬结,可热敷,但要避免烫伤。

（4）监测血糖:注射胰岛素的老年人一般常规监测血糖 2～4 次/天,如发现血糖波动过大或持续高血糖,应及时通知医生。

（5）防止感染:注射胰岛素时应严格无菌操作,针头一次性使用。

231. 糖尿病老年人如何进行自我监测?

（1）血糖监测:使用口服降糖药者需每周监测 2～4 次空腹或餐后 2 小时血糖。

（2）酮体监测:当合并感染、恶心呕吐、血糖过高（空腹超过 13.9 mmol/L）时需要监测酮体。

（3）糖化血红蛋白:能反映 3 个月血糖平均水平,是评价血糖控制的金标准,每 3～6 个月监测一次。

（4）血脂监测：至少每半年一次，调整药物治疗时遵医嘱进行监测。

（5）血压监测：血压正常者每 3 个月检查一次，合并高血压时每次就诊时均需要复查血压，有条件者每日监测。

（6）眼底监测：既往无视网膜病变者至少每一到两年检查一次，有视网膜病变者遵医嘱增加检查频率。

（7）尿微量白蛋白监测：所有 2 型糖尿病老年人每年至少检查一次，如有异常需每 3～6 个月检查一次。

（8）心电图检测：无异常时可每半年检查一次，有异常或伴高血压、动脉硬化等需遵医嘱监测。

（9）足部检查：每天洗脚时检查，每年至少一次足部血管、神经检查以早期发现足部并发症。

（10）其他项目：如体重、腰围，每年至少监测 1～2 次。

（十）骨质疏松

232. 何谓骨质疏松症？分哪几种类型？

骨质疏松症（osteoporosis，OP）是一种以低骨量和骨组织微结构破坏为特征，导致骨质脆性增加和易于骨折的代谢性疾病。OP 可分为原发性和继发性两类。老年骨质疏松症属于原发性骨质疏松症Ⅱ型，是机体衰老在骨骼方面的一种特殊表现，也是使骨质脆性增加导致骨折危险性增大的一种常见病。

骨质疏松分类有：

（1）原发性骨质疏松：除特发性外，分为Ⅰ型和Ⅱ型。Ⅰ型又称为绝经后骨质疏松，为高转换型，主要原因为雌激素缺乏；Ⅱ型又称为老年性骨质疏松，为低转换型，由于年龄老化。

（2）继发性骨质疏松：是继发于长期用药的不良反应（如糖皮质激素），或继发于甲状腺功能亢进、糖尿病、肾小管性酸中毒、多发性骨髓瘤等疾病。

（3）特发性骨质疏松：发生于年轻人，包括青少年、青壮年、成人骨质疏松，妇女妊娠、哺乳期骨质疏松。

（4）全身性骨质疏松：如老女性骨质疏松、甲状腺功能亢进性骨质疏松等。

（5）局限性骨质疏松：如类风湿性关节炎性骨质疏松症、肢体石膏固定后引起的局部骨质疏松症等。

233. 发生骨质疏松高风险人群有哪些？

有下列情况者，为发生骨质疏松高风险人群：

（1）＞65岁的女性，＞70岁男性，需要进行骨密度检测。

（2）绝经后的女性、50～70岁的男性，依据临床危险因素程度每两年进行一次骨密度检测。

（3）经期过渡期伴有危险因素者，如低体重、脆性骨折史、服用某些药物史等。

（4）＞50岁成人且有骨折病史者。

（5）继发性骨质疏松老年人，如风湿性关节炎、有服用激素史、低骨量等。

（6）接受骨质疏松治疗或正在观察疗效者。

（7）提示骨丢失而需要接受治疗者。

（8）绝经后妇女，雌激素替代治疗者。

234. 骨质疏松的主要危害是什么？

骨质疏松骨折是老年人骨质疏松发生后最大的危害。由于老年人骨质疏松造成骨密度强度减低，受到轻微暴力甚至在日常生活中即可发生骨折，是骨质疏松最严重的后果。

骨质疏松骨折的特点：① 加重骨质疏松：当老年人骨折并卧床后，将发生快速骨丢失而加重骨质疏松，形成恶性循环；② 骨折愈合缓慢：骨质疏松骨折老年人内固定治疗稳定性差，内固定物容易松动、脱出，甚至断裂，而且其他部位发生再骨折的风险明显增大，致残率、致死率高，康复也很缓慢。

235. 骨质疏松症临床表现有哪些？

（1）骨痛和肌无力：早期无症状，仅在X线摄片或骨密度测量时被发现。较重者常诉腰背疼痛、乏力或全身骨痛。骨痛通常为弥漫性，无固定部位，检查不能发现压痛区（点）。仰卧或坐位时疼痛减轻，直立后伸或久立、久坐时疼痛加剧；日间疼痛轻，夜间和清晨醒来时疼痛加重。乏力常于劳累或活动后加重。负重能力下降或不能负重。

（2）骨折：常因轻微活动、创伤、弯腰、负重、挤压或摔倒发生骨折。脊柱压缩性骨折多见于绝经后OP，可引起驼背和身高变矮，多在突发性腰背疼痛后出现。髋部骨折多在股骨颈部，以老年性OP多见。

236. 常用老年骨质疏松症的药物有哪些？其观察及护理要点有哪些？

老年骨质疏松症常用药物有：① 钙制剂：如碳酸钙、葡萄糖酸钙等；② 钙调节剂：包括降钙素、维生素D、雌激素和雄激素；③ 骨代谢调节药：二膦酸盐，如依替膦酸二钠、帕米膦酸钠、阿仑膦酸钠等。

观察及护理要点有：

（1）注意钙制剂不可与绿叶蔬菜一起服用，使用过程中要增加饮水量，通过增加尿量，减少泌尿系统结石形成的机会，并防止便秘。

（2）使用降钙素过程中要监测老年人有无面部潮红、恶心、腹泻和尿频等副作用,若出现耳鸣、眩晕、哮喘和便意等表现应停用,如果大剂量短期使用,应注意有无继发性甲状腺功能低下的表现。

（3）在服用维生素 D 的过程中要监测血清钙和肌酐的变化。

（4）对使用雌激素的老年女性,应详细了解家庭中有关肿瘤和心血管方面的病史,严密监测子宫内膜的变化,注意阴道出血情况,定期做乳房检查,防止肿瘤和心血管疾病的发生。

（5）雄激素用于男性 OP 的治疗。雄激素对肝有损害,并常导致水、钠潴留和前列腺增生,在治疗过程中要定期监测体重、肝功、前列腺等。

（6）二膦酸盐类药物总体是安全的,但可引起皮疹或暂时性的低钙血症,且口服引起食管病变较多见,故应晨起空腹服用,同时饮清水 200～300 ml,至少半小时内不能进食或喝饮料,也不能平卧,以减轻对食管的刺激。静脉注射要注意血栓性疾病的发生,同时应监测血钙、磷和骨吸收生化标志物。

237. 股骨颈骨折术后卧床老年人的护理要点有哪些?

（1）选择合适体位:老年人平卧时,保持患肢外展中立位,两腿之间放一枕头,严禁侧卧、患肢内收、外旋、盘腿坐,以防钉移位,造成不良后果,必要时穿丁字鞋;可适当抬高患肢,以利消肿止痛;经常按摩受压部位,可协助老年人适当半坐位,以减轻长时间被动体位的不适。

（2）预防并发症:① 深静脉血栓形成:帮助老年人被动活动,注意观察患肢皮温、颜色、肿胀程度及末梢血运情况等;② 坠积性肺炎:为老年人拍背,鼓励老年人做主动有效的咳嗽,咳痰及深呼吸;③ 压疮:给予防压疮床垫,保持床铺和皮肤清洁、干燥,经常按摩受压部位;保持皮肤、床单元清洁;④ 泌尿系统感染:每天擦洗会阴,保持会阴部清洁,鼓励老年人多饮水。

（3）功能锻炼:向老年人说明功能锻炼的目的及意义,取得老年人配合;指导老年人掌握正确的功能锻炼方法,如股四头肌的等长收缩,踝、趾关节的自主运动等;在指导康复训练过程中,应遵守循序渐进的原则,量力而行,以不感到疲劳为度。

（4）一般护理:给予老年人高蛋白、富营养饮食;注意观察生命体征和生化指标,纠正电解质紊乱、贫血及低蛋白血症;做好疼痛护理及安全防护,预防跌倒、坠床等意外发生;给予老年人心理安慰和鼓励,做好心理护理。

（5）健康教育:充分向老年人解释保持正确体位的重要性和非正确体位会出现不良后果,以取得老年人积极合作;下床功能锻炼时最好有人在旁保护,以免摔倒造成二次骨折;指导老年人 3 个月内避免患侧卧位,坐位时尽量坐有扶手的高椅子、不可跷二郎腿,站立时保持患肢外展位,6 个月内避免患肢内收、内旋、盘腿坐等。

（十一）骨关节疾病

238. 何谓骨关节病？如何分类？

骨性关节病也称肥大性骨关节炎、退行性关节炎、增生性关节炎或骨关节病。骨性关节炎的主要改变为关节软骨退行性变性和消失，以及关节边缘韧带附着处和软骨下骨质增生，形成骨刺，并由此引起关节疼痛、畸形和功能障碍。

骨关节病分类：① 原发性骨关节炎：是指原因不明的骨关节炎，与遗传和体质因素有关，多见于中老年人；② 继发性骨关节炎：是指继发于关节外伤、先天性或遗传性疾病、内分泌及代谢病、炎性关节病、地方性关节病和其他骨关节病等。

239. 慢性骨关节病的表现有哪些？

（1）关节疼痛：一般情况下，疼痛是隐隐产生的，呈持续性，因关节活动增加而症状加重，经休息后可缓解；从一个姿势变为另一个姿势时，开始活动感到不便，有疼痛，活动一段时间后疼痛反而减轻；晚期为持续性疼痛，肌肉痉挛加重，关节粘连，滑膜充血，关节囊变厚，活动时刺激了囊内神经而引起疼痛。

（2）晨僵：与类风湿性关节炎不同，骨关节炎疾病晨僵持续时间不长，一般不超过 30 分钟。

（3）摩擦音：早期关节活动时可触及轻度摩擦感，晚期则可触及明显的沙粒样摩擦感，伴有疼痛。

（4）关节积液：继发性滑膜炎可致关节积液。

（5）活动受限：早期活动无明显受限，晚期由于关节变形，疼痛加剧而使关节活动不同程度受限。

（6）骨质增生表现：晚期可有骨质增生表现，严重者有关节畸形，如膝外翻或膝内翻。

240. 老年慢性骨关节疾病特点有哪些？

老年人由于长期不从事或很少从事跑、跳、负重等剧烈或重体力活动，关节功能出现逐渐萎缩、硬化和僵化，关节弹性、韧性和抗伤性逐渐减弱，以及骨密度、含钙量等逐渐下降，容易造成组织损伤。表现为：

（1）软组织的急、重损伤容易出现各种扭伤和拉伤，如腰扭伤、膝扭伤等。

（2）损伤恢复不完全，容易形成劳损，发生在关节囊与骨结合处的损伤可引发局部小出血和炎症。

（3）易发生骨质增生（骨刺）。因炎症渗出物和小出血形成的机化以及炎症本身刺激局部产生的组织增生可导致骨质增生形成。

（4）易发生椎间盘突出症。因为弹性减退的椎间盘髓核承受不了大的力量冲击和压迫，则向周边移位压迫神经根，形成椎间盘突出症。

241. 如何减轻或消除老年骨关节病老年人的疼痛不适？

（1）注意关节保暖：居室宜温暖，阳光应充足，冬季室温至少要保持在16℃以上。

（2）适当休息：在急性期有严重疼痛时需卧床休息，但不宜长期卧床。

（3）减轻关节受压并控制疲劳：① 使用足托板减轻被盖的压力，以防止垂足；② 使用床上护架支撑被盖；③ 休息时应保持良好的伸展姿势；④ 移动老年人时，动作要轻柔，避免碰撞身体，且应给予适当的支托。

（4）使发炎关节获得休息与支持：① 使用夹板及支架减轻疼痛及肌肉痉挛；② 将发炎的关节置于功能位置；③ 避免过度活动引起疲劳；④ 已发炎的关节不可按摩，否则会加重炎症。

（5）关节适度活动：持续固定不动可造成疼痛的增加，关节适度活动可减轻疼痛。应向老年人说明必要的活动对缓解疼痛和肌肉、骨骼恢复的重要性，鼓励其在力所能及的范围内保持生活自理，适度运动，防止关节僵硬。

（6）理疗热敷、红外线照射、超短波透热治疗、微波透热等热疗方法均能减轻疼痛，缓解肌肉紧张，增进局部血液循环而减轻肿胀。

（7）指导老年人维持正确的姿势，每2小时应更换姿势一次。关节不可过屈、过伸或过展、过收，尽量维持在功能位，避免因姿势不当造成关节畸形。

（8）可服用治疗关节炎的药物，此类药物对胃肠道有刺激，宜在饭后服用，但应注意避免对止痛药物的依赖性。

242. 使用石膏、小夹板、牵引的观察要点有哪些？

对使用石膏、小夹板、牵引的老年人衬垫应平整，松紧适度，尤其要注意骨骼突起部位的衬垫，仔细观察局部皮肤和肢端皮肤有无组织缺血情况，如发生下列情况之一应立即报告医生，及时处理：

（1）患侧肢体触不到脉搏搏动。

（2）指甲床的微血管充盈不好。

（3）指（趾）端发白且变冷，说明动脉阻塞。

（4）指（趾）端发紫，说明静脉阻塞。

（5）石膏或小夹板远端组织肿胀，且有刺痛或麻木感觉。

（6）指（趾）头无法移动，疼痛延伸至手臂或腿，若肢体变冷，表示有缺血现象。

(十二) 帕金森病

243. 何谓帕金森病、帕金森综合征?

帕金森病(Parkinson's Disease,PD)又称震颤麻痹,是中老年常见的神经系统退行性疾病,以静止性震颤、运动迟缓、肌强直和姿势平衡障碍为临床特征。

帕金森综合征是特指各种原因,如脑血管病、脑动脉硬化、感染、中毒、外伤、药物以及遗传变性等,造成的以运动迟缓为主的一组临床症候群,主要表现为震颤、肌僵直、运动和姿势不稳等。包括原发性帕金森病、帕金森叠加综合征、继发性帕金森综合征和遗传变性病性帕金森综合征。

244. 帕金森病的常见临床表现有哪些?

帕金森病主要表现为运动症状、非运动症状和运动并发症,典型表现主要为:

(1)静止性震颤:常为首发症状,多由一侧上肢远端开始,典型表现为有规律的拇指与屈曲的示指间呈"搓丸样"动作,每秒 4~6 次。活动和睡眠时减轻或消失,情绪紧张时加重。

(2)运动迟缓:老年人随意动作减少、减慢,常表现为开始的动作困难和缓慢,起动后呈慌张步态;很难完成精细动作,如系裤带、鞋带;书写时手抖,并有越写越小的倾向,称为"小写症"。

(3)强直:多从一侧肢体近端开始,逐渐延至远端、对侧和全身的肌肉。当作被动运动时,增高的肌张力始终保持一致,有均匀阻力,称为"铅管样强直";如老年人有震颤,在活动关节时感觉在肌张力增高中,还有停顿表现,如齿轮状活动,称"齿轮样强直";面部肌肉强直、瞬目动作减少,造成"面具脸";颈肌、躯干肌强直呈前屈姿势;行走时上肢协同摆动动作减少或消失。

(4)姿势平衡障碍:体位不稳行走时步距缩短,步态变小、变慢,常见碎步前冲,称为"慌张步态",转身困难。晚期有平衡障碍,体位不稳,容易跌倒。

(5)非运动症状包括:① 神经精神症状:如认知功能减退、焦虑、淡漠、抑郁、冲动控制障碍等;② 睡眠障碍:如日间过度睡眠、不宁腿综合征、失眠等;③ 自主神经功能障碍:如便秘、尿潴留、尿失禁、直立性低血压等;④ 感觉障碍:如疼痛、疲乏等。

(6)运动并发症主要包括:① 症状波动:包括剂末恶化和"开-关"现象。剂末恶化指每次用药的有效作用时间缩短,症状随血药浓度发生规律性波动。"开-关"现象是指老年人症状在突然缓解(开期)和加重(关期)间波动,开期常伴有异动症,关期伴有明显的无动症。② 异动症:表现为头面部、四肢或躯干的不自主舞蹈样或肌张力障碍样动作。

245. 老年帕金森病特点及观察要点有哪些?

(1)随着病情的发展,肢体挛缩、畸形、关节僵硬,逐渐失去运动功能。对于动作迟钝、步履不稳的帕金森病老年人要格外小心,避免摔倒。

(2)晚期的老年人容易出现心理障碍和智能减损。因面部表情僵硬、说话含混不清、音量降低、流涎等,有的老年人出现失眠、焦虑、抑郁、痴呆等。

(3)吞咽困难。因为咽部肌肉的协调动作发生障碍、咀嚼的速度减慢,造成进食缓慢,食物易在口腔和咽喉部堆积,如进食过快则可导致噎食和呛咳。

(4)消化系统病变:易引起胃、食管返流,老年人感到胸骨后有烧灼感。有些老年人因胃排空延迟,表现为餐后饱胀、恶心、呕吐等。

(5)免疫力下降,易感染:由于免疫功能低下,感冒经常发生,也容易罹患支气管炎、肺炎、胃肠炎等。感染、败血症是导致本病晚期死亡的重要原因。

(6)顽固性便秘:由于胃肠平滑肌过度紧张、运动缓慢、相互协调不良等所致。

(7)尿频、尿失禁、排尿困难:尤其夜间尿频是老年人的很大问题。男性老年人常合并前列腺肥大,可导致排尿困难。

(8)帕金森病晚期卧床老年人,完全丧失生活自理能力,常致压力性损伤、坠积性肺炎、吸入性肺炎。心力衰竭是晚期老年患者常见的并发症,最终可以导致死亡。

246. 老年帕金森病的护理要点有哪些?

(1)病情观察:注意观察老年人病情发展变化,定期复诊,如血压突然升高或降低、肢体震颤加重、言语障碍、不能进食、躯体强硬等,立即到医院就诊,以免耽误病情。

(2)饮食护理:① 尽量保持坐位进食、饮水,进食时动作轻柔缓慢,以免发生呛咳,必要时可给予鼻饲饮食;② 以低盐、低脂、适量蛋白质、易消化、富含多种维生素及纤维素的膳食为主,避免进食高胆固醇、辛辣、刺激的食物;③ 多吃富含酪氨酸和硒的食物,如杏仁、黑芝麻等富含酪氨酸,硒含量较高的食物有鱼类、虾等水产品,蔬菜中含硒量高的为荠菜、大蒜、蘑菇等;④ 补充足够的营养和水分,每周测体重一次,动态观察体重变化,随时调整饮食计划。

(3)用药护理:遵医嘱指导老年人正确服药,不要擅自加减药物,注意观察药效及不良反应。服用左旋多巴制剂的老年人用药应与进餐隔开,应在餐前 1 小时或餐后 1.5 小时用药。

(4)运动护理:① 疾病早期:鼓励老年人从事力所能及的家务或工作,参与各种形式的活动,坚持适当的运动锻炼;② 疾病中期:结合老年人的具体情况有计划、有目的地锻炼;③ 疾病晚期:帮助老年人采取舒适体位,保持关节功能位,定时被动活动关节,按摩四肢肌肉。

（5）日常生活护理:① 创造安全的环境,移开环境中障碍物,指导并协助老年人移动;② 行走时协助起动和终止,注意防止跌倒;③ 长期卧床老年人应定期翻身拍背,以避免发生压力性损伤和坠积性肺炎;④ 保持口腔、皮肤清洁;⑤ 保持大小便通畅。

（6）心理护理:态度和蔼、诚恳耐心地与老年人交流。正确地给予解释、暗示、鼓励和保证等心理援助,帮助老年人在独立照顾自己的最高水平上发挥作用。

（7）健康教育:向老年人及家属详细护理方面的知识和建议,做好照护指导。

247. 复方左旋多巴的副作用有哪些？服用时要注意哪些事项？

复方左旋多巴的副作用有:

（1）消化系统:常见恶心、呕吐、腹部不适等。

（2）心血管系统:可见心律失常、直立性低血压等。

（3）泌尿系统:常见尿潴留、血尿素氮升高等。

（4）神经系统:运动障碍和症状波动,运动障碍亦称"异动症",是舞蹈样、手足徐动样或简单重复的不自主动作。

服用复方左旋多巴时注意:

（1）药物需要服用数天或数周后才会见效。

（2）此类药物需要吞服,避免嚼碎药片。

（3）由于高蛋白不利于左旋多巴药物吸收,且不利其透过血脑屏障,因此,应在摄入高蛋白之前 30～60 分钟服用,避免与高蛋白食物一起服用。

（4）遵医嘱用药,避免突然停药。

（十三）脑卒中

248. 何谓脑出血？其临床表现有哪些？

脑出血指原发于脑实质内的非外伤性血管破裂出血。最常见的病因有高血压、脑动脉硬化、颅内血管畸形、颅内动脉瘤等。

脑出血的临床表现有:

（1）有长期高血压病史,常发生于 50 岁以上中老年人。

（2）发病前常无明确预感,少数有头晕、头痛、肢体麻木和口齿不清等前驱症状;多在情绪紧张、兴奋、排便或体力活动时突然起病。

（3）发病突然,在数分钟至数小时内病情发展至高峰。发病时血压明显升高,并伴有头痛、呕吐等颅内压增高表现和偏瘫、失语等局灶性神经功能缺损。

（4）由于出血部位和出血量的不同,临床表现轻重不同、表现各异。出血量小可仅表现为出血部位所对应的神经功能损害,出血量大时或部位特殊,则可立即昏迷,出现脑水肿及死亡。① 壳核出血:最常见,出血累积内囊时可出现对侧"三偏"症状,即偏瘫、偏身感觉障碍、偏盲,优势半球出血可有失语;② 丘脑出血:表现为丘脑性感觉障碍、失语、痴呆及眼球运动障碍;③ 脑桥出血:是一种危重的脑出血,常表现为突然发病,病情迅速恶化,多数在 48 小时内即可死亡;④ 小脑出血:出血后出现眩晕、共济失调等小脑功能受损表现,也可出现频繁呕吐、后枕部剧烈疼痛等,但一般不会出现肢体偏瘫症状;⑤ 脑室出血:多见于周围部位出血破入脑室的继发性脑室出血,大量出血时可使老年人昏迷;⑥ 脑叶出血:表现为头痛、呕吐、脑膜刺激征,并伴有出血所在脑叶的局灶性症状和体征。

249. 老年人脑出血的临床特征及主要观察要点有哪些？

老年人脑出血的临床特征:① 80%～90%有高血压病史,男性较女性多见;② 寒冷、排便用力、饮酒过度、情绪激动易诱发;③ 相同出血范围条件下,老年人临床表现较中青年严重,神经功能缺失严重,意识障碍多见,约 50%出现昏迷,癫痫发病率高;④ 颅内高压征不典型;⑤ 并发症多,易出现电解质紊乱、肺部感染、心肌梗死、心律失常、应激性溃疡等。

主要观察要点有:① 意识障碍及其程度。② 瞳孔的大小及对光反射有无异常。③ 生命体征:有无中枢性高热;呼吸的节律(潮式、间停、抽泣样呼吸等)、频率和深度有无异常;脉率和脉律;血压升高程度,控制血压略高于发病前水平或 180/105 mmHg 左右。④ 肢体活动有无障碍,瘫痪程度及其类型、性质和程度。⑤ 有无吞咽困难和饮水呛咳。⑥ 有无失语及其类型。⑦ 有无排便排尿障碍。⑧ 有无颈部抵抗等脑膜刺激征和病理反射。

250. 脑出血的护理要点有哪些？

（1）一般护理:① 休息与安全:环境安静,抬高床头 15°～30°,绝对卧床休息 2～4 周,躁动者必要时加保护性床栏、约束带;② 氧疗与降温:保持呼吸道通畅给氧,维持 SpO_2 在 90%以上,发热者使用冰帽、冰块物理降温;③ 饮食与排便:意识障碍、消化道出血禁食 24～48 小时,遵医嘱鼻饲流质,给予高维生素、高热量饮食,补充足够水分,卧床期间保持大小便通畅,意识障碍者留置导尿。

（2）病情观察:严密监测并记录生命体征及意识、瞳孔变化,警惕脑疝的发生。

（3）防治并发症:做好呼吸道管理,预防肺部感染;遵医嘱预防性使用 H_2 受体阻滞剂,预防应激性溃疡;通过定期变换体位,做好皮肤护理,预防压疮。

（4）用药护理：① 脱水降颅压：脑出血后 48 小时脑水肿达高峰，常用 20％甘露醇 125～250 ml 快速静滴，如合并心肾功能不全时可用呋塞米 20～40 mg 静脉注射；② 降压药：一般血压不能降得太低，降压速度也不可太快，收缩压在 180 mmHg 以内或舒张压在 105 mmHg 以内可观察而不使用降压药，以免影响脑灌注压；③ 止血药：对于高血压性脑出血不主张使用，如果是凝血机制障碍引起的脑出血或伴有消化道出血时可以使用，使用过程中应防止深静脉血栓的形成。

（5）心理调适：及时安慰鼓励患者，减轻应激反应，同时做好家属的心理疏导，通过相关知识和技能的讲解，增强与患者合作战胜疾病的勇气和信心。

（6）健康指导：做好健康教育，饮食、穿衣、如厕等生活指导，以及语言、运动和协调能力的康复训练指导。

251. 何谓缺血性脑卒中？ 其临床表现有哪些？

缺血性卒中又称脑梗死，指各种原因引起脑部血液供应障碍，导致局部脑组织缺血、缺氧性坏死，而出现相应神经功能缺损的一类临床综合征。 包括脑血栓形成和脑栓塞两大类。

缺血性脑卒中临床表现与梗死部位、受损区侧支循环等情况有关。

（1）脑血栓形成表现：起病缓慢，安静状态下发病，以偏瘫、失语、偏身感觉障碍和共济失调多见，如主干急性闭塞，可出现脑水肿和意识障碍。

（2）脑栓塞表现：起病急，多在活动中发病，无前驱症状，意识障碍和癫痫病率高，以偏瘫、失语等局灶定位症状为主要表现，并有脑外多处栓塞表现。

252. 老年人缺血性脑卒中患病特点有哪些？

（1）脑动脉粥样硬化为基本病因，糖尿病、高血压、高脂血症、吸烟和冠心病可加速老年人的脑动脉粥样硬化的进程。

（2）脑血栓形成：安静或睡眠状态发病，25％老年人发病前有肢体麻木、无力等前驱表现或短暂性脑缺血发作的表现，多累及大脑中动脉，可出现典型的"三偏"症状，如主干急性闭塞，可出现脑水肿和意识障碍。

（3）脑栓塞表现：老年脑栓塞多在活动中发病，无前驱症状，意识障碍和癫痫发病率高，并有脑外多处栓塞表现。

（4）65 岁以上无症状型脑梗死多见。

（5）并发症多，易出现肺部感染、心力衰竭、肾衰竭和应激性溃疡。

253. 缺血性脑卒中老年人的护理要点有哪些？

（1）一般护理：① 环境与体位：环境安静舒适，取平卧位；② 氧疗：间歇给氧，呼吸不畅者及早采用气管插管或气管切开术；对呼吸正常，呼吸道无明显分泌物，无抽搐以及血压正常的尽早配合高压氧舱治疗。

（2）病情观察：密切观察意识、瞳孔、生命体征、肌力、肌张力的变化，做好心电图、血气分析监测,防止低氧血症、心律失常及高血压的发生。

(3)防治并发症:做好坠积性肺炎、泌尿系感染、失用综合征的预防。

(4)用药护理:① 溶栓剂:常用尿激酶。在起病3~6小时使用可使脑组织获得再灌注,使用过程中注意观察有无皮肤黏膜及颅内出血倾向;② 抗凝剂:常用肝素及华法林,用药期间严密监测凝血时间和凝血酶原时间;③ 抗血小板聚集药:常用阿司匹林、氯吡格雷,注意不能在溶栓或抗凝治疗期间使用,除观察有无出血倾向外,长期使用阿司匹林可引起胃肠道溃疡,故有消化性溃疡者应慎用;④ 降颅压药:常用甘露醇、呋塞米、血清白蛋白。使用过程中记录24小时出入量,严密监测心肾功能。

(5)心理调适:理解同情老年人感受,鼓励安慰其表达内心情感,教会家属照顾老年人的方法和技巧,引导家属提供宽松和适于交流的氛围。

(6)健康指导:做好健康教育、饮食、穿衣、如厕生活指导和语言、运动及协调能力的康复训练指导。

254. 如何进行脑卒中风险评估？老年脑卒中三级预防目的是什么？

脑卒中风险评估:对以下8个危险因素进行评分,每一项得1分:① 高血压病史(≥140/90 mmHg)或正在服用降压药;② 心房纤颤和心瓣膜病;③ 吸烟;④ 血脂异常;⑤ 糖尿病;⑥ 很少进行体育活动;⑦ 明显超重或肥胖(BMI≥26 kg/m^2);⑧ 有脑卒中家族史。高危是指既往有脑卒中或短暂性脑缺血发作(TIA)病史的老年人,或40岁以上、脑卒中风险评估≥3分。

老年脑卒中三级预防的目的:通过康复训练减轻疾病进一步发展或减少并发症。

255. 缺血性脑卒中后康复护理要点有哪些？

(1)语言训练:可针对老年人听、说、读、写、复述等障碍给予相应的简单指令训练、口颜面肌肉发音模仿训练、复述训练,口语理解严重障碍的老年人可以试用文字阅读、书写或交流板进行交流。训练时护士应仔细倾听,善于猜测询问,为老年人提供诉说熟悉的人或事的机会。同时要对家属做必要指导,为老年人创造良好的语言环境。

(2)运动训练:运动功能的训练一定要循序渐进,对肢体瘫痪的老年人在康复早期即开始做关节的被动运动,幅度由小到大,由大关节到小关节,以后应尽早协助老年人下床活动,先借助平衡木练习站立、转身,后逐渐借助拐杖或助行器练习行走。

(3)协调训练:协调能力训练主要是训练肢体活动的协调性,先集中训练近端肌肉的控制力,后训练远端肌肉的控制力,训练时要注意保证老年人的安全。

(4)吞咽功能训练:对有吞咽障碍的老年人建议应用口轮匝肌训练、舌运动训练、增强吞咽反射能力的训练、咽喉运动训练、空吞咽训练、冰刺激、神经肌肉电刺激等方法进行吞咽功能训练。吞咽评估之后可以采用改变食物性状和采取代偿性进食方法（如调整姿势和手法等）以改善老年人吞咽状况。

（十四）老年瘙痒症

256. 何谓老年瘙痒症？分哪几种类型？

老年皮肤瘙痒症是指发生于老年人的，无原发性皮肤损害、又无明显瘙痒性系统性疾患的瘙痒。

老年瘙痒症的主要类型有：

（1）皮肤病引起的瘙痒：指湿疹、皮肤干燥症、脂溢性皮炎、神经性皮炎、荨麻疹、药疹、疥疮、瘢痕疙瘩、皮肤 T 细胞淋巴瘤等皮肤病引起的瘙痒。

（2）药物引起的瘙痒：指阿司匹林、阿片类药物、多黏菌素 B 等药物直接诱导炎症介质释放而引起瘙痒，或如青霉素、磺胺、红霉素、氯丙嗪、雌激素等药物直接引起瘙痒。

（3）尿毒症性瘙痒：指慢性肾衰竭老年人出现慢性全身性或局限性瘙痒，又称肾性瘙痒。

（4）胆汁淤积性瘙痒：指严重的肝脏疾病，如原发性胆汁性肝硬化、梗阻型胆总管结石、胆管癌等引起的瘙痒。

（5）恶性肿瘤相关性瘙痒：指如皮肤 T 细胞淋巴瘤、霍奇金病、非霍奇金病、慢性淋巴细胞性白血病等老年人出现的瘙痒，且顽固瘙痒老年人提示预后不良。

（6）精神性瘙痒：指因精神因素，如精神紧张、情绪激动、抑郁焦虑、条件反射等引起或加重的瘙痒。

（7）不明原因的瘙痒：指有些老年人经询问病史、体检、实验室检查及影像学检查均不能找到原因的慢性瘙痒。

257. 老年瘙痒症的临床表现有哪些？

老年瘙痒症分为全身性瘙痒症和局限性瘙痒症。主要表现为：

（1）全身性瘙痒症：① 瘙痒从一开始局限于一处，并逐渐扩展至全身。瘙痒呈阵发性，也可为持续性，通常夜间显著；饮酒、情绪变化、接触物质甚至某些暗示均可引起瘙痒发作或加重；② 老年人皮肤增厚、抓痕、血痂、色素沉着、湿疹样变化和苔藓化，并可出现继发感染而形成毛囊炎、脓疱疮、淋巴管炎等；③ 瘙痒严重影响睡眠，饮食等，老年人可出现头晕、精神抑郁及食欲不振等神经衰弱表现。

（2）局限性瘙痒症：临床上根据瘙痒部位不同分为肛门瘙痒、阴囊瘙痒、女阴瘙痒、头部瘙痒、小腿瘙痒等，局部皮肤表现为粗糙肥厚、抓痕、血痂。

258. 老年瘙痒症护理要点有哪些？

（1）皮肤护理：保持皮肤完整性，预防皮肤抓破感染，尽量避免瘙抓，瘙痒难忍时，用指腹按摩代替抓痒，平时保持老年人的指甲平、短、清洁；衣服宜宽大、松软，内衣选用棉织品或丝织品；洗澡不应太勤，每周洗澡 1～2 次即可；不可用碱性太强的肥皂或摩擦过多，浴水温度以 35～37℃ 为宜。

（2）饮食护理：应禁烟酒，少食辛辣食物，饮食宜清淡，多食蔬菜水果或服用一定的维生素 C、维生素 E。冬季适量摄入高脂肪食物可以预防皮肤瘙痒症的发生，并且脂肪食物有利于维生素 A 和维生素 E 的摄入。

（3）心理护理：要耐心地倾听老年人诉说，建立相互信任的护患关系，给他们同情与关心，在取得老年人信任的基础上，鼓励其树立信心，消除紧张情绪。

（4）排泄护理：保持大便通畅。便秘常是瘙痒发生的原因之一，要多食蔬菜水果，多喝水，保持大便通畅，将体内积蓄的有毒物质及时排泄。瘙痒与情绪睡眠也有密切的关系，应怡养性情，避免发怒和急躁，以减轻瘙痒。

（十五）老年性白内障

259. 何谓老年性白内障？分哪几种类型？

老年性白内障是晶状体老化过程中逐渐出现的退行性改变，出现进行性加重的视力障碍、视物模糊，甚至失明。老年性白内障是老年人的常见致盲眼病。

老年性白内障分为 3 种类型：皮质性、核性以及后囊下性，以皮质性白内障为最常见。

260. 老年性白内障的临床表现与并发症有哪些？

（1）老年性白内障的临床表现：视力呈渐进性无痛性减退，严重者仅存光感，眼前出现固定不动的黑点亦可有单眼复视或多视、屈光改变等症状。

（2）老年性白内障的并发症：① 急性闭角型青光眼：眼压急剧升高，眼部混合性充血，极浅的前房，有散大而固定的瞳孔；② 晶状体过敏性葡萄膜炎：有眼痛、发红及视力减退史，眼压急剧升高，角膜水肿，房角开放，可能出现前房积脓，持续一段时间后，可形成周边虹膜前粘连及虹膜后粘连；③ 晶状体溶解性青光眼：是一种继发性开角型青光眼，有视力减弱的长期白内障病史，突然发病，眼痛、结膜充血、视力锐减，伴同侧头痛，同时伴有全身症状，如恶心、呕吐、眼压急剧升高等。

261. 老年性白内障的预防措施有哪些?

(1) 避开强光紫外线:强光特别是太阳光紫外线对晶体损害较重,照射时间越长,患白内障的可能性越大。建议老年人晴天外出时戴大檐帽和深色墨镜。

(2) 避免机体缺水:水分在眼内的晶状体代谢和保持透明过程中起着重要作用。老年人体内缺水是导致晶体变浊的原因之一。因此,要养成多饮水、多吃水果的习惯。

(3) 补充蛋白质:蛋白质和维生素 A 缺乏时可引起角膜病变、白内障、夜盲症等。老年人饮食应注意营养,多吃瘦肉、鱼类、蛋类,以及多吃乳类和大豆制品。

(4) 补足维生素和微量元素:缺乏维生素 B_2 可产生白内障;微量元素也参与眼睛内各种物质的合成。维生素 C 能减弱光线对晶状体的损害,具有防止老年性白内障形成的作用。含维生素 C 丰富的食品有新鲜蔬菜和水果;含维生素 B 类和微量元素丰富的食物有豆类、肉类、蛋类、鱼类,以及花生、小米、动物内脏、牡蛎、米糠、大白菜、萝卜等。

(5) 避免视力过度疲劳:用眼应以眼睛不觉得疲倦为度,应注意正确的用眼姿势和距离,光源要充足。

(十六) 老年性聋

262. 何谓老年性聋?

老年性聋是指随着年龄的增长,双耳听力进行性下降,高频音的听觉困难和语言分辨能力差的感应性耳聋,重者可致全聋的一种老年性疾病,同时还伴有眩晕、嗜睡、耳鸣、脾气较偏执等。

263. 老年性聋的临床表现有哪些?

(1) 双侧听力进行性下降:可以先为一侧听力下降,而后发展为两侧。以高频听力下降为主,对高频声响不敏感,随着病情发展至后期,对中低频的声响亦感到困难。

(2) 言语识别能力下降:老年人能听到声音但分辨不清言语,中、重度老年性聋言语识别率与纯音听力改变不同步的下降。

(3) 声音定向能力下降:老年人分辨不出声音来源的方向,这与老年人感觉器官敏感性降低、反应迟钝有关,双耳听力严重不对称者声音定向能力更差。

(4) 重振现象:即随着声音强度逐渐增加,老年性聋老年人感到响度增加患耳快于正常耳,从而对增强的声响程度难以忍受,表现为小声说话听不到,但大声说话又觉得太吵闹。

（5）耳鸣：老年人可以伴有不同程度的耳鸣，多为持续性的高调耳鸣。开始为间歇性，仅于夜深人静时出现，以后逐渐加重，可持续终日。

（6）眩晕：伴随老年性聋的出现，老年人有头晕、眼花的症状。

264. 如何指导老年人正确使用助听器？

（1）凡是有残余听力的老年人，如无医学上的不宜症状，都可以选配助听器，"选配"是根据测试耳朵的听力损失程度选择助听器，不能随便购买。

（2）因为佩戴助听器还受到各种因素的制约，所以助听器需要"验配"，是指在专业技术人员的指导下选择适合自己听力状况的助听器。

（3）开始使用助听器所听到的声音和原有听力听到的声音存在差异，需要适应一个阶段。适应期一般需要 1～3 个月。

（4）佩戴最初阶段需要有耐心，学会排除不需要的外界嘈杂声音；佩戴时间应慢慢加长，音量一开始应调小些，待习惯后再逐渐加大。

（5）混合性耳聋、神经性耳聋的老年人对声音的分辨力较差，除需使用高清晰度及带特殊电路的助听器外，还需要一个训练过程，越早佩戴助听器所需的适应时间越短。

（6）注意保持助听器清洁、干燥，避免受潮、受热、浸水，以及跌落、碰撞或震荡；助听器长期不用时，应将电池取出，以避免电池液漏出损坏助听器。

七、老年急症照护

265. 老年人突发呼吸困难时如何照护？

（1）保持呼吸道通畅：评估判断引起呼吸困难的原因、呼吸困难的类型及严重程度，并采取各种措施，保持呼吸道通畅。

（2）体位与休息：协助老年人取半卧位或坐位身体前倾；为减少体力消耗，降低氧耗量，老年人需卧床休息，并尽量减少自理活动和不必要的操作。

（3）合理给氧：氧疗是低氧血症老年人的重要处理措施，需根据其基础疾病、呼吸困难的类型和缺氧的严重程度选择适当的给氧方法和吸入氧浓度。

（4）促进有效通气：指导Ⅱ型呼吸衰竭的老年人进行缩唇呼吸，通过腹式呼吸时膈肌的运动和缩唇呼吸促使气体均匀而缓慢地呼出，以减少肺内残气量，增加有效通气量，改善通气功能。

（5）监测生命体征：观察老年人神志，关注缺氧及呼吸困难状况是否改善、有无二氧化碳潴留，关注血氧饱和度、血气分析、水电解质、酸碱平衡等指标。

（6）用药护理：遵医嘱使用支气管舒张剂、呼吸兴奋剂等，观察药物疗效与不良反应。使用呼吸兴奋剂时应保持呼吸道通畅,适当提高吸入氧浓度,静滴时速度不宜过快,注意观察呼吸频率、节律、神志变化以及动脉血气的变化,以便调节剂量。

(7) 心理护理:老年人因呼吸困难、预感病情危重、可能危及生命,常会产生紧张、焦虑情绪,应多了解和关心老年人的心理状况,安慰老年人,保持情绪稳定。

266. 何谓肺栓塞? 其观察要点有哪些?

肺栓塞是以各种栓子阻塞肺动脉或其分支为其发病原因的一组以肺循环和呼吸功能障碍为主要临床表现的临床综合征,当栓子为血栓时称为肺血栓栓塞症。肺动脉发生栓塞后,如其所支配的肺组织因血流受阻或中断而发生坏死,称为肺梗死。

根据肺栓塞的临床特点,观察要点有:

(1) 症状:① 不明原因的呼吸困难:多于栓塞后即刻出现不明原因的呼吸困难及气促,尤以活动后明显,呼吸频率>20 次/分;② 胸痛:包括胸膜炎性胸痛或心绞痛样疼痛;③ 晕厥:可为肺栓塞的唯一或首发症状,表现为突然发作的一过性意识丧失;④ 烦躁不安、惊恐,甚至濒死感;⑤ 咯血:常为小量咯血,呼吸困难、胸痛和咯血同时出现时称为"肺梗死三联征";⑥ 咳嗽、心悸等。

(2) 体征:① 呼吸系统:以呼吸急促最常见;② 循环系统:包括心动过速、血压变化,严重时可出现血压下降甚至休克,颈静脉充盈或搏动,肺动脉瓣区第二音亢进或分裂,三尖瓣区收缩期杂音;③ 其他,可伴发热,多为低热。

(3) 深静脉血栓形成的表现:如肺栓塞继发于下肢静脉血栓形成,可伴有患肢肿胀、周径增粗、疼痛或压痛、皮肤色素沉着,行走后患肢易疲劳或肿胀加重。

267. 何谓主动脉夹层? 其观察要点有哪些?

主动脉夹层又称主动脉夹层动脉瘤,是指由于主动脉内膜撕裂后,腔内的血液通过内膜破口进入主动脉中层形成夹层血肿,并沿血流长轴方向扩展,形成动脉真、假腔病理改变的严重主动脉疾病。50~70 岁为高发年龄。主动脉夹层的临床特点为急性起病,突发剧烈疼痛、高血压、心脏表现及其他脏器或肢体缺血症状等。

主动脉夹层的观察要点有:

(1) 疼痛观察:绝大多数老年人以胸背部撕裂样疼痛为首发症状就诊。老年人突发心前区、腰背部或腹部剧烈性疼痛,呈撕裂状、刀割样或烧灼感,持续时间长,其特点为转移性,使用吗啡不能缓解。严密观察并记录疼痛的性质、持续时间、部位、程度以及疼痛较前是否减轻或缓解。

(2) 严密观察血压:老年人发病时血压显著增高,两上肢或上下肢血压相差较大。迅速降低血压及左心室收缩力,以减少对主动脉壁的冲击力,是有效抑制主动脉夹层剥离、继续扩展的关键措施。应在较短时间内把收缩压平稳控制在 110～120 mmHg 的理想水平。

(3)心血管症状的观察:突发的主动脉瓣关闭不全杂音或胸、颈、腹部收缩期血管杂音或包块,特别是剧痛后出现,是本病的特征之一。应注意观察心率、心律,观察心电图和心肌酶的动态变化等。

(4)压迫症状的观察:① 神经症状的观察:观察老年人意识、瞳孔、肢体活动及是否出现头晕、晕厥、肢体麻木等症状变化;② 消化系统症状观察:夹层累及肠系膜上动脉时,老年人可出现腹痛、便血,甚至发生肠坏死;③ 肢体缺血症状观察:累及腹主动脉或髂动脉可表现急性下肢缺血,发生脉搏减弱或消失、肢体发凉和发绀等表现;④ 尿量观察:夹层累及肾动脉时会发生肾供血不足,出现少尿甚至肾衰竭,应严密观察尿量变化并做好记录。

268. 何谓高血压急症? 其观察要点有哪些?

高血压急症是指血压短时间内严重升高,通常收缩压＞180 mmHg 和/或舒张压＞120 mmHg,并伴发急性进行性心、脑、肾等重要靶器官功能不全的表现。

高血压急症的观察要点有:

(1)严密监测血压:① 根据血压变化及时调整降压药物(＞60 岁老年人的收缩压目标为降至 150 mmHg 以下,如能耐受,还可进一步将至 140 mmHg 以下);② 降压速度不宜过快,需遵循高血压急症的总体降压节奏;③ 降压过程中密切观察患者病情变化,尤其关注有无脑低灌注及直立性低血压的发生。

(2)症状与体征的观察:① 有无剧烈头痛,可伴有面色苍白、恶心呕吐、视力障碍、多汗;② 有无胸闷、心悸、心率加快(＞100 次/分);③ 有无手足震颤、尿频、鼻出血和精神神经方面的异常。

(3)靶器官急性损害的表现观察:① 眼底改变:眼底检查可见视网膜出血、渗出,视乳头水肿,视力模糊,甚至视力丧失;② 急性心力衰竭:老年人出现胸闷、气急、呼吸困难,甚至咯粉红色泡沫痰;③ 进行性肾功能不全:老年人出现少尿、无尿、蛋白尿,血浆肌酐和尿素氮增高;④ 脑血管意外:一过性感觉障碍、偏瘫、失语,严重者烦躁不安或嗜睡;⑤ 高血压脑病:剧烈头痛、恶心呕吐,可伴有精神神经症状。

269. 何谓急性心力衰竭? 其典型表现有哪些?

急性心力衰竭是指急性发作或加重的左心功能异常所致的心肌收缩力降低、心脏负荷加重,造成急性心排血量骤降、肺循环压力升高、周围循环阻力增加,引起肺循环充血而出现急性肺淤血、肺水肿,并可伴组织、器官灌注不足和心源性休克的临床综合征,以左心衰竭最为常见。

急性心力衰竭的典型表现如下：

（1）早期表现：原来心功能正常的老年人出现原因不明的疲乏或运动耐力明显减低，以及心率增加 15～20 次/分，可能是左心功能降低的早期征兆。继续发展可出现劳力性呼吸困难、夜间阵发性呼吸困难、不能平卧等。

（2）急性肺水肿：老年人表现为突然剧烈气喘、被迫坐起、喘息不止、烦躁不安并有恐惧感，呼吸频率可达 30～40 次/分，频繁咳嗽并咯出大量粉红色泡沫样血痰，听诊两肺布满湿啰音和哮鸣音，心率快，心尖部常可闻及奔马律。

（3）心源性休克：主要表现为持续性低血压，老年人面色灰白或发绀、大汗、皮肤湿冷、尿量减少甚至无尿、意识障碍等。

270. 上消化道出血的护理要点有哪些？

（1）体位与保持呼吸道通畅：大出血时取平卧位并将下肢略抬高，以保证脑部供血；呕血时头偏向一侧，防止窒息或误吸；必要时用负压吸引器清除气道内的分泌物、血液或呕吐物，保持呼吸道通畅；给予吸氧。

（2）治疗护理：立即建立两条静脉通道；配合医生迅速、准确实施输血、输液、各种止血治疗及用药等抢救措施，并观察治疗效果及不良反应；准备好急救用品、药物。

（3）饮食护理：急性大出血伴恶心、呕吐者应禁食。

（4）心理护理：观察有无紧张、恐惧或悲观、沮丧等心理反应；解释安静休息有利于止血；经常巡视，增加陪伴，建立安全感；呕血或黑便后及时清除血迹或污物，以减少不良刺激。

（5）病情监测：① 监测生命体征、精神意识状态、皮肤甲床色泽，准确记录出入量、呕吐物和粪便的性质、颜色及量、实验室指标等；② 周围循环状况的观察：可采用改变体位测量心率、血压，以及观察症状和体征估计出血量，如平卧位转变为半卧位时心率增加 10 次/分，血压下降幅度 15～20 mmHg，并出现头晕、出汗甚至晕厥，则表示血容量不足；③ 出血量的估计、继续或再出血的判断；④ 原发病的观察。

（6）必要时做好内镜手术以及转运准备。

271. 何谓脑卒中？如何早期识别？

脑卒中又称脑血管意外，是指急性起病，由于脑局部血液循环障碍所导致的神经功能缺损综合征，包括缺血性卒中和出血性卒中两大类。缺血性包括短暂性脑缺血发作（TIA）和脑梗死，出血性包括脑出血和蛛网膜下腔出血。

脑卒中的先兆症状是指在脑卒中发生之前数小时至一个月内老年人可能出现的各种症状，主要包括：① 身体一侧或双侧，上肢、下肢或面部出现无力、麻木或瘫痪；② 单眼或双眼突发视物模糊，或视力下降或出现复视；③ 言语表达困难或理解困难，如说话吐字流涎或不清楚；④ 头晕目眩、失去平衡，步态不稳或意外摔倒;⑤ 突然剧烈头痛或头痛的方式意外改变,这是出血性脑卒中最为明显的征兆;此外一过性黑蒙是脑卒中的早期信号,主要表现为老年人突然出现眼前发黑,数秒钟或数分钟恢复。

272. 如何识别并处理老年人低血糖症?

低血糖症是一组多种病因引起的以静脉血浆葡萄糖(简称血糖)浓度过低,低于 2.8 mmol/L,临床上以交感神经兴奋和脑细胞缺糖为主要特点的综合征。

(1)低血糖症临床表现有:① 交感神经兴奋症状:出汗、饥饿、心慌、紧张、焦虑、软弱无力、面色苍白、心率加快、四肢冰凉、收缩压轻度升高等;② 脑功能障碍症状:精神不集中、思维语言迟钝、头晕、嗜睡、视物不清、步态不稳,甚至出现幻觉、躁动及昏迷。

(2)低血糖症的处理措施:① 绝对卧床休息;② 迅速补充葡萄糖,立即给予50%葡萄糖注射液 20 ml 静脉注射,15 分钟后测量血糖,如低于 3.9 mmol/L,继续给予50%葡萄糖注射 60 ml,或静脉滴注 10%葡萄糖注射液,并且应继续监测血糖 24～48 小时;③ 密切观察病情,注意低血糖诱发的心脑血管疾病。

273. 对老年人跌倒如何进行紧急处理?

(1)检查确认伤情:① 询问:老年人跌倒后记忆情况、有无疼痛主诉;② 检查:意识、生命体征警惕内出血及休克征象;检查瞳孔及对光反射、肢体活动情况,有无口角歪斜、言语不清,警惕脑出血;查看有无肢体疼痛、畸形、关节异常、肢体位置异常等提示骨折情形,有无腰、背部疼痛、双腿活动或感觉异常及大小便失禁等提示腰椎损害情形,不能随便搬动。

(2)正确搬运:如需搬动保证平稳,尽量保持平卧姿势。

(3)有外伤、出血者,立即止血包扎并进一步观察处理。

(4)查找跌倒危险因素,评估跌倒风险,制订防治措施及方案。

(5)对跌倒后意识不清的老年人,应特别注意:① 有呕吐者将头偏向一侧,保持呼吸道通畅;② 有抽搐者,必要时使用牙垫、软枕,防止舌咬伤、碰擦伤,注意保护抽搐肢体,防止肌肉、骨骼损伤;③ 如发生呼吸、心脏骤停,立即行 CPR。

274. 老年人窒息的识别与噎食的应急处理?

窒息是人体在呼吸过程中由于某种原因受阻或异常,所产生的全身各器官组织缺氧、二氧化碳潴留而引起的组织细胞代谢障碍、功能紊乱和形态结构损伤的病理状态。部分气道阻塞时,可出现剧烈咳嗽,咳嗽间歇有哮鸣音,面色深紫,呼吸困难;气道完全阻塞造成吸气性呼吸困难,如抢救不及时,很快发生低氧、高碳酸血症和脑损伤,最后导致心动过缓、心脏骤停而死亡。窒息是危重症最重要的死亡原因之一。

（1）窒息的识别：老年人出现以下任何一条表现时应考虑窒息。① 老年人突然出现呼吸极度困难或呼吸带有杂音；② 欲用力咳嗽而咳嗽不出，失声，口唇、颜面、皮肤青紫；甚至出现昏迷或半昏迷状态，呼吸逐渐变慢而微弱；③ 老年人发生噎食时表现为进食时突然不能说话，并出现窒息痛苦表情，用手按住颈部或胸前，并用手指口腔。

（2）噎食的应急处理：① 立即停止进食，让老年人上身向前倾，在老年人肩胛骨之间由下向上快速连续拍击，使阻塞食物咳出，同时清除口腔剩余食物；② 对于窒息老年人，可采用海姆利克急救法进行紧急处理。

立位腹部冲击法：适用于意识清醒的老年人。抢救者站在老年人背后，双手环绕老年人腰间，一手握拳，拳心向内按压于老年人肚脐和剑突之间，另一手握住握拳之手，连续快速的向内上方推压冲击，反复有节奏、有力地进行，以形成的气流将阻塞食物冲出。

卧位腹部冲击法：适用于昏迷倒地的老年人。老年人采取仰卧位，抢救人员两腿分开骑跨在老年人大腿外侧地面上，双手叠放于手掌根压在老年人腹部正中肚脐上部位，两臂伸直，进行冲击性地、快速向上、向下推压冲击 6～10 次，然后查看口腔有无食物，如有食物用手抠出。

直接胸部冲击法：对于心搏骤停、身体肥胖的老年人可行直接胸部冲击法，老年人去枕仰卧位，动作同心肺复苏，进行冲击性地快速胸外按压，既可以对气道内阻塞物进行冲击，又可以对心脏按压起到心肺复苏的效果。

275. 如何初步处理老年人局部烫伤？

烫伤是由高温液体、高温固体或高温蒸汽等所致损伤。老年人由于衰老导致皮肤的触觉、痛觉和温度觉减弱，对热的耐受性降低，易导致不同程度的烫伤。一旦发现老年人烫伤，应立即脱离损伤环境，让受伤部位迅速降温。处理流程如下：

（1）用流动的冷水（5～20℃）冲洗患处约 20～30 分钟，以快速降低皮肤温度；不能流动冲洗的，可用湿冷毛巾覆盖烫伤部位使其冷却。注意避免使用冰或冰水，因其可能加重损伤程度，可能导致凝血功能障碍等不良事件发生。

（2）脱掉患处衣物，不方便脱掉时，可直接用剪刀剪开衣服，尽量避免将伤口水泡弄破，若有粘住部分先予以保留，勿用蛮力撕扯，避免摩擦表皮引起破溃，加重皮肤损伤。

（3）最好将患处继续浸泡在 5～20℃冷水中至少 15 分钟，以减轻疼痛，稳定情绪，但对大面积烫伤者，应避免过长时间浸泡，防止体温流失。

（4）烫伤部位发生水泡时，尽量不要弄破水泡，局部涂烫伤药膏，保持干燥，不可自行使用酱油、食醋、牙膏等偏方。

（5）对于颜面部、生殖器、会阴部烫伤，或者大面积烧烫、严重烫伤，以及烫伤合并其他疾病者，用干净的毛巾或纱布覆盖伤口，及时转院治疗。

276. 如何对老年人猝死进行判断与心肺复苏？

猝死是指各种原因引起的出乎意料的突然死亡，是临床上最危急、最凶险的情况，表现为呼吸、心搏的骤停，主要为心脏性猝死。老年人容易发生心源性、肺源性以及因食物或痰阻塞窒息导致的猝死。

老年人猝死判断：① 判断有无意识丧失：轻拍老年人双肩，对其双耳大声呼唤"喂喂，你怎么了？"看其有无反应来判断是否存在有意识丧失。如果发现老年人意识丧失，应立即呼救，争取协助，再进一步判断其生命体征；② 判断有无心跳：一般用示指和中指指腹触摸老年人喉结一侧旁开两指宽的颈动脉位置，检查有无颈动脉搏动，以此来判断老年人有无心跳停止；③ 判断有无呼吸：观看老年人的胸廓有无起伏，判断有无自主呼吸；④ 若有条件行心电图检查。如老年人一无意识、二无心跳、三无呼吸，即可判断为猝死，需立即采取心肺复苏术。

心肺复苏紧急处理：

心肺复苏（cardio-pulmonary resuscitation，CPR）是指对心脏骤停的老年人给予循环和呼吸支持，可分为基础生命支持和高级生命支持。基础生命支持是指专业或非专业人员对心脏骤停老年人进行的徒手抢救，包括开放气道、人工通气、胸外按压和电除颤。高级生命支持是指由专业人员应用器械和药物对呼吸心脏骤停老年人进行抢救，包括建立静脉通道、呼吸机机械通气、纠正心律失常及药物治疗等。

基础生命支持的基本环节包括：

（1）早期识别和启动应急反应系统：早期识别：在现场安全前提下，迅速（10 秒内）查看判断老年人有无反应以及呼吸，对任何无反应、无呼吸或非正常呼吸（临终喘息或抽搐）的老年人，启动应急反应系统（施救者在不离开老年人身边的情况下可以拨打手机，如果旁边有人，可呼唤请求支援，启动紧急医疗服务，取来除颤仪）；判断老年人颈动脉搏动消失（10 秒内），安置按压体位（老年人仰卧于平坦坚硬地面/床面，头颈躯干呈一条直线，双手放于身体两侧），即刻开始心肺复苏。

（2）先给予电击还是先进行心肺复苏：对于心脏骤停的老年人，如能立即取得除颤仪，应尽快给予电除颤；若在未受监控的情况下发生心脏骤停，或不能立即取得除颤仪时，应立即开始心肺复苏；取得除颤仪，尽快进行除颤。

（3）胸外按压：① 按压部位：胸骨中下 1/3 处（男性一般为两乳头连线的中点）；② 按压方法：左手掌根放于按压部位，右手掌跟置于左手手背，紧握左手手指（手指应离开胸廓），双肘伸直，双肩在胸骨正上方，以肩关节为轴心，用身体重力下压,按压与抬举的时间比例为1:1,抬举时应完全放松,让胸廓完全回弹,但掌根不能离开胸骨,以免移动位置,需要快速用力按压;③ 按压频率:100～120次/分;④ 按压胸骨深度:5～6 cm;按压过程中尽量减少中断(限制在10秒以内);⑤ 按压:通气比:无论单人或双人复苏,按压与吹气比例是30:2;⑥ 有2名以上施救者时,每2分钟按压更换一次按压者,替换时间不超过5秒,非专业人员可单纯胸外按压。

(4) 开放气道:可用仰头举颏法和推举下颌法,如有颈椎损伤只能用后者。① 仰头举颏法:将一只手置于老年人的前额,轻压老年人的头部使后仰,将另一只手的食指和中指指尖放于老年人颏骨的下方,提起下颏开放气道,使口角和耳垂连线与地面垂直,并清除口腔异物和活动假牙;② 推举下颌法:对怀疑颈椎损伤的老年人,应使用双手推举下颌法开放气道,避免颈部移位。

(5) 人工通气:可用口对口呼吸,口对屏障通气,如面罩、面罩—气囊通气。潮气量500～600 ml,吹气时间1～2秒,可见到胸廓抬起。一旦置入高级气道,2名施救者不必因通气而暂停胸外按压,通气频率每6秒通气一次(10次/分),应避免过度通气。

(6) 快速除颤:应越快越好,除颤后立即继续胸外按压,应尽量缩短电击与按压停止之间的时间间隔。

(7) 判断复苏效果:每2分钟检查一次脉搏。如老年人面色转红润,瞳孔缩小,光反射恢复,心音及大动脉搏动恢复,平均动脉压≥60 mmHg,自主呼吸恢复,进一步生命支持。如未恢复,继续上述操作。

八、老年日常生活康复照护

277. 对认知功能障碍老年人如何开展进食训练?

认知是认识和知晓事物过程的总称。包括感知、辨别、记忆、学习、注意、理解、推理和判断方面的能力。认知是大脑为解决问题而摄取、储存、重整和处理信息的基本功能。

认知功能障碍老年人常常出现的进食问题有:① 开始进食困难:表现为拒绝或厌恶食物,进食时激烈反抗,拒绝进食帮助;② 维持关注困难:表现为进食时注意力不集中或意识不清醒;③ 缺乏进食意识:表现为老年人无法从盘子里取出食物放进口中,或者喂饭将食物保留在口中,缺乏自主进食的行为能力;④ 咀嚼食物困难:表现为含住食物或出现无效咀嚼;⑤ 吞咽食物困难。

对这类老年人进行进食训练时要注意以下几点:

(1) 评估认知障碍和影响进食的因素。

（2）调整就餐环境：保证安静免打扰，去除环境中的无关刺激；调整进食体位，能坐不躺；保持适合的照明、舒适的湿度和良好的通风。

（3）精心准备餐具和食物：彩色餐具增加区分度；餐具和食物放置在桌面上方便老年人获取；准备老年人喜欢的食物。

（4）调整照护者的行为：给予老年人良好的协助，加强语言提示和鼓励、正性反馈、恰当的表扬和鼓励、给予老年人充足的摄食时间；若进食过程中出现疲劳，可短暂休息；提醒老年人有不同种类的食物，引导老年人按顺序进食；若老年人拒绝进食，照护者尽可能找出原因并解决；不能独立进食者，可采取他人喂食的方式并尽可能让其摄取足够的食物。

278. 对口腔期吞咽功能障碍的老年人如何开展进食训练？

老年口腔期吞咽功能障碍是指食物进入口腔通过牙齿的咀嚼磨碎和舌头的运动形成食团运送到咽部的过程发生障碍。对这类老年人的进食训练有：① 加强唇舌操、咀嚼等运动及力量训练，提高唇部闭合和食物成团、转运能力；② 感觉的综合刺激训练：比如冷热温度刺激、酸甜味觉刺激、压力和摩擦的训练；③ 食物性状的调配、进食的一口量及进食速度的控制。

279. 对咽期吞咽功能障碍的老年人如何开展进食训练？

食团通过反射运动由咽部向食管移动的过程为吞咽功能的咽期。食团进入咽部舌根挤压咽后壁，喉部抬高，喉腔封闭，会厌下倾，食道入口括约肌松弛，咽部收缩将食团送入食道。

对老年咽期吞咽功能障碍的进食训练有：① 颈部放松训练；② 咽部寒冷刺激，加强感觉输入；③ 通过有效咳嗽和呼吸训练，避免发生误吸；④ 门德尔松吞咽；⑤ 反复提醒老年人完成咀嚼、吞咽动作；⑥ 利用吞咽姿势调整和吞咽代偿方法解决食物残留。

280. 怎样为压力性尿失禁女性老年人进行康复护理？

压力性尿失禁是指喷嚏、咳嗽、大笑或运动等腹压增高时出现不自主的尿液自尿道口漏出。

对压力性尿失禁女性老年人的康复护理有：① 生活方式干预：避免或减少腹压增加的活动，注意戒烟，减轻体重，减少饮用含咖啡因的饮料；② 盆底肌训练：评估盆底功能障碍的类型，在专业人员的指导下进行训练；③ 盆底电刺激：适用于不能主动收缩盆底肌者；④ 治疗便秘等慢性腹压增高的疾病；⑤ 药物治疗：对于雌激素水平明显下降的女性阴道局部雌激素治疗。

281. 怎样为充盈性尿失禁男性老年人进行康复护理？

充盈性尿失禁是膀胱尿液充盈到一定压力时即不自主溢出少量尿液的现象。对充盈性尿失禁男性老年人康复护理：① 尿失禁的评估：评估老年人尿失禁的次数、量、性质、时间；② 间歇性导尿的应用：监测残余尿量，大于

100 ml 的制定间歇性导尿计划;③ 保证液体的摄入量,避免因为害怕尿失禁而减少液体摄入带来的尿道感染。尽量在日间完成摄入计划,夜间相对限制饮水;④ 皮肤护理:保持皮肤清洁干燥,必要时使用外置集尿器;⑤ 治疗下尿道的原发病,防治便秘;⑥ 盆底肌训练:加强盆底肌训练,提高控尿能力;⑦ 疾病知识教育:加强疾病知识教育,慎用腹压排尿,预防上尿路并发症;⑧ 心理护理:做好心理护理,减轻焦虑抑郁,树立康复的信心。

282. 老年神经源性肠导致的排便功能障碍有哪些?

神经源性肠是指支配肠道的中枢或周围神经结构受损或功能紊乱导致的排便功能障碍,主要表现为大便排空困难和大便失禁。临床上根据骶髓反射是否存在将排便障碍分为:

(1)反射性大肠:主要表现为便秘。护理目标是养成规律的排便习惯,减少由于便秘导致的并发症,如肛裂、痔疮等。反射性大肠的护理技术包括指力刺激、腹部按摩、肠道功能训练等。

(2)弛缓性大肠:与反射性大肠不同,排便中枢被破坏,因此无法依靠肠蠕动实现主动排便。通常表现为大便失禁。护理目标是保持成形大便,减少大便失禁的次数,养成规律排便习惯。弛缓性大肠的护理技术包括手指挖便、肠道功能训练等。

283. 如何使用直肠刺激技术辅助老年人排便?

直肠刺激可缓解神经肌肉痉挛,诱发肛门直肠发射,促进结肠尤其是降结肠的蠕动。具体方法:

(1)评估老年人的饮水、进食量、运动、肛门周围皮肤、有无痔疮和肛裂及肛门部手术。

(2)指导老年人取左侧卧位,脱裤暴露肛门,臀下垫巾单。

(3)食指或中指戴指套,涂润滑油后缓慢插入直肠,沿直肠壁做环形运动并缓慢牵张肠管,诱导排便反射。

(4)每次刺激 1 分钟,间隔 2 分钟后可以再次进行。

284. 如何指导偏瘫老年人穿衣、穿裤、穿袜?

首先评估偏瘫老年人的身体状况、自理能力、肌力、肌张力和关节活动度等,进行针对性的穿衣指导。穿衣原则:先穿患侧,再穿健侧。

(1)穿套头衫方法:取坐位,将套头衫正面朝下,背面、衣襟接近身体,领口平铺于自己的双膝之上,用健侧手抓住衣襟部,将患侧上肢自袖口穿出,健侧上肢穿过袖口,然后将双侧袖口拉肘部以上,健侧手抓住衣服后身,颈部前屈,将领口自头部穿过,用健侧手拉平衣服的各个部分。

(2)穿开衫方法:取坐位,将衣服铺于双膝上,用健侧手抓住衣领及肩部,将袖口自患侧上肢穿过,健侧手沿衣领将衣服从体后绕过,健侧上肢自袖口穿过,用健侧手将衣服各部整理平整,系纽扣或尼龙贴扣等。

（3）穿裤子、袜子:取坐位;双下肢交叉,用健手将患侧下肢搭在健侧下肢上;用健手将裤腿穿过患侧下肢,并拉至膝部,同时穿上袜子;放下患肢,将另一侧裤腿穿过健侧下肢,同时穿上袜子;协助站立,用健侧手将裤子提至髋部及腰部。

285. 如何指导髋关节置换老年人穿裤、穿袜、穿鞋?

在髋关节置换术后第2～4周,鼓励老年人开始训练。训练前评估老年人的身体状况,自理能力,患肢活动情况,手术伤口,是否需要辅助器具等。

穿衣原则:先穿患侧,再穿健侧。具体方法:老年人取坐位,凳子加高,要求患侧髋关节高于膝关节,患侧髋关节屈曲不超过90°,将患侧小腿放在健侧的后方,然后伸手先将裤子套进患侧小腿处,顺势拉到膝部,再将袜子、鞋子穿上,然后穿健侧裤子、鞋袜;站起后将裤子提至髋部和腰部。在穿裤子、鞋、袜时避免过度将身体前弯,要在伸髋屈膝下进行。

286. 如何在1人辅助下完成偏瘫老年人床—椅转移?

评估老年人全身状况,偏瘫侧肌力、肌张力、关节活动度、平衡能力,需要协助程度等。准备好合适的轮椅,放在老年人健侧与床呈45°夹角,关闭手闸,翻起脚踏板或侧移脚踏板;协助老年人坐于床边,双足平放地面上;协助者面向老年人站立,双膝微曲,腰背挺直;用膝部顶住老年人患膝;让老年人双臂抱住协助者的颈部;协助者双手抱住老年人臀部或拉住裤腰带,与老年人一起向前向上用力,完成抬臀动作;老年人站稳以后,使老年人背部转向轮椅,臀部正对轮椅;然后老年人弯腰紧贴轮椅靠背坐下;翻下脚踏板,将老年人双足放于脚踏板上;协助取舒适坐位,系好安全带。

287. 如何在一人辅助下完成双下肢功能障碍老年人床—椅转移?

全面评估老年人全身状况,上肢和下肢的肌力、肌张力、关节活动度,平衡能力,需要协助程度等。准备好合适的轮椅,床铺高度与轮椅高度接近,将轮椅和床平行靠近,刹住手闸;卸下靠床侧扶手,移开脚踏板,协助老年人坐在床边,躯干前倾,一手支撑床,一手支撑轮椅远端扶手,协助者辅助老年人用力抬起上身,将臀部移至轮椅上,调整坐姿,装上扶手,将双足放于脚踏板上,系好安全带。

288. 如何帮助偏瘫老年人使用轮椅?

全面评估老年人全身状况,偏瘫侧的肌力、肌张力、关节活动度及平衡能力,需要协助程度等。选择合适的轮椅,使老年人舒适、安全。

（1）床-轮椅转移:床铺高度与轮椅座接近,将轮椅放在老年人的健侧,与床成30°～45°夹角,关闭轮椅手闸,移开近床侧脚踏板;指导老年人健手支撑于轮椅远侧扶手,患手支撑于床上;向前倾斜躯干,健手用力支撑,抬起臀部,以健足为支点旋转身体直至背靠轮椅坐下,调整自己的位置,用健侧手将患腿提起,并把足放在脚踏板上。由轮椅返回床上的转移与上述顺序相反。

(2)轮椅推进:老年人坐稳,身体保持平衡,双眼注视前方,健手臂向后伸,肘关节微屈,手握轮环,身体前倾,健足平放于地面,健手健足用力向前推进,使轮椅前行,重复上述动作。后退:老年人健手健足动作相反,身体微前倾,缓慢后退。

289. 如何帮助髋关节置换老年人如厕?

(1)评估老年人安全,必要时可使用助行器:为老年人的坐便器、坐便桶两侧安装扶手,把坐便器和马桶加高至老年人膝关节高度以上,避免患侧髋关节屈曲度小于90°。

(2)老年人使用便器在床上排便时,上身稍抬高,轻微屈髋位,由护理人员帮助将整个髋部托起。应在下肢中立位时抬高臀部置入便器,切忌髋关节过伸,以防止髋关节向前脱位。

(3)下床如厕时要使用坐便器,身体稍后倾,患肢前伸,注意保持膝关节低于髋部。站起及坐下时以健侧为支撑点,保持患肢伸直。

290. 如何帮助右侧偏瘫老年人如厕?

评估老年人偏瘫侧的肌力、肌张力、关节活动度,平衡能力,需要协助程度等。

(1)使用床边坐便器如厕:将坐便器放在床边,与床呈30°~45°夹角;协助老年人坐于床边,双脚着地,躯干前倾;照护者面向老年人站立,双膝微屈,用自己的膝部在前面抵住患膝,双手托住老年人的臀部或拉住腰带,老年人双臂抱住护理人员的颈部,与护理人员一起向前向上用力,从坐位到站位,老年人站稳后,以足为轴心慢慢旋转躯干,背向坐便器,慢慢后移至靠近坐便器,臀部正对坐便器正面;左手解开裤带并脱裤子到臀部以下,膝盖以上,辅助老年人坐到便器上。便后用左手擦拭,冲洗厕所,用左手拉裤子站起后整理,洗手。

(2)使用轮椅去卫生间马桶如厕:卫生间应符合无障碍卫生间要求,如厕时要有人保护,卫生间的扶手要牢固,地面要保持干燥;轮椅与马桶之间的转移方法、如厕的方法同上。

291. 如何指导右侧偏瘫老年人自我洗脸、刷牙?

评估老年人偏瘫侧的肌力、肌张力、关节活动度,平衡能力,需要协助程度等。

(1)洗脸:老年人身体靠近洗脸盆,必要时可为老年人提供一个合适的椅子坐着洗脸;选用面积较小的毛巾,放进脸盆,左手打开水龙头冲洗毛巾;用左手紧握小毛巾将其拧干或用左手将小毛巾缠在水龙头上拧干;当毛巾足够干时,平拿在手掌上擦脸。

(2)刷牙:老年人身体靠近洗脸盆,必要时可为老年人提供一个合适的椅子坐着刷牙;左手打开水龙头将水杯充满水后关上水龙头,并将水杯放在洗脸盆里或洗脸盆旁;将牙刷放在湿毛巾上或一小块防滑垫上稳定;用左手打开牙膏的按钮,然后将牙膏挤到牙刷上;放下牙膏,左手拿起牙刷刷牙;放下牙刷,左手拿起水杯漱口。

292. 如何指导偏瘫老年人利用辅助工具完成进食?

评估老年人偏瘫侧上肢的肌力、肌张力、肩、肘、手的关节活动度,需要协助程度等。具体原则:调节进食环境,根据患侧上肢功能情况选择适合辅助用具。① 抓握能力低下的老年人:易握的粗柄餐具;② 肘关节屈曲功能受限者:长柄餐具;③ 手部抓握能力完全丧失者:带夹持环的餐具;④ 上肢协调能力较差的老年人:带吸管夹及吸管的杯子;⑤ 单手的稳定性和协调较差的老年人:C 形握把杯;⑥ 手功能不佳者或单手操作者:防洒碗。

293. 如何指导偏瘫老年人利用辅助工具洗澡?

评估老年人偏瘫侧的肌力、肌张力、关节活动度、平衡能力,需要协助程度和洗澡环境。

选择淋浴:老年人转移至洗澡椅上,调节水温(先开冷水龙头,再开热水龙头),洗澡时可用健侧手持毛巾擦洗,或用长柄的海绵刷擦洗背部和身体的远端。如果患侧上肢肘关节以上有一定控制能力,可将毛巾一侧缝上布套,套于患臂上协助擦洗。将毛巾压在腿下或夹在患侧腋下,用健手拧干。清洗健侧手臂时,将洗脸毛巾固定在洗手池边缘,健侧手臂和手就在上面擦洗。为擦干健臂,可将一条干毛巾放在腿上,手臂在上面擦干,要拧毛巾时,可将湿毛巾绕在水龙,用健手拧干。

注意:① 洗澡水温一般在38～42℃;② 浴室内要铺防滑垫,安装扶手,出入浴室时应穿防滑的拖鞋,必要时有人在旁边保护;③ 洗澡的时间不宜过长。

294. 下肢功能障碍老年人如何选择步行辅助具?

评估老年人下肢的肌力、肌张力、关节活动度、平衡能力,需要协助程度等。根据评估为老年人选择合适的辅助具。常见下肢功能障碍辅助具有:

(1)单拐:适用于握力好、上肢支撑能力强的老年人

(2)四脚拐:适用于平衡能力及肌力差,使用单拐不安全的老年人。

(3)固定型助行器:用于下肢损伤或骨折不能负重老年人。

(4)交互型助行器:适用于立位平衡差,下肢肌力差的老年人。

(5)两轮型助行器:适用于上肢肌力差,单侧或整个提起步行器较困难老年人。

295. 如何指导下肢关节功能障碍老年人使用助行器？

评估老年人身体状态和肢体功能，为老年人选择合适的助行器。指导老年人两手扶持助行器左右两侧手柄，站立于助行器框架当中。不同类型助行器的应用：

（1）固定型：双手提起两侧扶手同时向前置于地面代替患足，然后先迈患肢，患肢落在助行器中央位置，再迈健肢。

（2）交互型：先向前移动一侧助行器，然后再移动另一侧，先迈患肢，再迈健肢，如此来回移动前行。

（3）两轮型：前轮着地向前推，步行同上法。

296. 如何指导偏瘫老年人使用拐杖上下楼梯？

评估老年人偏瘫侧的肌力、肌张力、关节活动度、平衡能力，需要协助程度和选择适合的拐杖。

上下台阶或楼梯原则："健侧先上""患侧先下"。上楼时陪护人员站在老年人身后保护；下楼时陪护人员站在老年人的前面保护。如果楼梯有扶手，尽量使用扶手，偏瘫老年人可使用四角拐，支撑面广且稳定。

（1）上楼梯：准备上楼时，移动身体靠近最底层的一级楼梯，健手持四角拐。将健腿向前跨上一级楼梯；重心保持在健腿上，患侧腿跟上，后移动四角拐，不断重复上楼。

（2）下楼梯：移动身体靠近待下楼梯的边缘，健手持四角拐。先将四角拐移至下一级楼梯上，同时移动患侧腿向下，身体重心下移，后移动健腿，不断重复下楼。

九、中医与养生保健

297. 什么是中医养生保健？中医养生的理念是什么？

中医养生保健是指在中医理论指导下，通过各种方法达到增强体质、预防疾病、延年益寿目的的保健活动。

中医养生的理念是顺应自然、阴阳平衡、因人而异。

298. 中医"治未病"有哪三层含义？

中医"治未病"的三层含义为：一是"未病先防"，预防疾病的发生；二是"既病防变"，防止疾病的发展；三是"瘥后防复"，防止疾病的复发。

299. 中医养生的四大基石是什么？

中医养生的四大基石是饮食、情志、起居、运动。

300. 中医养生原则是什么？中医养生保健内容有哪些？

中医养生原则是：整体原则、辨证原则、功能原则及社区化、家庭化原则。

中医养生保健内容包括：

（1）饮食养生：根据个人情况，通过改变饮食方式，选择合适的食物，从而获得健康的养生方法。

（2）情志养生：通过控制和调节情绪以达到身心安宁、情绪愉快的养生方法。

（3）运动养生：通过练习中医传统保健项目的方式来维护健康、增强体质、延长寿命、延缓衰老的养生方法，常见的养生保健项目有太极拳、八段锦、五禽戏、六字诀等。

（4）时令养生：按照春夏秋冬四时节令的变化，采用相应的养生方法。

（5）经穴养生：根据中医经络理论，按照中医经络和腧穴的功效主治，采取针、灸、推拿、按摩、运动等方式，达到疏通经络、调和阴阳的养生方法。

301. 饮食保健的原则有哪些？

（1）饮食有节，适量定时。

（2）合理搭配，切忌偏食。

（3）顾护脾胃，寒温适宜。

（4）饮食宜忌，趋利避害。

302. 常用的食补方法有哪些？

常用的食补方法有平补法、清补法、温补法、峻补法四种。

（1）平补法：平补法有两种意义：一种是应用不热不寒，性质平和的食物，如多数的粮食、水果、蔬菜，部分禽、蛋、肉、乳类，比如粳米、玉米、扁豆、白菜、鹌鹑、猪肉、牛奶等。一种是既补气又补阴，或阴阳双补的食物，如山药、蜂蜜既补脾肺之气又补脾肺之阴；枸杞子既补肾阴又补肾阳等。

（2）清补法：清补法是应用补而不滋腻碍胃，性质平和或偏寒凉的食物，或以泻实性食物祛除实证，以泻中求补。常用的清补食物有萝卜、冬瓜、西瓜、小米、苹果、梨、黄花菜等，以水果、蔬菜居多。

（3）温补法：温补法是应用温热性食物进行补益的方法。适用于阳虚或气阳亏损，表现为肢冷、畏寒、便溏、小便清长而频或水肿等症状的老年人，也常作为普通人的冬令进补食物。如核桃仁、大枣、龙眼肉、狗肉、鳝鱼、海虾等。

（4）峻补法：峻补法是应用补益作用较强，显效较快的食物，如羊肉、鹿肉、鹿尾、熊掌等。应用此法需要结合体质、季节、病情等情况。

303. 什么是"药食同源"？常用药食两用的食物有哪些？

"药食同源"是指许多食物即药物，它们之间并无绝对的分界线，古代医家将中药的"四性""五味"理论运用到食物之中，认为每种食物也具有"四性""五味"。"四性"是指具有寒、凉、温、热等四种属性，介于寒凉和温热性质食物之间为平性食物。"五味"是指酸、辛、苦、甘、咸五种味道。

常用药食两用的食物如：蜂蜜、山药、莲子、大枣、龙眼肉、枸杞子、核桃仁、茯苓、生姜、菊花、绿豆、芝麻、大蒜、花椒、山楂等。

304. 何谓"七情""五志"？

"七情"是指喜、怒、忧、思、悲、恐、惊七种情志变化。

"五志"是指喜、怒、思、忧、恐五种情志的变动。《内经》认为情志的变动和五脏的机能有关，"心在志为喜""肝在志为怒""脾在志为思""肺在志为忧""肾在志为恐"。

305. 何谓"内伤七情"？

情志是人体对外界环境刺激的不同情绪反应，在正常的情况下，一般不会使人致病。但突然、强烈或长期持久的情志刺激，超过了人体本身的正常活动范围，使人体气机紊乱，脏腑阴阳气血失调，就会导致疾病的发生，由于它是导致内伤疾病的主要致病因素之一，故称为"内伤七情"。

306. 情志致病的特点有哪些？

（1）直接伤及五脏：不同的情志刺激可伤及不同的脏腑，产生不同的病理变化。正如《素问·阴阳应象大论》中所说，"怒伤肝""喜伤心""思伤脾""忧伤肺""恐伤肾"。

（2）影响脏腑气机：七情致病，主要影响脏腑气机，使气血逆乱，导致各种病证的发生。主要有"怒则气上""喜则气缓""悲则气消""思则气结""恐则气下""惊则气乱"。

（3）影响病情变化：情志波动可使已患疾病病情加重，或加速恶化，甚至导致死亡。

307. 运动养生应遵循哪些原则？

运动养生应遵循因人而异、因时制宜、循序渐进、持之以恒的原则。

（1）因人而异：根据个人体质、年龄、性别、职业、禀赋强弱以及病情等，有针对性地选择相应的健身功法。

（2）因时制宜：是根据寒暑互易、昼夜交替而引起的气候阴阳变化规律，结合人体气血阴阳的盛衰，分别选择不同的传统健身运动功法进行锻炼，从而达到健身防病、健康长寿的目的。这是顺应自然的养生方法。

（3）循序渐进：即运动量由小到大，意念上由神静到凝思，呼吸上由有意到随意。

（4）持之以恒：有两层意思，一是要求锻炼坚持不懈，不能三天打鱼两天晒网；二是应用某一种方法锻炼，应相对坚持一段时间，不能朝三暮四。这样才能取得较好的养生效果。急性感染病期间暂停止锻炼，待疾病愈后再继续进行。

308. 四季养生有哪些特点?

(1) 春季养生宜顺应春天阳气升发,万物萌发向上的特点,以保持内环境的相对平衡。

(2) 夏季养生宜适应阳盛于外的特点,注意养护阳气,着眼于"长"字。

(3) 秋季养生应以养收为原则。

(4) 冬季养生应避寒就暖,敛阳护阴,以收藏为本。

309. 常用养生保健简易方法有哪些?

常用养生保健简易方法有:

(1) 叩齿法:每天清晨睡醒之时,把牙齿上下叩合,先叩臼齿 30 次,再叩前齿 30 次。有助于牙齿坚固。

(2) 闭口调息法:经常闭口调整呼吸,保持呼吸的均匀、和缓。

(3) 咽津法:每日清晨,用舌头抵住上颚,或用舌尖舔动上颚,等唾液满口时,分数次咽下。有助于消化。

(4) 搓面法:每天清晨,搓热双手,以中指沿鼻部两侧自下而上,到额部两手向两侧分开,经颊而下,可反复 10 余次,至面部轻轻发热为度。可以使面部红润光泽,消除疲劳。

(5) 梳发:用双手十指插入发间,用手指梳头,从前到后按搓头部,每次梳头 50~100 次。有助于疏通气血,清醒头脑。

(6) 运目法:将眼球自左至右转动 10 余次,再自右至左转动 10 余次,然后闭目休息片刻,每日可做 4~5 次。可以清肝明目。

(7) 凝耳法:两手掩耳,低头、仰头 5~7 次。可使头脑清净,驱除杂念。

(8) 提气法:在吸气时,稍用力提肛门连同会阴上升,稍后,再缓缓呼气放下,每日可做 5~7 次。有利于气的运行。

(9) 摩腹法:每次饭后,用掌心在以肚脐为中心的腹部顺时针方向按摩 30 次左右。可帮助消化,消除腹胀。

(10) 足心按摩法:每日临睡前,以拇指按摩足心,顺时针方向按摩 100 次。有强腰固肾的作用。

310. 老年人如何科学进补?

老年人进补必须遵循"虚则补之"的原则,无论是生理性的还是病理性的,只要出现了虚损现象,就可进补。在具体使用时要注意:

(1) 长期性:坚持少量、长期、多次、平衡的原则,做到细水长流,才能从根本上改善体质。

(2) 个体性:坚持辨证施补,缺啥补啥的原则,做到进补用药有针对性,因人而异,这是一条十分重要的原则。如气虚则补气,可用黄芪、人参、山药、灵芝、蜂蜜等;血虚则补血,可用熟地、何首乌、当归、阿胶、桂圆等;阴虚则补阴,可用枸杞、石斛、黄精、百合、南沙参、麦冬;阳虚则补阳,可用肉苁蓉、菟丝子、补骨脂、杜仲等。如是气阴两虚或气血不足,则气阴双补、益气补血。

(3)多样性:一是服用品种的多样性,因人的身体状况随时在发生变化,服用保健品的内容也必须随之改变,包括季节性的改变。二是服用形式的多样性,既可以服用有质量、有信誉的营养品,也可以是菜肴、食品、点心、养生茶等食补形式。

特别强调:进补虽好,但不能随便进补,也不能代替医药治疗以及健康合理的生活方式与锻炼运动方式。

311. 何谓刮痧? 刮痧的适用证有哪些?

刮痧是在中医经络腧穴理论指导下,应用边缘钝滑的器具,如牛角类、砭石类等刮板或匙,蘸上刮痧油、水或润滑剂等介质,在体表一定部位反复刮动,使局部出现瘀斑,以疏通腠理,驱邪外出;疏通经络,通调营卫,和谐脏腑功能,以防治疾病的一种中医外治法。

刮痧广泛适用于临床内、外、妇、儿、五官科各种病证治疗及改善亚健康状态。

(1)内科病症:感受风寒、暑湿之邪引起的感冒发热、头痛、咳嗽、呕吐、腹泻以及高温中暑等;急慢性支气管炎、肺部感染、哮喘、急慢性胃炎、肠炎、便秘、腹泻、高血压、眩晕、失眠多梦、糖尿病、各种神经痛、脏腑痉挛性疼痛等。

(2)外科病症:以疼痛为主要症状的各种外科病症,如急性扭伤、感受风寒湿邪导致的各种软组织疼痛、各种骨关节疾病、坐骨神经痛、肩周炎、落枕、慢性腰痛、风湿性关节炎、类风湿性关节炎、颈椎、腰椎、膝关节骨质增生等。

(3)妇科病症:痛经、月经不调、乳腺增生、产后病等。

(4)儿科病症:营养不良、食欲不振、小儿感冒发热、腹泻等。

(5)五官科病症:牙痛、鼻炎、鼻窦炎、咽喉肿痛、视力减退、青少年假性近视、急性结膜炎、耳聋耳鸣等。

(6)保健养生:预防疾病、强身健体、减肥、美容等。

312. 刮痧的禁忌证有哪些?

(1)严重心脑血管疾病急性期、肝肾功能不全者。

(2)有出血倾向的疾病,如严重贫血、血小板减少性紫癜、血友病、严重贫血者。

(3)感染性疾病,如急性骨髓炎、结核性关节炎、传染性皮肤病、皮肤疖肿包块者。

(4)韧带、肌腱急性损伤部位,新发生的骨折部位。

(5)恶性肿瘤部位、原因不明的肿块。

(6)空腹、饱食、过度疲劳者。

（7）妇女月经期下腹部与孕妇下腹部、腰骶部。

313. 刮痧有哪些注意事项？

（1）刮痧时选取适当的刮痧部位，以经脉循行和病变部位为主。

（2）刮痧过程中产生的酸、麻、胀、痛、沉重等感觉，刮痧后皮肤出现潮红、紫红色等颜色变化，或出现粟粒状、丘疹样斑点，或片状、条索状斑块等形态变化，并伴有局部热感或轻微疼痛，都是刮痧的正常反应，数天后即可自行消失，一般不需进行特殊处理。

（3）刮痧时若出现头晕、目眩、心慌、冷汗、面色苍白、恶心欲吐，甚至神昏倒扑等晕刮现象，应立即停止刮痧，取平卧位，饮用温开水或温糖水，并注意保暖，配合医生处理。

（4）刮痧时注意室内保暖，尤其是在冬季应避免感受风寒；夏季刮痧时，应避免风扇、空调直接吹刮拭部位。

（5）刮痧结束后，饮温开水一杯，不宜即刻食用生冷食物，刮痧治疗后3小时内不宜洗澡。

（6）年老体弱、儿童、对疼痛较敏感的老年人宜用轻刮法刮拭；肌肉丰满处（如背部、臀部、胸部、腹部、四肢）宜用面刮法；关节处、四肢末端、头面部等肌肉较少、凹凸较多的部位宜用角刮法；下肢静脉曲张局部或下肢肿胀者，宜由下向上方向刮拭，以促进血液循环。

（7）严格掌握每次刮痧只治疗一种病证的原则，每次刮痧时间不宜过长，不宜做连续大面积刮痧治疗。不要过分追求出痧，防止刮拭过度，消耗正气或损伤软组织。

314. 何谓拔罐？拔罐的适用证有哪些？

拔罐是以罐为工具，利用燃烧、抽吸、蒸汽等方法形成罐内负压，让罐吸附于腧穴或相应体表部位，使局部皮肤充血或瘀血，达到温通经络、驱散寒湿、消肿止痛、除瘀排毒、养生保健等防治疾病的中医外治法，包括留罐法、闪罐法、走罐法、药罐法、平衡罐法等。

适应于感冒、咳嗽、失眠、颈肩腰腿痛、痛经、带状疱疹、面瘫、毒虫、蛇咬伤、小儿发热、小儿泄泻、小儿厌食、亚健康调理等。

315. 拔罐有哪些注意事项？

（1）操作前应了解病情，特别注意有下列情况者不宜进行拔罐：凝血机制障碍、呼吸衰竭、重度心脏病、极度消瘦、孕妇的腹部与腰骶部、严重水肿等。

（2）选择适当体位和肌肉丰满的部位拔罐，不宜在骨骼凹凸不平及毛发较多的部位拔罐。

（3）面部、儿童、年老体弱者拔罐的吸附力不宜过大。

（4）根据不同部位选择大小适宜的罐，检查罐口周围是否光滑，罐体有无裂痕。

（5）操作中防止点燃后酒精下滴烫伤皮肤；点燃酒精棉球后，切勿较长时间停留于罐口及罐内，以免将火罐烧热烫伤皮肤。拔罐过程中注意防火。

（6）拔罐时和留罐过程中注意观察老年人的反应，老年人如有不适感，应立即起罐，让老年人平卧，保暖并饮热水或糖水，按揉内关、合谷、太阳、足三里等穴。

（7）起罐后，皮肤会出现与罐口相当大小的紫红色瘀斑，为正常表现，几天后可消除，如出现小水泡不必处理，可自行吸收，如水泡较大，消毒局部皮肤后，用注射器吸出液体，覆盖消毒敷料。

316. 何谓艾灸？艾灸的适用证有哪些？

艾灸是采用点燃的艾条施于选定的穴位或病痛部位之上，通过艾的温热和药力作用刺激穴位或病痛部位，达到温经散寒、扶阳固脱、消瘀散结、防治疾病的一种外治方法。

适用于各种慢性虚寒型疾病及寒湿所致的疼痛，如胃脘痛、腰背酸痛、四肢凉痛、经期寒痛等；中气不足所致的急性腹痛、吐泻、四肢不温等；日常养生保健等。

317. 艾灸有哪些注意事项？

（1）大血管处、孕妇腹部和腰骶部、皮肤感染、溃疡、瘢痕处，有出血倾向者不宜施灸。空腹或餐后 1 小时内不宜施灸。

（2）协助老年人采取舒适、能持久、能暴露施灸的体位。

（3）一般情况下，施灸顺序自上而下，先头身，后四肢。

（4）施灸时防止艾灰脱落灼伤皮肤或损毁衣物。

（5）施灸过程中，注意观察老年人的神色、皮肤情况，询问老年人局部感觉，对糖尿病、肢体麻木及感觉迟钝的老年人，尤应注意。

（6）如局部出现小水泡，无须处理，可自行吸收；水泡较大，可用无菌注射器抽吸泡液，用无菌纱布覆盖。

（7）作为日常保健灸时，应长期坚持。

（8）艾灸结束，应将艾条插入灭灸器内，防止复燃。

318. 何谓穴位敷贴？穴位敷贴的适用证有哪些？

穴位敷贴是将药物制成一定剂型，敷贴到人体穴位，通过刺激穴位，激发经气，达到治疗作用的一种外治方法。

适用于软组织损伤等疼痛疾病；咳嗽、支气管哮喘、慢性支气管炎、慢性鼻炎、过敏性鼻炎等呼吸系统疾病；慢性胃炎、胃及十二指肠溃疡、慢性结肠炎、胃肠功能紊乱、便秘等消化系统疾病；月经不调、痛经等妇科疾病；风湿性关节炎、类风湿性关节炎等免疫系统性疾病；支气管炎、哮喘、咳嗽、厌食、腹泻、遗尿、体虚易感冒等儿科疾病;亚健康状态人群。

319. 穴位贴敷的注意事项有哪些?

(1)孕妇的脐部、腹部、腰骶部及某些敏感穴位,如合谷、三阴交等处不宜敷贴,以免局部刺激引起流产。

(2)药物应均匀涂抹于敷料中央,厚薄一般以 0.2~0.5 cm 为宜,覆盖敷料大小合适。

(3)不宜在单个部位连续敷贴,应交替使用。

(4)患处有红肿及溃烂时不宜敷贴。

(5)宜用温水擦洗残留在皮肤上的药物,不宜用肥皂或刺激性物品擦洗。

(6)敷药局部如出现红疹、瘙痒、水泡等过敏现象,应暂停使用,并配合医生处理。

(7)贴敷期间禁食生冷、海鲜、辛辣刺激性食物。

320. 服用中药的注意事项有哪些?

口服是临床使用中药的主要给药途径。口服给药的效果,除受到剂型、制剂等因素的影响外,还与服药时间、服药剂量、服药温度、药后调护等有关。

(1)服药时间:除消食药应于饭后及时服用外,无论饭前服还是饭后服,一般药物服药与进食都应间隔 1 小时左右,以免影响药效的发挥与食物的消化。

① 饭前服药:饭前胃中空虚,服药后能迅速入肠中,被人体充分吸收。补益药、制酸药和开胃药宜饭前服。

② 饭后服药:一般药物、刺激性药物、助消化药,宜饭后 30~60 分钟服。

③ 睡前服药:安神药宜在睡前 30 分钟或 1 小时服;润肠通便药也宜在睡前服用,以便次日清晨排便。

④ 清晨空腹服药:驱虫药、攻下逐水药,宜清晨空腹服,以利于清除肠胃积滞。

⑤ 择时服药:调经药按证候于经前服,经来停服;平喘药宜在哮喘发作前 2 小时服药;特殊情况应遵医嘱。

⑥ 中西联合用药:中西药不宜同时服用,应间隔 30 分钟以上分别服药。

(2)服药剂量:剂量是指一日或一次给予老年人的药物数量。一般药物剂量由医师确定。汤剂一般每日一剂,煎 2 次分服,两次间隔时间为 4~6 小时。临床用药时可根据病情增减,如急性病、热性病可一日两剂。病情急重者,可每隔 4 小时左右服药一次,昼夜不停,以利顿挫病势。应用发汗药、泻下药时,如药力较强,服药适可而止,不必拘泥于定时服药。一般以得汗或得下为度,不必尽剂,以免因汗下太过,损伤正气。呕吐者服药宜小量频服(小量,药物对胃的刺激小,不至于药入即吐;频服,才能保证一定的服药量)。

（3）服药温度：是指中药汤剂的药液温度。

① 温服：是指将煎好的汤药放温后服用。一般汤剂均宜温服。中成药多用温开水、酒、药引等温热液体送服。

② 热服：是指将刚煎好的药液趁热服下。回阳补益药、发汗解表药、活血化瘀药、透疹药等宜热服。寒证宜热药热服，属"寒者热之"。真热假寒证宜寒药热服，属"治热以寒，温而行之"，以减少老年人服药格拒。

③ 冷服：是将煎好的汤剂放冷后服下。止血、收敛、清热、解毒、祛暑等汤剂宜冷服。热证宜寒药冷服，属"热者寒之"。真寒假热证宜热药冷服，属"治寒以热，凉血行之"。

（4）药后调护：不仅直接影响药效，而且关系到病体的康复。

① 助药力：风寒感冒老年人服用祛风散寒药后，可饮热粥或热水，并盖被静卧，使稍稍出汗，以助药物的祛邪作用。肾结石老年人服用排石药后，应多喝水，常做跳跃动作，以助药力排石。

② 察病情：服药后要严密观察病情变化，是好转还是恶化，有无不良反应。如便秘者服通便药后，以大便通下为度，若大泻而次数过多，反而损伤正气。

③ 慎饮食：服中药期间饮食宜清淡、易消化，不宜辛辣刺激、肥腻，尤其是实证、胃肠有积滞者。

十、居家护理与管理

321. 何谓家庭健康？

家庭健康是指家庭系统在生理、心理、社会文化、发展及精神方面的一种完好的、动态变化的稳定状态。家庭健康强调家庭有效地执行家庭功能和完成家庭发展任务，突出家庭能持续地为家庭成员保持最佳的健康状况和发挥最大的健康潜能提供资源、指导和支持。家庭健康反映的是家庭整体的特点，而不是家庭成员的特点。

322. 影响家庭健康的因素有哪些？

（1）家庭成员的特征：如家庭成员的知识、态度、价值、行为、任务、角色等。

（2）家庭结构：包括家庭外部结构、家庭内部结构，如家庭角色、沟通、权利等，影响着家庭的稳定性。

（3）家庭功能：情感功能是维护家庭成员亲密度的基础；社会化功能体现家庭融入社会的状况；养育功能包括生殖、抚养和赡养等，反映家庭发展情况；经济功能是家庭的物质基础；健康照护功能是家庭健康的重要保障。

（4）其他：如家庭发展周期，家庭对内外资源的利用均会影响家庭健康状况。

323. 如何评估家庭健康？

在居家护理与管理中，家庭健康常使用家系图、家庭亲密度表、社会支持度评估工具等进行评估。家系图以家谱的形式展示家庭成员的疾病史及其相互关系，可用于迅速评估家庭的基本情况，判断危及家庭健康的主要问题，以及确定家庭高危人员等。家庭亲密度表主要从家庭的适应度、合作度、成熟度、情感度、亲密度等方面进行评估。社会支持度图可用于识别家庭当前的社会关系，以及解决家庭健康问题可利用的资源等。

324. 何谓居家护理？

居家护理指护理人员向居住在家中的慢性老年人、残障者、精神障碍者、老年人等，提供专业性、系统性、连续性的基本医疗护理服务。

居家护理有利于在为照护对象提供连续性治疗与护理的同时，增强照护对象和家庭的自我照顾意识与能力，在一定程度上减轻家庭经济负担，同时也增加了病床的利用率，拓展了护理学专业的工作领域。

325. 居家护理的提供形式有哪些？

目前居家护理的形式主要以家庭护理服务中心、家庭病床为主。其中，家庭护理服务中心要求护理费用纳入相关保险，护士只定期到照护对象家中进行疾病护理或健康指导，日常照料由照护对象自身和主要家庭照顾者完成。家庭病床则是由取得"医疗机构执业许可证"的实体医疗机构在患者家中设立病床提供居家护理服务。

326. 何谓家庭病床？家庭病床的管理模式有哪些？

家庭病床指的是以家庭作为治疗和护理的场所，通过在居家环境设立病床，使患者在熟悉的环境中接受医疗和护理，从而最大限度地满足社会医疗护理要求。开展家庭病床是对医院住院服务的院外补充形式，也是社区卫生服务的一种重要形式。家庭病床通常由取得"医疗机构执业许可证"的实体医疗机构设立，是开展互联网＋护理服务的重要载体。

目前家庭病床的管理模式主要包括医院统一管理、分区域管理、条块结合管理等。其中，医院统一管理是指由医院的家庭病床科统一管理；分区域管理是指社区医生团队承担分配区域内的家庭病床，这种管理模式也是当前应用最多的一种；条块结合管理是指医院统一管理与分区域管理相结合的管理模式。

327. 常见的居家护理内容有哪些？

常见的居家护理内容包括专科护理、健康指导、康复护理等。其中专科护理常见的类型包括造口的居家护理、管饲的居家护理等。健康指导包括居家运动指导、居家环境改造指导、营养指导、心理护理等。康复护理是针对伴有身体缺陷或功能障碍的老年人,社区护士协调全科团队为老年人制定合理的康复训练计划,指导督促老年人进行康复训练,解决功能障碍问题。

328. 如何进行肠造口的居家护理?

肠造口的居家护理内容主要包括:指导造口者进行排便规律训练、教会使用人工肛门袋、造口周围皮肤护理、常见并发症的防护指导,以及健康指导等。

常见造口的并发症防护指导包括造口狭窄、粪性皮炎、肠造口旁疝等指导。健康指导则主要包括饮食指导、日常生活方式指导等。

329. 如何进行管饲的居家护理?

管饲的居家护理主要包括鼻饲食物的选择指导、鼻饲方法指导、更换鼻饲管的指导、鼻饲并发症的预防指导及随访等。目前临床使用胃管一般是硅胶胃管,每4周更换一次;鼻饲并发症的预防指导主要针对胃管脱出、胃管堵塞、胃肠道反应等。

330. 如何进行留置导尿管的居家护理?

留置导尿管的居家护理主要包括泌尿系统逆行感染的预防与控制,间歇性夹闭导尿管方式训练膀胱功能,指导患者及家属观察尿液情况,以及健康指导。其中,为预防于控制泌尿系统逆行感染,要将导尿管固定于下腹部,并始终保持集尿袋低于耻骨联合水平,并教会家庭照顾者每日用 0.5%碘伏棉球保持尿道口清洁,教会其更换集尿袋的方法。

331. 居家老年人常见的心理问题有哪些? 如何识别?

居家老年人常见的心理问题有焦虑、抑郁、孤独等。

对于居家养老的老年人,可以使用简短焦虑筛查测验、老年焦虑量表、医院焦虑和抑郁量表、汉密尔顿焦虑量表等工具进行老年焦虑症状的筛查。对于居家养老老年人抑郁症状的筛查最重要的是早期发现,常见的老年抑郁筛查工具有抑郁自评量表、贝克抑郁自评问卷、老年抑郁量表、抑郁体验问卷等。对于老年孤独的评定可以使用 UCLA 孤独量表、Rasch 孤独量表、孤独分类量表等工具。

十一、安宁疗护

332. 什么是临床死亡? 有哪些特征?

临床死亡又称躯体死亡或个体死亡。此期中枢神经系统的抑制过程已由大脑皮质扩散到皮质下部,延髓处于深度抑制状态。表现为呼吸与心跳完全停止,瞳孔散大,各种反射消失,但机体各组织细胞仍有短暂而微弱的代谢活动。此期一般持续 5～6 分钟,但在低温下可延长达 1 小时或更久。

333. 什么是脑死亡? 脑死亡标准包括哪些?

脑死亡即全脑死亡,包括大脑、中脑、小脑和脑干的不可逆死亡。不可逆脑死亡是生命活动结束的象征。

脑死亡标准:① 对刺激无感受性及反应性;② 无运动,无呼吸;③ 无反射;④ 脑电波平坦。

上述标准 24 小时内反复复查无变化,并排除体温过低(<32.2℃)或刚使用过中枢神经系统抑制剂的影响,即可做出脑死亡的诊断。

334. 何谓临终关怀? 临终关怀理念包括哪些?

临终关怀又称善终服务、安息护理、安宁照顾等,是指有组织地向临终老年人及家属提供全面的护理服务,包括生理、心理、社会等方面,使临终老年人生命得到尊重,躯体痛苦减轻,心理安详,家属的身心健康得到维护和增强。

临终关怀的理念是:① 以治愈为主的治疗转变为以对症为主的照料;② 以延长生存时间转变为提高生命质量;③ 尊重临终者的尊严与权利;④ 注重临终者家属的心理支持。

335. 什么是生前预嘱?

生前预嘱是人们事先,也就是在健康或意识清楚时签署的,说明在不可治愈的伤病末期或临终时,要或不要哪种医疗护理的指示文件。

336. 临终老年人基本生理需求有哪些?

(1)饮食:对于意识清醒者,可提供软质或流质饮食,少量多次,富含热量、维生素和适量蛋白质的饮食。必要时鼻饲或胃肠外营养法支持,但不强迫其进食。临终老年人因肠蠕动减慢,常感觉恶心无食欲,因而要注意观察水、电解质和营养状况的变化,少量多次饮水,必要时遵医嘱静脉补充适当的液体和电解质。

(2)排泄:及时处理临终老年人的便秘、腹泻、尿潴留及尿失禁,可以增加舒适度和维护自尊。

(3)皮肤:定时翻身、擦浴、更衣、按摩。注意保持床单元清洁、干燥,预防压疮的发生。

(4)口腔:能自理的老年人饭前饭后漱口,早晚刷牙,不能自理或昏迷者每天给予两次口腔护理。如张口呼吸者,需增加口腔护理次数;有义齿者,需取出放在清洁容器中,在老年人临终时将义齿装回。

(5)休息与睡眠:为老年人营造一个环境安静、光线适宜、温湿度合适的舒适环境,保证休息与睡眠。

337. 临终老年人常见的症状及护理要点有哪些?

临终老年人常见症状有:疼痛、呼吸困难、谵妄、大出血。

护理要点：

（1）疼痛：是临终老年人备受折磨的最严重的症状，是临终护理的主要内容。① 疼痛评估：鼓励老年人说出自己的疼痛，观察评估疼痛的性质、部位、程度及持续时间；② 非药物镇痛：如音乐疗法、松弛法、针灸疗法等；③ 药物镇痛：遵医嘱予镇痛药物，观察评估药物的疗效及不良反应；④ 温馨护理：采用同情、安慰、鼓励等方法与临终老年人交流沟通，稳定老年人情绪，转移其注意力减轻疼痛；⑤ 积极配合医生给予姑息治疗。

（2）呼吸困难：是临终老年人常见症状，应及时处理，防止窒息。① 清除呼吸道分泌物，保持呼吸道通畅；鼓励老年人咳嗽，协助老年人翻身、拍背，促进痰液排出；对于痰液量较多又无力咳出的或者昏迷老年人，可采用吸痰管吸痰。痰液黏稠时，可配合超声雾化吸入；② 氧气吸入：当呼吸表浅、急促、呼吸困难时，给予氧气吸入，给氧过程中密切观察老年人的神志、皮肤颜色变化等；③ 保持环境舒适：室内温度控制在 22～24℃，湿度宜在 60% 左右，开窗通风，保持空气清新、洁净；④ 充分的水分和营养：对于痰液堵塞、呼吸困难的临终老年人，宜给予高蛋白、高维生素膳食，以增强老年人的抵抗力。病情允许情况下，应给予足够的水分以保持呼吸道黏膜的湿润。

（3）谵妄：① 抢救准备：密切观察病情变化，准备好抢救药品及器械，配合抢救；② 注意安全：根据情况使用约束带、安置床档，以防坠床等意外发生，保证谵妄老年人安全；③ 对症处理：根据谵妄发生原因，给予对症处理。

（4）大出血：临终老年人可发生急性呕血、便血、阴道大出血等，一次出血量≥800 ml 时，可出现休克，是造成死亡的直接原因，应迅速予以控制。① 体位：呕血时，老年人采取侧卧位或仰卧位，脸侧向于一侧，使呕吐物易于吐出，防止窒息；便血及阴道大出血时，采取仰卧位，或者老年人自觉最舒适体位；② 抢救准备：备好抢救药品及物品，配合医生积极抢救；③ 观察病情：监测生命体征及神志、出血情况、有无周围循环衰竭症状等；④ 及时帮助老年人去除污物：迅速处理带血的呕吐物及被污染的衣物，防止加剧老年人的不安；擦洗老年人被污染的身体部位，保持清洁；⑤ 饮食调整：胃肠道出血者应禁食24～48 小时。

338. 临终老年人的心理特征及护理要点有哪些？

临终老年人要经历五个心理反应阶段，即否认期、愤怒期、协议期、忧郁期、接受期的心理体验，除此，还可能存在心理障碍加重、思虑后事、留恋亲人等特征。

可采取以下措施给予临终老年人心理和精神上的支持：

（1）触摸：可以传递关怀之情，在护理临终老年人过程中，针对不同情况，可以轻轻抚摸临终老年人的手、额头、胳膊等部位，抚摸时动作要轻柔，手要温暖。

（2）倾听和交流：与虚弱无力的临终老年人交流时，可通过面部表情、眼神、手势表达理解和关爱，通过交谈及时了解老年人的真实想法和临终前的意愿，尽量尊重他们的意愿。

（3）亲情陪伴：家属是临终老年人的亲人，也是他们的精神支柱。允许亲人陪护，参与临终护理。

（4）开展死亡教育：尊重老年人的信仰和习惯，选择适当的时机，谨言慎语地与临终老年人、家属共同探讨生死，有针对性地进行精神安慰和心理疏导。

339. 哀伤辅导的目标是什么？

哀伤辅导的终极目标，是帮助丧亲者处理与逝者之间因为失落而引发的各种情绪困扰，完成未尽事务，并向逝者告别。Worden 曾提出哀伤辅导的四个特定目标：

（1）增加失落的现实感。

（2）协助当事人处理已表达的或潜在的情感。

（3）协助当事人克服失落后再适应过程中的障碍。

（4）鼓励当事人向逝者告别，以健康的方式，并坦然地重新将新感情投注在新的关系里。

第三篇　基本技能

一、基础护理技能

（一）无菌技术

1. 打开一次性无菌包

【目的】(5分)

取出并使用无菌物品。(5分)

【流程】(75分)

（1）评估(10分)

① 无菌包的外观及有效期,包内物品及使用目的。(5分)

② 操作环境是否整洁、宽敞,操作台面是否清洁干燥。(5分)

（2）准备(10分)

① 环境准备:无菌操作室及操作台面清洁、宽敞、定期消毒,台面保持干燥、平坦;操作前半小时停止清扫工作,减少人员走动,避免尘埃飞扬;物品布局合理。(4分)

② 护士准备:衣帽整洁,修剪指甲,洗手,戴口罩。(3分)

③ 物品准备:一次性无菌包、无菌容器或无菌区域,必要时备无菌手套。(3分)

（3）步骤(55分)

检查无菌包名称、有效期、包装是否完好(10分)

↓

一只手抓托无菌包底部(8分)

↓

另一只手捏取无菌包外边的一角,向上向外打开无菌包(10分)

↓

将无菌包妥放于操作台上(5分)　　双手将无菌包内物品稳妥投送
　　　　　　　　　　　　　　　　　至备好的无菌区域(15分)

↓　　　　　　　　　　　　　　　　↓

打开并取出无菌手套(3分)　　　　无菌操作(6分)

↓　　　　　　　　　　　　　　　　↓

戴好无菌手套(5分)　　　　　　　终末处理（4分）

↓　　　　　　　　　　　　　　↓

拿取无菌包内物品,在打开的无菌包　　　洗手(2分)

平面区域内进行操作(8分)

↓

操作完毕后,终末处理(4分)

↓

洗手(2分)

【注意事项】(10分)

(1) 打开无菌包时不可触及无菌包内面。(4分)

(2) 操作时,不可跨越无菌区。(4分)

(3) 递送无菌物品时,无菌面应朝向无菌区域。(2分)

【评价】(10分)

(1) 无菌观念强,无菌物品未被污染,未跨越无菌区。(5分)

(2) 流程正确,动作规范,操作稳重熟练。(5分)

2. 取无菌溶液

【目的】(5分)

取出并使用无菌溶液。(5分)

【流程】(75分)

(1) 评估(5分)

① 无菌溶液的种类及使用目的。(3分)

② 操作环境是否整洁、宽敞,符合无菌操作要求。(2分)

(2) 准备(10分)

① 环境准备:无菌操作室及操作台面清洁、宽敞、定期消毒,台面保持干燥、平坦;操作前半小时停止清扫工作,减少人员走动,避免尘埃飞扬;物品布局合理。(4分)

② 护士准备:衣帽整洁,修剪指甲,取下手表,洗手,戴口罩,必要时穿无菌衣。(3分)

③ 物品准备:无菌溶液、开瓶器、弯盘、盛无菌溶液的无菌容器、注射器、瓶口贴、消毒棉签、笔。(3分)

(3) 步骤(60分)

检查瓶签:溶液名称、剂量、浓度、有效期(4分)

↓

检查瓶盖有无松动(4分)

↓

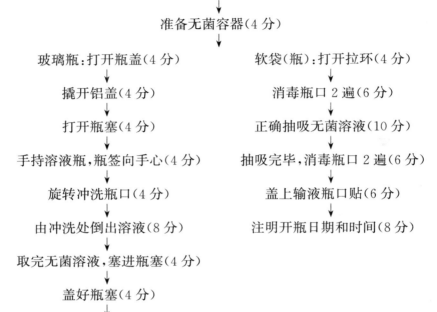

检查瓶身有无裂痕(4分)

↓

倒转瓶身,对光检查溶液是否澄清透明,有无沉淀、变色絮状物等(4分)

↓

准备无菌容器(4分)

↓

玻璃瓶:打开瓶盖(4分)　　　　软袋(瓶):打开拉环(4分)

↓　　　　　　　　　　　　　　↓

撬开铝盖(4分)　　　　　　　消毒瓶口2遍(6分)

↓　　　　　　　　　　　　　　↓

打开瓶塞(4分)　　　　　　　正确抽吸无菌溶液(10分)

↓　　　　　　　　　　　　　　↓

手持溶液瓶,瓶签向手心(4分)　抽吸完毕,消毒瓶口2遍(6分)

↓　　　　　　　　　　　　　　↓

旋转冲洗瓶口(4分)　　　　　盖上输液瓶口贴(6分)

↓　　　　　　　　　　　　　　↓

由冲洗处倒出溶液(8分)　　　注明开瓶日期和时间(8分)

↓

取完无菌溶液,塞进瓶塞(4分)

↓

盖好瓶塞(4分)

↓

注明开瓶日期和时间(4分)

【注意事项】(10分)

(1)瓶口及瓶塞内面不可触及手或其他物品。(2分)

(2)不可将物品伸入无菌溶液玻璃瓶内蘸取溶液,已倒出的溶液不可再倒回瓶内。(2分)

(3)无菌溶液取完后立即塞好瓶塞,以防污染。(2分)

(4)已开启的溶液瓶内的溶液,24小时内有效。(2分)

(5)再次打开取用玻璃瓶内无菌溶液时,需消毒瓶塞和瓶口衔接处2遍。(2分)

【评价】(10分)

(1)严格遵守无菌技术操作原则。(3分)

(2)瓶口、瓶塞内面及无菌溶液未被污染。(4分)

(3)动作熟练、轻巧、稳重、连贯、准确。(3分)

3. 戴、脱无菌手套

【目的】(5分)

在治疗、护理中确保无菌效果,保护老年人和医护人员免受感染。(5分)

【流程】(75分)

(1) 评估(5分)

① 操作目的。(2分)

② 无菌手套的尺码。(1分)

③ 是否需要修剪指甲。(1分)

④ 操作环境是否整洁、宽敞,操作台面是否干燥。(1分)

(2) 准备(5分)

① 环境准备:无菌操作室及操作台面清洁、宽敞、定期消毒,台面保持干燥、平坦;操作前半小时停止清扫工作,减少人员走动,避免尘埃飞扬;物品布局合理。(2分)

② 护士准备:衣帽整洁、修剪指甲、取下手表、洗手、戴口罩。(2分)

③ 物品准备:尺码合适的手套。(1分)

(3) 步骤(65分)

检查无菌手套外包装有无潮湿破损、有效期及手套尺码(5分)

↓

洗手并干燥(5分)

↓

打开手套袋,捏住两只手套的翻边处拎起取出手套(5分)

↓

将一只手伸进手套,戴上第一只手套(5分)

↓

戴好手套的手指插进另一只手套的翻边处内侧(5分)

↓

将另一只手伸进手套,戴上手套(5分)

↓

翻转手套翻边处,分别包住工作服袖口(5分)

↓

两手上举保持在腰部以上(2分)

↓脱手套

用一只手捏住另一只手套的腕部外面(5分)

↓

将手套摘下(3分)

↓

将脱下手套手的拇指伸到另一只手套内侧(5分)

↓

163

顺势翻转手套脱下,套住已摘下的手套(5分)

↓

捏住手套的内侧将手套丢至医疗垃圾桶内(5分)

↓

洗手(5分)

【注意事项】(10分)

(1)接触老年人的血液、体液、分泌物、呕吐物及污染物时,应戴手套。(4分)

(2)发现手套有破损时应立即更换。(2分)

(3)未戴手套的手不可触及手套外面,戴手套的手不可触及未戴手套的手或另一手套的内面。(4分)

【评价】(10分)

(1)严格遵守无菌技术操作原则。(5分)

(2)操作过程中方法正确,无污染。(3分)

(3)操作中手法轻柔,动作熟练。(2分)

(二)卧有老年人床更换床单

【目的】(5分)

(1)保持老年人床单元清洁、干燥。(2分)

(2)保持老年人房间美观、整洁。(1分)

(3)促进老年人舒适,预防压力性损伤等并发症。(2分)

【流程】(75分)

(1)评估(10分)

① 环境是否安全以及室内温度是否适宜。(2分)

② 老年人的病情,有无活动限制,是否需要排便及更换衣服。(3分)

③ 床单元的清洁程度。(2分)

④ 解释操作目的,评估老年人的心理反应及配合程度。(3分)

(2)准备(5分)

① 环境准备:房间内无老年人进行治疗或用餐,调节室温,酌情关闭门窗,必要时遮挡老年人。(1分)

② 老年人准备:必要时协助老年人排便。(1分)

③ 护士准备:戴口罩,必要时戴手套。(1分)

④ 物品准备:床单、中单(含一次性中单)、被套、枕套、床刷及套、护理车。(2分)

(3)步骤(60分)

核对,解释操作方法,请老年人配合(2分)

↓

移开床旁桌、椅,距离适中;放平床头、床尾支架(2分)

↓

移枕于对侧,协助老年人往对侧翻身(2分)

松近侧各单,床单(含中单)卷起塞入老年人身下,床垫清扫去尘(4分)

打开清洁床单,中线与床中线对齐,两头距离相等,
对侧1/2塞于污床单下(4分)

↓

铺近侧床基(含中单),对侧1/2塞于老年人身下(4分)

↓

移枕于近侧,协助老年人往近侧翻身(2分)

↓

撤污中、大单,床垫去尘(3分)

↓

依次将大单、中单拉平铺好,大单平紧、中缝对齐(4分)

移枕于中间,协助老年人仰卧(2分)

↓

棉胎在污被套内折成S形取出备用(4分)

打开清洁被套,中缝对齐床中线,将棉胎置于清洁被套下1/3处(4分)

↓

棉胎与被套吻合、平整,被头充实(3分)

↓

撤出污被套(3分)

↓

盖被折成被筒,尾端塞于床垫下或内折平床尾(2分)

↓

托起老年人颈部,取出枕头(2分)

↓

撤去污枕套,拍松枕芯,套上清洁枕套(4分)

↓

枕头置于老年人头下(3分)

↓

安置老年人舒适体位(2分)

↓

移回床旁桌椅,收屏风,开窗通风(2分)

↓

终末处理,洗手,记护理记录(2分)

【注意事项】(10分)

(1) 协助老年人翻身时,不得有拖、拉、推等动作。(3分)

(2) 操作中注意节力原则。(2分)

(3) 动作轻柔、幅度小,避免灰尘飞扬。(2分)

(4) 注意保暖、安全,令老年人舒适,保护老年人隐私。(3分)

【评价】(10分)

(1) 注意观察老年人病情变化。(4分)

(2) 老年人理解操作目的,配合操作。(2分)

(3) 床单平整,棉胎与被套吻合,被头充实,枕头平整充实,老年人舒适。(4分)

(三) 口腔清洁

【目的】(5分)

(1) 保持口腔清洁,预防感染。(2分)

(2) 去除口腔内残留物和异味,增加老年人舒适感。(1分)

(3) 观察口腔有无异常,提供病情变化的信息。(2分)

【流程】(75分)

(1) 评估(5分)

① 评估老年人口唇、口腔及黏膜情况,口腔酸碱度,有无假牙。(2分)

② 评估老年人病情、意识状态及合作程度,讲解操作目的。(2分)

③ 如有活动义齿,取下放入冷清水中浸泡。(1分)

(2) 准备(5分)

① 环境准备:环境清洁,温度适宜。(1分)

② 老年人准备:如有活动义齿,协助老年人取下义齿。(1分)

③ 护士准备:洗手,戴口罩,必要时戴手套。(1分)

④ 物品准备:治疗盘、治疗碗(内有含口腔护理液的棉签或棉棒)、治疗巾、弯盘、压舌板、棉签、液体石蜡、手电筒、漱口杯(内有温开水)、吸水管,必要时备开口器、舌钳、吸引器、吸痰管、pH试纸等。(2分)

(3) 步骤(65分)

核对床号、姓名,向老年人解释(4分)

↓

协助老年人取舒适体位,侧卧或平卧,头偏向一侧,面向护士(4分)

↓

颌下铺治疗巾、弯盘置老年人口角旁(3分)

↓

漱口:协助老年人自含或用吸水管吸水,含漱后,吐至弯盘,数次(4分)

↓

湿润口唇(3分)

↓

取合适湿度的棉签(棒)(4分)

↓

嘱老年人咬合上、下齿,用压舌板轻轻撑开老年人颊部,
持棉签(棒)擦洗老年人牙齿两侧外面(8分)

↓

嘱老年人张口,擦洗老年人一侧牙齿的上内侧面、上咬合面、下内侧面、
下咬合面,弧形擦洗颊部;同法擦洗另一侧牙齿及颊部(10分)

↓

擦洗老年人舌面及硬颚部(6分)

↓

擦洗过程中观察老年人情况(3分)

↓

再次漱口,协助老年人自含或用吸水管吸水,
含漱后,吐至弯盘内,擦净口唇(3分)

↓

观察口腔状况,根据口唇情况,涂液体石蜡或遵医嘱使用外用药(3分)

↓

撤去治疗巾及弯盘,协助患者取安全舒适卧位,整理床单元(3分)

↓

询问老年人感受(3分)

↓

终末处理,整理用物(2分)

↓

洗手,记录(2分)

【注意事项】(10分)

(1)擦洗动作要轻柔,勿损伤黏膜及牙龈。(2分)

(2)擦洗方法正确,擦洗牙齿内外面时,应纵向擦洗,由内而外,弧形擦洗颊黏膜。(2分)

(3)每次擦洗只用一根棉签(棒),且棉签(棒)不宜过湿。(2分)

(4)注意老年人保暖、安全、舒适。(2分)

(5)昏迷老年人禁忌漱口,开口器应从臼齿处放入,如痰液过多应及时吸出。(2分)

【评价】(10分)

（1）老年人口腔清洁、湿润、无异味,感觉舒适。（3分）

（2）未损伤牙龈、黏膜,棉签(棒)湿度适宜。（3分）

（3）擦洗方法正确。（2分）

（4）动作熟练、轻巧、稳重、准确。（2分）

（四）身体清洁

1. 床上擦浴法

【目的】(5分)

（1）去除卧床老年人皮肤的污垢,保持皮肤清洁,增加舒适度。（1分）

（2）观察老年人的皮肤情况,促进老年人皮肤的血液循环,预防感染和压疮。（2分）

（3）活动老年人肢体,防止肌肉挛缩和关节僵硬等并发症。（2分）

【流程】(75分)

（1）评估(10分)

① 环境是否安全以及室内温度是否适宜。（2分）

② 老年人的病情、自理能力、皮肤卫生情况、有无排便需求。（3分）

③ 老年人的清洁习惯、水温、护肤用品。（3分）

④ 解释操作目的,评估老年人的心理反应及配合程度。（2分）

（2）准备(5分)

① 环境准备:关闭门窗,调节室温,屏风或隔帘遮挡老年人。（1分）

② 老年人准备:必要时协助老年人床上大小便。（1分）

③ 护士准备:洗手,戴口罩,必要时戴手套。（1分）

④ 物品准备:脸盆、水桶、热水、浴巾、毛巾、沐浴露或香皂、梳子、护肤用品清洁衣裤、水温计、免洗手消毒液。必要时备指甲剪、松节油、护唇膏、棉签、弯盘、50%酒精、大单被套和枕套。（2分）

（3）步骤(60分)

核对,解释操作方法,请老年人配合(2分)

↓

放平床头、床尾支架,需要时拉床档(2分)

↓

协助老年人移向床沿,靠近护士侧,取舒适卧位(2分)

↓

倒热水于脸盆内,测试并调节水温(2分)

↓

洗面颈部:头颈下垫浴巾,清水洗脸及颈部(3分)

（顺序：眼部、额部、鼻、面、耳后、下颌、颈部）

↓

洗上身：协助老年人脱上衣，先脱近（健）侧后脱患侧）（2分）

↓

擦洗部位垫浴巾，擦洗上肢（3分）

（顺序：前臂外侧、肘部、上臂外侧、颈外侧、前臂内侧、肘窝、上臂内侧、腋窝）

↓

同法擦洗对侧上肢（2分）

↓

浴巾盖于老年人胸腹部，擦洗胸腹部（3分）

（顺序：肩部、胸部上段、乳房、胸部下段、腹部）

↓

协助老年人侧卧，背向护士，浴巾垫于身下（2分）

↓

依次擦洗后项、背部和臀部（3分）

↓

必要时，50％酒精按摩受压部位（2分）

↓

协助老年人穿清洁上衣，先穿对（患）侧再穿近侧（2分）

↓

浸泡老年人双手并擦干（2分）

↓

换盆、毛巾和热水，浴巾铺于老年人臀下（2分）

↓

协助老年人擦洗会阴部或会阴冲洗（3分）

↓

换盆、毛巾和热水，下肢垫浴巾（2分）

↓

协助老年人脱裤，擦洗下肢（先近侧后对侧）（3分）

（顺序：髋部、大腿、小腿）

↓

同法擦洗另一侧（2分）

↓

协助老年人穿清洁裤子（2分）

↓

浸泡老年人双足于盆中，洗净并擦干（2分）

↓

梳头，协助老年人修剪指（趾）甲（2分）

↓

更换床单和被套等（2分）

↓

安置老年人于舒适卧位,询问老年人感受(3分)

↓

终末处理(2分)

↓

洗手,记护理记录(3分)

【注意事项】(10分)

(1) 操作中应用节力原则,掌握毛巾使用的步骤(湿毛巾－涂香皂的湿毛巾－湿毛巾－拧干毛巾－浴巾)和手法。(2分)

(2) 注意观察老年人的病情变化,如有异常立即停止擦洗并给予处理。(2分)

(3) 尽量减少翻动和暴露老年人,注意保暖和保护老年人隐私。(2分)

(4) 注意观察老年人的皮肤受压情况,注意耳后、腋窝、腹股沟等皮肤皱褶处擦洗干净。(2分)

(5) 四肢有外伤时,先脱健侧衣裤后脱患侧,穿时反之。(2分)

【评价】(10分)

(1) 擦洗干净,注意老年人保暖和隐私。(3分)

(2) 注意观察老年人病情变化和皮肤情况,老年人感觉舒适。(3分)

(3) 未沾湿被褥。(2分)

(4) 运用节力原则。(2分)

2. 洗澡椅沐浴法

【目的】(5分)

(1) 为行动不便和体弱的老年人沐浴,保持皮肤清洁,增进舒适感。(2分)

(2) 观察老年人的皮肤情况,促进皮肤血液循环,消除疲劳,预防并发症。(3分)

【流程】(75分)

(1) 评估(10分)

① 助浴间环境是否整洁安全,洗澡椅是否稳固完好,温度是否适宜。(3分)

② 老年人的身体和病情是否适合淋浴,自理能力,皮肤卫生情况。(3分)

③ 老年人的清洁习惯,水温,护肤用品,有无排便需求。(2分)

④ 解释操作目的,评估老年人的心理反应及配合程度。(2分)

(2) 准备(5分)

　　① 环境准备:关闭门窗,打开助浴间取暖设施(必要时),调节室温,隔帘遮挡。(1分)

　　② 老年人准备:必要时协助老年人排便。(1分)

　　③ 护士准备:洗手,更换短袖上衣,穿防滑拖鞋或胶鞋。(1分)

　　④ 物品准备:淋浴设施、浴巾、毛巾、棉球或耳塞、洗发液、沐浴液、梳子、护肤用品、清洁衣裤、洗澡椅、防滑拖鞋或防滑垫,必要时备吹风机。(2分)

　　(3) 步骤(60分)

核对,解释操作方法,请老年人配合(2分)

↓

协助老年人更换防滑拖鞋(2分)

↓

根据老年人情况,搀扶或用轮椅运送老年人进入助浴间(2分)

↓

调节水温,先开冷水后开热水,温度40℃ 为宜

(伸手触水,温热不烫手)(2分)

↓

协助老年人脱去衣裤(先脱健侧后脱患侧)(2分)

↓

搀扶老年人在洗澡椅上坐稳,叮嘱老年人握住洗澡椅扶手(3分)

↓

叮嘱老年人身体紧靠椅背,头稍后仰,耳朵内塞棉球或耳塞(2分)

↓

松开头发,手持花洒淋湿头发(2分)

↓

为老年人涂擦洗发液,双手指腹揉搓头发,按摩头皮

(力量适中,揉搓方向由发际到头顶)(4分)

↓

询问老年人有无不适(2分)

↓

用花洒将洗发液全部冲洗干净,关闭开关(3分)

↓

用毛巾擦干面部和头发,取出棉球或耳塞(2分)

↓

手持花洒淋湿老年人身体(2分)

↓

由上至下涂抹沐浴液、轻轻揉搓全身皮肤(6分)

(顺序:颈部、耳后、胸腹部、双上肢、背部、双下肢、会阴、臀部和双足)

↓

护士冲净双手,用花洒将老年人全身沐浴液冲洗干净,关闭开关(3分)

↓

观察老年人的一般情况,询问老年人的感受(2分)

↓

取少量沐浴液清洁老年人面部,冲洗干净(2分)

↓

用毛巾迅速擦干老年人面部和身体,浴巾包裹老年人(3分)

↓

吹干头发、梳头、涂抹护肤用品(2分)

↓

协助老年人穿清洁衣裤(先穿患侧再穿健侧)(2分)

↓

搀扶或轮椅运送老年人回房间休息(2分)

↓

关闭取暖设备,开窗通风(2分)

↓

清洗毛巾、浴巾、老年人换下的衣裤(2分)

↓

终末处理(2分)

↓

洗手,必要时记录(2分)

【注意事项】(10分)

(1) 老年人身体状况较好,要求单独洗浴时,浴室不要锁门,可在门把手上悬挂警示标志,护士在门外守护,经常大声询问是否需要帮助。(2分)

(2) 助浴间地面应放置防滑垫,老年人必须穿着防滑拖鞋进入助浴间,防止滑倒。(2分)

(3) 淋浴时间不可过长,水温不可过高,以免发生头晕等不适。(2分)

(4) 饭后不应立即淋浴,应安排在进食后1小时之后。(2分)

(5) 淋浴过程中,随时观察和询问老年人的反应,如有不适,应立即停止操作。(2分)

【评价】(10分)

(1) 老年人清洁、舒适、安全。(4分)

(2) 注意观察老年人情况和询问老年人感受。(4分)

(3) 运用节力原则。(2分)

3. 移动式洗澡车(床)沐浴法

【目的】(5分)

(1) 为长期卧床、瘫痪、残疾等老年人沐浴。(1分)

(2) 去除皮肤和头发的污垢,维持头发和身体清洁,增加舒适感。(2分)

(3) 观察老年人皮肤情况,促进血液循环,预防并发症。(2分)

【流程】(75 分)

(1) 评估(5 分)

① 助浴间环境是否宽敞无障碍,地面是否整洁防滑,移动式洗澡车各部件和性能是否良好,温度是否适宜。(2 分)

② 老年人的病情、皮肤卫生情况、肢体活动度、是否带有管道和敷料。(1 分)

③ 老年人的清洁习惯,水温,护肤用品,有无排便需求。(1 分)

④ 解释操作目的,评估老年人的心理反应及配合程度。(1 分)

(2) 准备(5 分)

① 环境准备:关闭门窗,助浴间取暖设施(必要时),调节室温,隔帘遮挡。(1 分)

② 老年人准备:必要时协助老年人排便。(1 分)

③ 护士准备:洗手,更换短袖上衣、短裤,穿防滑拖鞋或胶鞋。(1 分)

④ 物品准备:移动式洗澡车(床)、淋浴设施、浴巾、毛巾、棉球或耳塞、眼罩或纱布、洗发液、沐浴液、梳子、润肤乳、清洁衣裤。必要时备指甲剪、松节油、护唇膏、棉签、弯盘、导管固定贴、压疮保护敷料。(2 分)

(3) 步骤(65 分)

推移动式洗澡床于床旁(1 分)

↓

核对,解释操作方法,请老年人配合(1 分)

↓

妥善固定鼻饲管和导尿管,去除压疮保护敷料(1 分)

↓

移开床旁桌椅,松开盖被,帮助老年人移动至床旁
放下洗澡车床档,将洗澡车紧靠床边(1 分)

↓

固定床轮和车轮,
调整洗澡车与床平行且高度一致(1 分)

↓

活动能力部分受限:协助老年人按照上半身—臀部—下半身的顺序依次向
洗澡车挪动活动
能力完全受限:使用过床器协助老年人移动至洗澡车(2 分)

↓

检查老年人身上的导管有无脱落,是否通畅(1 分)

↓

协助老年人卧于洗澡车中央,头枕于头托上,用盖被包裹老年人身体(2 分)

↓

将老年人床整理为暂空床(1 分)

↓

松开车闸,运送老年人至助浴间(1分)

↓

洗澡车放置于淋浴设施下,固定车轮,去除盖被(2分)

↓

调节水温,先开冷水后开热水,温度40℃为宜

(伸手触水,温热不烫手)(2分)

协助老年人脱去衣裤(先脱健侧后脱患侧),腹部盖大浴巾保暖(2分)

↓

摇高洗澡车头端为30°,打开排水孔(2分)

↓

老年人头枕于头托上,保持头后仰,松开头发(1分)

↓

棉球或耳塞塞于双耳,用眼罩或纱布遮盖双眼(2分)

↓

手持花洒淋湿头发,洗发液揉搓出泡沫,涂遍头发(2分)

↓

用手指腹揉搓头皮和头发,力度适中,从发际到头顶部(2分)

↓

观察并询问老年人有无不适(2分)

↓

用花洒冲净老年人头发,关闭开关(1分)

↓

用毛巾擦干面部,包裹头发,取出棉球和去除纱布(2分)

↓

检查污水是否排放干净,关闭排水孔,放平洗澡床(2分)

↓

去除浴巾,测试并调节水温(2分)

↓

花洒从上到下淋湿老年人身体,放热水至洗澡车内浸泡身体(2分)

↓

观察并询问老年人感受(2分)

↓

抬高洗澡床头端30°,打开排水孔放掉洗澡车内的热水(2分)

↓

协助老年人平卧,由上至下涂抹沐浴液、轻轻揉搓全身皮肤(2分)

(顺序:颈前部、胸腹部、双上肢前部、双下肢前部、会阴部)

↓

护士冲净双手,用花洒将老年人全身沐浴液冲洗干净,关闭开关(1分)

↓

协助老年人翻身侧卧,由上至下涂抹沐浴液、轻轻揉搓全身皮肤(2分)
(顺序:颈后部、背部、双上肢后部、双下肢后部、臀部和双足)

↓

护士冲净双手,用花洒将老年人全身沐浴液冲洗干净,关闭开关(1分)

↓

协助老年人平卧,取少量沐浴液清洁老年人面部,冲洗干净(2分)

擦干老年人面部和身体,检查全身皮肤情况,浴巾包裹老年人(2分)

观察和询问老年人有无不适(1分)

↓

检查污水是否排净,擦净洗澡车内的水迹(1分)

吹干头发、梳头、涂抹护唇膏和身体润肤乳(2分)

更换导管固定贴,检查导管是否通畅(2分)

必要时去除胶布痕迹,50%酒精按摩受压部位,更换防压疮敷料(1分)

协助老年人穿清洁衣裤(先穿患侧再穿健侧),盖好被子(1分)

↓

拉好床档,松开车闸,洗澡车运送老年人回房(1分)

转移老年人上床,安置于舒适卧位,交代注意事项(1分)

↓

洗澡车送回原处,关闭取暖设备,开窗通风(1分)

↓

终末处理(1分)

↓

洗手,记护理记录(1分)

【注意事项】(10分)

(1)有伤口、压疮和特殊管道的老年人要经过专业人员评估,判断是否可以沐浴。(1分)

(2)老年人身体浸泡时间不宜过长,水温不可过高,水量不可过多,以免引起不适。有导管的老年人不宜浸泡。(1分)

(3)洗浴时尽量减少翻动和暴露老年人,注意保暖。(2分)

(4)注意观察老年人的病情变化,如有异常,应立即停止洗浴。(2分)

(5)注意观察老年人的皮肤情况,尤其是压疮好发部位,如耳后、肩胛部、肘部、骶尾部、髋部、足跟等,发现异常立即处理。(2分)

（6）经常检查洗澡车，保持各部件完好，随时取用。（2分）

【评价】（10分）

（1）老年人清洁、舒适、无异味。（3分）

（2）注意观察老年人情况和询问老年人感受。（3分）

（3）搬运老年人轻、稳，老年人安全舒适无损伤。（2分）

（4）运用节力原则。（2分）

（五）头发清洁

1. 洗头枕（盆）洗头法

【目的】（5分）

（1）用于长期卧床、年老体弱等不能正常洗浴的老年人。（2分）

（2）保持头发清洁，刺激局部血液循环。（2分）

（3）使老年人舒适、美观，促进身心健康。（1分）

【流程】（75分）

（1）评估（10分）

① 环境是否安全以及室内温度是否适宜。（2分）

② 老年人的病情，自理能力，头发卫生状况，有无虱、虮及头皮损伤情况。（3分）

③ 老年人习惯的水温和洗发液等。（2分）

④ 解释操作目的，评估老年人的心理反应及配合程度。（3分）

（2）准备（5分）

① 环境准备：关闭门窗，调节室温，屏风或床帘遮挡老年人。（1分）

② 老年人准备：必要时协助老年人排便。（1分）

③ 护士准备：修剪指甲，洗手，戴口罩。（1分）

④ 物品准备：

a. 卧床便携式洗头枕（盆）一套：充气洗头盆、洒水袋、充气头枕、防水垫、防水披肩和气筒。（1分）

b. 水壶内备热水，污水桶、大毛巾、小毛巾、棉球或耳塞 2 个、眼罩或纱布、洗发液、梳子、电吹风、弯盘、免洗手消毒液。必要时备便盆和屏风。（1分）

（3）步骤（60分）

检查洗头枕套装各部件是否完好（2分）

↓

洗头盆和充气枕分别用气筒充气（软硬适中），塞紧盖子（2分）

↓

检查洗头盆和充气枕是否漏气(2分)

↓

洒水袋中注入热水,温度40~45℃,容量不超过8 L(2分)

↓

塞紧盖子,检查洒水袋是否漏水(2分)

↓

备齐用物至老年人床旁,核对、解释操作方法,请老年人配合(2分)

↓

屏风或隔帘遮挡老年人(2分)

↓

移开床旁桌椅,按需给予便器(2分)

↓

洒水袋挂在输液架上(2分)

↓

去枕,协助老年人下移(2分)

↓

垫防水垫和大毛巾于老年人头下(2分)

↓

防水披肩围于颈部和胸前(2分)

↓

洗头枕置于老年人颈部,排水管下端接污水桶(2分)

↓

头枕置于老年人头下,松开头发(1分)

↓

棉球塞两耳,纱布遮盖双眼(2分)

↓

打开花洒开关,测试水温,温水冲洗头发(2分)

↓

洗发液倒在手心,双手揉搓出泡沫,涂遍头发(2分)

↓

用双手指腹揉搓头皮和头发,力度适中(2分)

↓

由发际向头顶部反复揉搓,或用梳子梳理头发(2分)

↓

用温水冲净头发,询问老年人有无不适(2分)

↓

洗发毕,用毛巾包裹头发(1分)

↓

取出棉球,去除纱布(2分)

↓

撤去洗头枕、防水披肩和洗发用物(2分)

移枕于床头,协助老年人仰卧于床正中,头枕于枕头上(2分)

↓

毛巾擦干面部,毛巾揉搓头发或用电吹风吹干头发(2分)

↓

撤去防水垫,大毛巾,洒水袋和污水桶(2分)

↓

梳理老年人头发(2分)

↓

安置老年人于舒适的卧位,询问老年人的感受(2分)

↓

整理床单元,移回床旁桌椅(2分)

↓

撤屏风,开窗通风(2分)

↓

终末处理,洗手,必要时记护理记录(2分)

【注意事项】(10分)

(1)洗发过程中,密切观察老年人的病情变化,出现异常时应立即停止操作。(2分)

(2)注意调节水温与室温,及时擦干头发,防止受凉。(2分)

(3)注意防止污水溅入眼、耳内,避免沾湿衣服和被服。(2分)

(4)洗发时,用指腹按摩头皮,避免指甲接触头皮。(1分)

(5)操作应用节力原则,避免疲劳。(1分)

(6)洗头枕为PVC材质,经常检查其性能,一旦出现漏气和破损,要及时更换。洗头枕充气适度,老年人感觉舒适为宜。(2分)

【评价】(10分)

(1)老年人安全,感觉舒适。(3分)

(2)注意老年人的病情变化。(3分)

(3)未沾湿衣服和被服。(2分)

(4)运用节力原则。(2分)

2. 洗头车洗头法

【目的】(5分)

(1)保持头发清洁,使老年人舒适。(2分)

(2)刺激局部血液循环,促进头发的代谢和健康。(2分)

(3)为病情特殊及长期卧床的老年人洗头,维护老年人的自尊和自信。(1分)

【流程】(75分)

（1）评估（10分）

① 环境是否安全以及室内温度是否适宜。（2分）

② 老年人的病情、自理能力、头发和头皮状况、卫生状况。（3分）

③ 老年人习惯的水温和洗发液等。（2分）

④ 解释操作目的，评估老年人的心理反应及配合程度。（3分）

（2）准备（5分）

① 环境准备：关闭门窗、调节室温、屏风或床帘遮挡老年人。（1分）

② 老年人准备：必要时协助老年人排便。（1分）

③ 护士准备：修剪指甲、洗手、戴口罩。（1分）

④ 物品准备：

a. 洗头车上热水桶内备热水，连接热水桶、橡皮管、花洒，正确放置接水盘、污水桶。（1分）

b. 大毛巾、小毛巾、橡胶单、棉球或耳塞2个、眼罩或纱布、洗发液、梳子、别针、电吹风、弯盘、免洗手消毒液。必要时备便盆和屏风。（1分）

（3）步骤（60分）

核对，解释操作方法，请老年人配合（2分）

↓

屏风或隔帘遮挡老年人（2分）

↓

移开床旁桌椅，按需给予便器（2分）

↓

垫橡胶单和大毛巾于老年人枕下（3分）

↓

松开老年人衣领向内反折，毛巾围于颈部，别针固定（4分）

↓

洗头车置于床头侧边，老年人斜角仰卧，头枕于头托上（4分）

↓

棉球或耳塞塞于双耳，用眼罩或纱布遮盖双眼（4分）

↓

松开头发（2分）

↓

调试水温，温水冲洗头发，询问老年人温度是否合适（3分）

↓

洗发液倒在手心，双手揉搓出泡沫，涂遍头发（2分）

↓

用双手指腹揉搓头皮和头发，力度适中（2分）

↓

由发际向头顶部反复揉搓，或用梳子梳理头发（2分）

↓

用热水冲净头发,询问老年人有无不适(2分)

↓

洗发毕,解开颈部毛巾包裹头发(3分)

↓

取出棉球,去除纱布,撤去洗发用物(4分)

↓

移枕于床头,协助老年人仰卧于床正中,头枕于枕头上(3分)

↓

毛巾擦干面部,毛巾揉搓头发或用电吹风吹干头发(4分)

↓

撤去橡胶单、大毛巾(2分)

↓

梳理老年人头发(2分)

↓

安置老年人于舒适的卧位,询问老年人的感受和需要(2分)

↓

整理床单元,移回床旁桌椅(2分)

↓

撤屏风,开窗通风(2分)

↓

终末处理,洗手,必要时记护理记录(2分)

【注意事项】(10分)

(1)洗发过程中,密切观察老年人的病情变化,出现异常时应立即停止操作。(3分)

(2)身体极度衰弱的老年人不宜床上洗发。(2分)

(3)注意调节水温与室温,及时擦干头发,防止受凉。(2分)

(4)注意防止污水溅入眼、耳内,避免沾湿衣服和被服。(2分)

(5)洗发时,用指腹按摩头皮,避免指甲接触头皮,应用节力原则,避免疲劳。(1分)

【评价】(10分)

(1)老年人安全,感觉舒适。(3分)

(2)注意老年人的病情变化。(3分)

(3)未沾湿衣服和被服。(2分)

(4)运用节力原则。(2分)

（六）鼻饲

1. 鼻胃管置入术

【目的】(5分)

(1) 对不能经口进食或拒绝进食的老年人补充营养、进行治疗。(3分)

(2) 根据病情给予胃肠减压。(2分)

【流程】(75分)

(1) 评估(10分)

① 老年人的病情、治疗情况。(2分)

② 鼻腔情况:鼻黏膜有无肿胀、出血、炎症,有无鼻息肉及鼻中隔偏曲等。(3分)

③ 老年人是否有假牙,有假牙者需取出假牙。(2分)

④ 解释操作目的,评估老年人的心理反应及配合程度。(3分)

(2) 准备(5分)

① 环境准备:房间干净整洁,温度适宜。(1分)

② 老年人准备:协助排便,老年人取坐位或半卧位。(1分)

③ 护士准备:洗手,戴口罩,查对老年人。(1分)

④ 物品准备:一次性换药包、鼻胃管、手套、液体石蜡、50ml注射器、酒精棉签、固定带、标识贴、胶布、别针、压舌板、温开水。(2分)

(3) 步骤(60分)

核对,解释操作方法,请老年人配合(2分)

↓

洗手,戴口罩,酒精棉签清洁鼻头脱脂,棉签蘸温水清洗鼻腔(4分)

↓

触及老年人剑突,在剑突处用手指从被子里轻轻顶起做好标识(4分)

↓

打开一次性换药包,取出治疗巾,铺于颌下(4分)

↓

拆开胃管、液体石蜡、压舌板外包装,置于一次性灭菌换药包内(4分)

↓

戴手套,润滑胃管前端(3分)

↓

测量鼻胃管插入长度(自发际至剑突的距离)(3分)

↓

自鼻孔轻轻插入(5分)

↓

插入 10～15 cm 时,嘱老年人做吞咽,检查口腔内有无鼻胃管盘曲(5 分)

↓

继续插入至预定长度,验证鼻胃管在位,抽出导丝,固定鼻胃管,贴标识(5 分)

↓

必要时护送老年人行 X 线检查确定鼻胃管在位(4 分)

↓

缓慢注入温开水 20 ml,观察老年人有无不适(4 分)

↓

纱布包好鼻胃管末端,夹紧,固定(3 分)

↓

安置老年人(3 分)

↓

终末处理(3 分)

↓

洗手、记录(4 分)

【注意事项】(10 分)

(1) 插管过程中注意观察老年人的情况,发现异常立即停止操作。(3 分)

(2) 昏迷老年人插管时先将头后仰,插入 10～15 cm 后将头前倾,下颌尽量靠近胸骨,再插入鼻胃管。(2 分)

(3) 动作轻柔,操作前 30 分钟停止打扫卫生,避免尘土飞扬。(2 分)

(4) 管道固定妥当,置于鼻孔正中间,避免管道紧贴鼻黏膜,造成压力性损伤。(3 分)

【评价】(10 分)

(1) 老年人及家属理解插管的目的,主动配合。(5 分)

(2) 操作达到预期目的,老年人安全。(5 分)

2. 管饲

【目的】(5 分)

(1) 保证老年人摄入足够的营养、水分。(3 分)

(2) 保证治疗正常进行,促进老年人康复。(2 分)

【流程】(75 分)

(1) 评估(10 分)

① 鼻胃管外露部位的完整性,有无裂缝。(3 分)

② 确定鼻胃管是否通畅在位。(3 分)

③ 确定胃内残余量,判定是否继续管饲。(2 分)

④ 解释操作目的,评估老年人的心理反应及配合程度。(2 分)

(2) 准备(5 分)

① 环境准备:环境清洁无尘土飞扬。(1分)

② 老年人准备:口腔清洁,协助老年人排便。(1分)

③ 护士准备:洗手、戴口罩。(1分)

④ 物品准备:围嘴、温开水、营养液(温度38～40℃)、注食器或50 ml注射器。(2分)

(3) 步骤(60分)

核对,解释操作目的,取得老年人配合(4分)

检查标识,确定鼻胃管置入在有效期内,外观完好,无裂缝,无滑脱(4分)

先床尾摇高15°,后床头摇高30°(5分)

将围嘴垫于老年人下颌处,解开鼻胃管末端纱布,
鼻胃管置于围嘴上(4分)

检查胃残留量(若胃残留量>100 ml,暂停管饲)(6分)

注(食)射器取少量温水及营养液,将液体滴在前臂内侧,
感知液体温度是否适宜(6分)

缓慢注入温水20 ml,询问并观察老年人有无不适(5分)

缓慢注入营养液150 ml,询问并观察老年人有无不适(5分)

脉冲式注入温水30 ml,冲洗鼻胃管,询问并观察老年人有无不适(5分)

纱布包裹胃管末端,放置妥当,避免管道滑脱(4分)

保持半卧位30分钟(病情许可)(4分)

整理用物(4分)

洗手、记录(4分)

【注意事项】(10分)

(1) 输注中床头抬高30°,并在管饲后半小时仍保持半卧位。(2分)

(2) 管饲时避免翻身、拍背吸痰。(2分)

（3）管饲药物时碾碎,尽可能应用液体药物。（2分）

（4）妥善固定,定期更换鼻胃管。（2分）

（5）管饲者每天至少2次口腔护理。（2分）

【评价】（10分）

（1）注意观察老年人的病情变化。（4分）

（2）老年人理解操作目的,配合操作。（2分）

（3）注入液体的量及温度适宜。（4分）

3. 胃肠营养泵应用

【目的】（5分）

（1）减少胃肠道并发症。（3分）

（2）最大化促进营养吸收。（2分）

【流程】（75分）

（1）评估（10分）

① 老年人的病情,有无活动限制,是否需要排便。（3分）

② 胃肠管是否在位。（2分）

③ 泵体清洁情况,功能状态,电源插座运行情况。（3分）

④ 解释操作目的,评估老年人的心理反应及配合程度。（2分）

（2）准备（5分）

① 环境准备:电源插座在位,房间30分钟前应停止打扫。（1分）

② 老年人准备:必要时协助排便,体位舒适。（1分）

③ 护士准备:洗手、戴口罩。（1分）

④ 物品准备:营养液、输注泵管、输注泵、50ml注射器、温开水。（2分）

（3）步骤（60分）

核对,解释操作目的,请老年人配合（3分）

↓

将输注泵固定在固定架上（3分）

↓

开启电源,打开泵门,将输液泵管的软管部分正确装入槽（6分）

↓

关闭泵门,排气,检查泵管内有无气体（6分）

↓

将滴数传感器夹在滴壶上,仪器自检（6分）

↓

设定输注的速度和总量,先床尾摇高15°,后床头摇高30°（5分）

↓

30 ml温开水脉冲式冲管（5分）

连接胃管,妥善固定,按开始键(5分)

↓

每隔 4 小时用 30 ml 温开水脉冲式冲管(4分)

↓

输注结束,按停止键,用 30 ml 温开水脉冲式冲管(5分)

↓

开启泵门,由下至上摘除输液泵管,保持泵体清洁,擦拭干净(4分)

↓

清理用物(4分)

↓

洗手、记录(4分)

【注意事项】(10分)

(1) 使用与泵体配套的输液泵管,输液泵管每日更换。(2分)

(2) 注意观察接口处有无液体渗漏,输注速度缓慢时注意有无管道堵塞。(2分)

(3) 输液泵保持清洁,使用前后用酒精纱布擦拭消毒,以免交叉感染。(2分)

(4) 每次输注前后、每输注 4 小时,经管给药前后均应用 30 ml 温开水脉冲式冲管。(3分)

(5) 输注过程中不得随意搬动营养泵。(1分)

【评价】(10分)

(1) 注意观察老年人的病情变化。(4分)

(2) 老年人理解操作目的,配合操作。(2分)

(3) 输注过程中未发生堵管。(2分)

(4) 泵体及管道固定妥当。(2分)

(七) 氧气吸入

【目的】(5分)

纠正低氧血症,改善缺氧症状。(5分)

【流程】(75分)

(1) 评估(10分)

① 环境安全,有无明火等。(4分)

② 老年人的病情、意识状态、缺氧程度、鼻黏膜及有无分泌物堵塞。(3分)

③ 解释操作目的,评估老年人的心理反应及配合程度。(3分)

(2) 准备(5分)

① 环境准备:无明火,无易燃易爆物品。(1分)

② 老年人准备:舒适卧位,协助老年人排便。(1分)

③ 护士准备:洗手、戴口罩。(1分)

④ 物品准备:氧气装置一套、湿化瓶一个、无菌纱布包裹导气管置于治疗碗中、治疗盘内放盛水容器(内盛冷开水)、弯盘、一次性鼻导管、棉签、扳手、鼻导管储放袋。(2分)

(3) 步骤(60分)

氧气筒供氧:核对,解释操作目的,请老年人配合(2分)

↓

打开总开关,除尘,清洁气门,迅速关好总开关(4分)

↓

连接氧气装置,扳手加固使表直立(4分)

↓

湿化瓶内倒入适量冷开水,贴上标签,写明:日期、时间、操作者(4分)

↓

依次连接导气管、湿化瓶、吸氧管(3分)

↓

检查流量表是否关好,开总开关,开流量表(3分)

↓

取一根棉签抽丝,检查各连接部位有无漏气(看棉花有无晃动),将鼻导管出气口对准冷开水,看水面有无波动判断氧气流出是否通畅(4分)

↓

关流量表,关总开关,将鼻导管放于袋中,氧气筒推至床边(3分)

↓

棉签蘸水清洁鼻腔(4分)

↓

打开氧气,调节氧流量(2分)

↓

正确为老年人套上鼻导管,松紧度适宜(4分)

↓

观察询问老年人感受(4分)

↓

洗手记录(3分)

↓

停止用氧:记录停氧时间,查看压力表数(2分)

↓

取下鼻导管置于弯盘,关流量表,关总开关(2分)

↓

安置老年人(4分)

↓

将氧气筒推至指定地点,压力表指针低于5 MPa则不能继续使用,

必须挂"空"标识(4分)

↓

终末处理,洗手记录(4分)

↓

中心供氧:核对,解释操作目的,请老年人配合(2分)

↓

将流量表接头插入墙上氧气出口,对齐固定孔,用力插入(4分)

↓

向外轻轻拉接头,证实已接紧(3分)

↓

湿化瓶内倒入适量冷开水,贴上标签,写上:日期、时间、操作者(4分)

↓

连接导气管、湿化瓶、吸氧管(4分)

↓

取一根棉签抽丝,检查各连接部位有无漏气(看棉花有无晃动),将鼻导管
出气口对准冷开水,看水面有无波动判断氧气流出是否通畅(4分)

↓

关流量表,将吸氧管放于袋内(3分)

↓

棉签蘸水清洁鼻腔(4分)

↓

打开氧气,调节氧流量(2分)

↓

正确为老年人套上鼻导管,松紧度适宜(4分)

↓

观察询问老年人感受(4分)

↓

洗手、记录(3分)

↓

停止用氧:记录停氧时间(3分)

↓

取下鼻导管置于弯盘、关流量表(4分)

↓

安置老年人(4分)

↓

取下吸氧装置(4分)

↓

终末处理、洗手、记录(4分)

【注意事项】(10分)

(1)定期更换鼻导管,注意湿化。(3分)

(2)用氧过程中注意观察老年人病情变化。(2分)

（3）注意用氧安全：防火、防油、防热、防震。（2分）

（4）按需调节流量，使用氧气时，先调后用，停用氧气时，先拔后关。（3分）

【评价】（10分）

（1）熟练安装使用氧气表及各附件。（5分）

（2）氧流量调节合适，用氧效果好，缺氧症状得到改善。（5分）

（八）雾化吸入

【目的】（5分）

（1）湿化呼吸道。（2分）

（2）使药液吸入呼吸道，达到化痰、消炎等治疗效果。（3分）

【流程】（75分）

（1）评估（10分）

① 环境是否安全以及室内温度是否适宜。（2分）

② 老年人的病情，口腔黏膜及呼吸道通畅情况。（3分）

③ 评估老年人的心理反应及配合程度，选择适合老年人的雾化吸入器。（3分）

④ 解释操作目的、时间。（2分）

（2）准备（5分）

① 环境准备：房间内插座及电源完好可使用。（1分）

② 老年人准备：取舒适体位，必要时协助老年人大小便。（1分）

③ 护士准备：洗手、戴口罩。（1分）

④ 物品准备：超声雾化机一台、（面罩或口含式）雾化吸入器一副、药液、弯盘、纸巾、冷开水、棉签。（2分）

（3）步骤（60分）

核对，解释操作目的，请老年人配合（4分）

↓

选择适合老年人的雾化吸入器，配置药液，加入雾化器罐内（8分）

连接雾化机和电源，检查功能是否完好，有无漏气，出雾量是否正常（5分）

↓

用物带至床边，老年人取舒适体位（4分）

↓

接通电源，打开开关（4分）

↓

将口含嘴放入老年人口中或面罩遮住老年人口鼻，

妥善固定,指导老年人呼吸(6分)

↓

记录开始时间(4分)

↓

雾化结束,关雾化机开关,再关电源(5分)

↓

取下口含嘴或面罩(2分)

↓

用纸巾擦净老年人唇面部,棉签蘸水清洁老年人鼻腔,

协助老年人漱口(6分)

↓

妥善安置老年人(4分)

↓

终末处理(4分)

↓

洗手、记录(4分)

【注意事项】(10分)

(1)使用前检查雾化机功能。(3分)

(2)张口呼吸、嘴唇包裹能力弱或牙关紧闭的老年人应选择面罩式雾化吸入器。(2分)

(3)雾化吸入器专人专用。(2分)

(4)雾化结束应予老年人清洁鼻腔、漱口或口腔护理,以免药液残留。(3分)

【评价】(10分)

(1)老年人配合并了解治疗目的。(4分)

(2)各部位连接无漏气。(2分)

(3)雾化吸入器选择合适。(4分)

(九)生命体征测量

1. 测量体温、脉搏、呼吸

【目的】(5分)

观察体温、脉搏、呼吸的变化,为临床诊疗提供依据。(5分)

【流程】(75分)

(1)评估(10分)

① 环境是否安全以及室内温湿度是否适宜。(2分)

② 老年人的病情、年龄、意识状态及治疗情况。(3分)

③ 老年人的心理状态,合作程度。(2分)

④ 解释操作目的、注意事项及配合方法。(3分)

(2)准备(5分)

① 环境准备:房间内温湿度适宜。(1分)

② 老年人准备:30分钟内无进食、运动、洗澡、冷热敷、灌肠及情绪激动等。(2分)

③ 护士准备:洗手、戴口罩。(1分)

④ 物品准备:体温计(或额温枪)、纱布、弯盘、秒表、听诊器、记录纸、笔。(1分)

(3)步骤(60分)

测体温(体温计)

核对,解释操作目的,请老年人配合(2分)

↓

检查体温计温度是否在35℃以下(1分)

根据病情及老年人自身情况选择测量体温的方法(2分)

↓

口腔测量: 将体温计水银端斜放于舌下热窝处(8分)

腋下测量: 解开衣袖,用纱布擦干待测腋下,将体温计
水银端放于腋窝深处,紧贴皮肤(8分)

↓

口腔测量: 嘱老年人闭口,勿用牙咬体温计(10分)

腋下测量: 曲臂过胸,夹紧体温计(10分)

口腔测量: 3~5分钟取出(6分)

腋下测量: 8~10分钟取出(6分)

↓

擦净体温计(1分)

↓

看明度数,体温计甩至35℃以下(1分)

↓

体温计置于弯盘(1分)

↓

洗手记录(3分)

测体温(额温枪)

核对,解释操作目的,请老年人配合(2分)

↓

额温枪外观完好,确保能正常使用(3分)

↓

确认额温枪的温度显示单位为"℃"(4分)

↓

感测镜头清洁,无浮尘(5分)

↓

老年人额头保持干燥,头发不得覆盖额头(5分)

↓

额温枪放于鼻梁之上,两眼中间部位,距离5～6 cm处测温(5分)

↓

等显示屏不再闪烁再移开额温枪(4分)

↓

查看显示屏中的温度(4分)

↓

洗手、记录(3分)

测脉搏、呼吸

老年人近侧手臂腕部伸直,置舒适位置(4分)

↓

将食指、中指、无名指指端按在老年人桡动脉表面(4分)

↓

计脉搏次数,30秒～1分钟(3分)

↓

脉搏计数结束,手仍按在老年人腕部,观察老年人胸部或腹部起伏,
计呼吸次数(3分)

↓

记录(2分)

↓

安置老年人(2分)

↓

终末处理(4分)

↓

洗手、记录(3分)

【注意事项】(10分)

(1) 注意外界温度高低对老年人生命体征的影响。(1分)

(2) 注意进食、喝热饮、抽烟、嚼口香糖、剧烈运动、情绪激动及洗澡后需待30分钟后再测量。(1分)

(3) 呼吸困难、意识不清、有痉挛病史及无法合作者禁用口腔测量体温。(1分)

（4）手勿接触体温计银色感温点。（1分）

（5）测腋温时若测量时间未到,松开腋下,则需重新测量,时间需重新计算。（1分）

（6）若不慎咬破体温计而误吞水银,立即口服大量牛奶并及时通知医生,吐出物不要用扫帚或拖把清除,最好戴手套,用纸巾边擦拭边包裹,然后放在小瓶中,密封,标记好"废弃水银",勿随意丢弃,造成环境污染。（2分）

（7）额温枪感测镜头不得对着眼睛,镜片可用棉签蘸水或酒精轻轻擦拭,不得浸水、重摔或阳光曝晒,若发现体温有异常现象,再使用水银体温计做进一步测量。（1分）

（8）异常呼吸、脉搏需测1分钟,脉搏短绌的老年人应由2名护士同时测量,一人听心率,一人测脉率,由听心率者喊"开始""停"的口号。（2分）

【评价】（10分）

（1）老年人配合,了解测量的注意事项。（4分）

（2）测体温方式正确,固定良好。（2分）

（3）测量结果正确。（4分）

2. 测血压

【目的】（5分）

观察血压的变化,为临床诊疗和护理提供依据。（5分）

【流程】（75分）

（1）评估（10分）

① 老年人的病情、肢体活动度、有无剧烈运动。（2分）

② 老年人的心理状态,合作程度,有无情绪激动。（3分）

③ 有适合老年人手臂高度的桌子和靠背椅或肘部能外展45°的床。（2分）

④ 解释操作目的、注意事项及配合方法。（3分）

（2）准备（5分）

① 环境准备:房间内温度适宜,无噪音。（1分）

② 老年人准备:排空膀胱,静坐5~10分钟。（1分）

③ 护士准备:洗手、戴口罩。（1分）

④ 物品准备:水银血压计（或电子血压计）、听诊器。（2分）

（3）步骤（60分）

水银血压计

核对,解释操作方法,请老年人配合（3分）

↓

检查血压计功能完好（3分）

↓

取合适体位,暴露一臂(或裸露手臂仅穿贴身薄衣),
手掌向上伸直肘部(5分)

袖带缠绕,袖带下缘距肘窝上约 2 cm,松紧程度以仅能够伸进
两个指头为准(5分)

↓

血压计"0"点和肱动脉、心脏处于同一水平(4分)

↓

听诊器置于肱动脉搏动处,一手稍加固定(3分)

↓

打开水银槽开关,关闭输气球气门(4分)

↓

匀速打气至肱动脉搏动音消失,再升高 20~30 mmHg(5分)

↓

缓慢放气,听到第一声搏动时汞柱所指刻度为收缩压,声音变弱或消失时汞
柱所指刻度为舒张压(8分)

↓

取下袖带,驱尽袖带内空气(4分)

↓

妥善安置老年人(3分)

↓

整理血压计:卷平袖带放入血压计盒内,右倾 45°关闭水银槽开关,
关闭血压计盒(6分)

↓

终末处理(4分)

↓

洗手、记录(3分)

电子血压计

核对,解释操作方法,请老年人配合(5分)

↓

检查血压计清洁、功能完好,电池充足(6分)

↓

取合适体位,暴露一臂(或裸露手臂仅穿贴身薄衣),
手掌向上伸直肘部(7分)

↓

袖带缠绕,松紧程度以仅能够伸进两个指头为准(6分)

↓

臂带中心处与心脏保持在同一高度(8分)

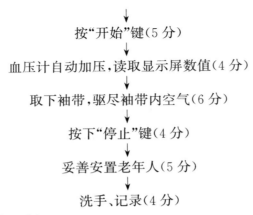

按"开始"键（5分）

血压计自动加压，读取显示屏数值（4分）

取下袖带，驱尽袖带内空气（6分）

按下"停止"键（4分）

妥善安置老年人（5分）

洗手、记录（4分）

【注意事项】（10分）

（1）四定：定部位、定体位、定血压计、定时间。（2分）

（2）尽量不在输液肢体测量血压。（2分）

（3）袖带的位置与方向需正确，保持导气管通畅，不能缠结，袖带气囊至少应覆盖80%的上臂周径。（2分）

（4）测血压时，嘱老年人不说话，工作人员也不要和老年人说话。（1分）

（5）坐位测血压时，嘱老年人双脚平放于地面，不要两腿交叉，放松且身体保持不动。（1分）

（6）听诊器安置于肱动脉搏动处，而不是将听诊器塞入袖带内。（1分）

（7）血压计妥善保管，勿重摔或曝晒受潮。（1分）

【评价】（10分）

（1）解释目的，老年人配合。（4分）

（2）上卷衣袖松紧适宜，注意老年人保暖。（2分）

（3）放气均匀，听诊器放置正确，测量结果正确。（2分）

（4）测血压过程中水银柱保持垂直，读数时，视线垂直于血压计刻度面中心。（2分）

（十）口服给药

【目的】（5分）

（1）协助老年人安全、正确地服下药物，以达到用药效果。（2分）

（2）掌握口服药用药原则及注意事项。（2分）

（3）观察老年人用药的反应，及时处理。（1分）

【流程】（75分）

（1）评估（10分）

① 环境是否安全以及室内温度是否适宜。（2分）

② 老年人的年龄、意识及治疗情况，是否适合口服给药。（3分）

③ 老年人的心理状况，配合程度。（2分）

④ 解释药物的名称、作用及注意事项。（3分）

（2）准备（5分）

① 环境准备：环境整洁，温湿度适宜，光线明亮。（1分）

② 老年人准备：洗手，取舒适卧位。（1分）

③ 护士准备：衣帽整洁，洗手，戴口罩。（1分）

④ 物品准备：发药车、药盘、服药本、药杯、药匙、饮水管、水壶内盛温开水。（2分）

（3）步骤（60分）

核对药物与服药单，按照床号对应的顺序放置在药盘内（6分）

↓

推发药车、带服药本、水壶到老年人床边（6分）

核对老年人床号、姓名、手腕带（6分）

↓

核对药名、剂量、浓度、时间、用法（8分）

老年人取舒适位，倒温开水，协助并确认药物服下（10分）

↓

再次核对床号、姓名、药名、剂量、浓度、时间、用法（8分）

收回药杯（2分）

↓

整理床单元（2分）

↓

洗手，清洁药盘，整理用物（6分）

↓

观察药物反应，必要时记录（6分）

【注意事项】（10分）

（1）遵医嘱用药，不得私自加、减药物或停药。（2分）

（2）失能及失智老年人必须服药到口。（2分）

（3）老年人对所发药物有疑问时，必须核实无误方能给药。（2分）

（4）根据医嘱及药物的性质确定用药时间。（2分）

（5）注意观察服药后的反应，发现异常立即处理。（2分）

【评价】（10分）

（1）严格执行查对制度。（4分）

（2）老年人掌握药物的作用及注意事项,能按时、正确服药。（4分）

（3）注意观察老年人服药后的反应。（2分）

（十一）注射法

1. 皮内、皮下、肌内注射法

【目的】（5分）

（1）皮内注射法:用于各种药物过敏试验、预防接种、局部麻醉的先驱步骤。（1分）

（2）皮下注射法:用于胰岛素注射、预防接种;注入小剂量药物,需在一定时间内发生药效,而不宜口服给药。（2分）

（3）肌内注射法:用于不能或不宜口服的药物;不能或不宜作静脉注射,而需迅速发生疗效或药量大的药物。（2分）

【流程】（75分）

（1）评估（10分）

① 环境是否整洁、安全。（2分）

② 老年人的病情、意识状态、用药史、药物过敏史、局部皮肤情况。（3分）

③ 老年人的心理反应及配合程度。（2分）

④ 解释操作目的、注意事项。（3分）

（2）准备（5分）

① 环境准备:清洁,必要时遮挡老年人。（1分）

② 老年人准备:取舒适体位,必要时排便。（1分）

③ 护士准备:洗手,戴口罩,必要时戴手套。（1分）

④ 物品准备:治疗盘内放置注射器、药液、砂轮、弯盘、纱布、棉签、碘伏消毒棉签(酒精消毒棉签),治疗本,做过敏试验须备 0.1% 盐酸肾上腺素。（2分）

（3）步骤（60分）

根据医嘱,核对治疗卡（3分）

↓

核对药液（药名、剂量、浓度、时间、方法及液体质量）,

检查注射器、针头（5分）

↓

吸药,排气,放妥（6分）

↓

备齐物品,推车至床旁,核对床号、姓名、手腕带（3分）

↓

再次查对药名、剂量、浓度、时间、用法,检查注射器有无气泡,
妥善放置(6分)

↓

选择注射部位(2分)

↓

消毒皮肤:胰岛素注射,使用酒精消毒;皮试,生理盐水清洁局部皮肤;
其余注射使用碘伏消毒(4分)

↓

再次核对老年人(3分)

↓

注射(16分)

↓

| 皮内注射:5°刺入,针头斜面完全进入皮内,固定针栓,推药液0.1 ml,形成皮丘,拔针,按规定时间观察反应结果 | 皮下注射:30°~40°,针头斜面向上,快速将针梗的1/3~2/3刺入皮下,固定针栓,抽动活塞无回血,缓慢注入药液,注射毕,用干棉签按针眼,迅速拔针,按压片刻 | 肌内注射:90°将针头迅速刺入针梗的2/3左右,固定针栓,抽动活塞无回血,缓慢注入药液,观察病人反应,注射毕,用干棉签按针眼,迅速拔针,按压片刻 |

再次查对床号、姓名、药名、剂量、浓度、时间、用法(4分)

↓

安置老年人(3分)

终末处理:将针头放置锐器盒内,其他部分放置医疗垃圾桶(3分)

↓

洗手,记录(2分)

【注意事项】(10分)

(1)皮试前,仔细询问老年人的药物过敏史。(2分)

(2)注射过程中注意观察老年人,发现异常时立即停止注射。(2分)

(3)对长期皮下或肌内注射者,应交替更换注射部位,以减少硬结发生,促进药物充分吸收。(2分)

(4)对于消瘦或腹部皮下注射时,可捏起局部组织进针。(2分)

(5)两种药物同时注射时,注意配伍禁忌。(2分)

【评价】(10分)

(1)严格执行无菌技术和查对制度。(4分)

(2)以老年人为中心,注意保暖和无痛注射。(3分)

(3)注射器型号选择合适,注射部位定位正确,注射剂量准确。(3分)

2. 静脉注射法

【目的】(5分)

(1) 药物不宜口服、皮下注射、肌内注射或需要迅速发生药效时。(2分)

(2) 做诊断性检查。(1分)

(3) 注入药物,达到治疗疾病的目的。(2分)

【流程】(75分)

(1) 评估(10分)

① 环境是否整洁、安全、光线充足。(2分)

② 老年人的病情、意识状况、局部皮肤及血管情况。(4分)

③ 老年人的心理状况及配合程度。(2分)

④ 解释操作目的、注意事项。(2分)

(2) 准备(5分)

① 环境准备:环境清洁,温度适宜。(1分)

② 老年人准备:取合适体位,局部保暖,使静脉充盈。(1分)

③ 护士准备:衣帽整洁、洗手、戴口罩,必要时戴手套。(1分)

④ 物品准备:治疗盘内放置注射器、药液、砂轮或启盖器、针头或头皮针、止血带、胶布、棉签、消毒棉签、小垫枕,治疗本。(2分)

(3) 步骤(60分)

根据医嘱,核对治疗卡(3分)

↓

核对药液(药名、剂量、浓度、时间、用法及液体质量),检查注射器、针头(3分)

↓

吸药,排气,放妥(5分)

↓

备齐物品,推车至床旁,核对床号、姓名、手腕带(3分)

↓

再次查对药名、剂量、浓度、时间、用法,检查注射器内有无气泡,妥善放置(4分)

↓

穿刺部位肢体下垫小枕(2分)

↓

选择静脉,距穿刺点上方6 cm左右处扎止血带(2分)

↓

消毒皮肤:以穿刺点为中心,螺旋旋转式消毒2次,直径大于8 cm(3分)

↓

再次核对老年人姓名(3分)

↓

嘱老年人握拳（2分）

↓

一手固定皮肤，一手持针，15°～30°穿刺，见回血，再进针少许（5分）

↓

松开止血带，嘱老年人松拳（2分）

↓

固定针头（2分）

↓

缓慢注入药液（3分）

↓

与老年人交流，观察老年人有无不适（3分）

↓

注射毕，干棉签放于穿刺点上方，拔出针头，按压至不出血（4分）

↓

再次查对床号、姓名、药名、剂量、浓度、时间、用法（3分）

↓

安置老年人（2分）

↓

终末处理（3分）

↓

洗手，记录（3分）

【注意事项】（10分）

（1）选择静脉时，避开静脉瓣、关节。（2分）

（2）长期注射者要有计划地使用血管，一般先四肢远端后近端，充分保护静脉。（3分）

（3）根据病情及药物性质，掌握注药速度并随时听取老年人主诉。（2分）

（4）对刺激性强或特殊药物，需确认针头在血管内方可推药，如不慎漏出血管外应立即处理。（3分）

【评价】（10分）

（1）严格执行无菌技术操作原则和查对制度。（4分）

（2）老年人理解操作目的，配合操作。（2分）

（3）以老年人为中心，注意保暖和减轻疼痛。（2分）

（4）注药速度正确。（2分）

（十二）静脉输液

【目的】（5分）

（1）补充营养，满足机体需求，维持热量。（1分）

（2）纠正水、电解质失衡，维持酸碱平衡。（1分）

（3）输入药物，达到治疗疾病的目的。（2分）

（4）增加循环血量，改善微循环，维持生命体征平稳。（1分）

【流程】（75分）

（1）评估（10分）

① 环境是否整洁、安全，光线充足。（2分）

② 老年人的年龄、病情、营养状况、穿刺部位的皮肤、血管状况及肢体活动度。（4分）

③ 评估老年人的心理反应及配合程度。（2分）

④ 解释操作目的及注意事项。（2分）

（2）准备（5分）

① 环境准备：环境清洁，温度适宜。（1分）

② 老年人准备：排尿，穿刺部位注意保暖。（1分）

③ 护士准备：衣帽整洁，洗手，戴口罩，必要时戴手套。（1分）

④ 物品准备：治疗盘内放置药液及药物、止血带、输液贴膜、透明贴膜、胶布、棉签、消毒棉签、一次输液器、血管钳、弯盘、输液单、输液架。（2分）

（3）步骤（60分）

根据医嘱，抄写或打印输液单（2分）

↓

核对药液（药名、剂量、浓度、时间、用法及液体质量），贴上输液单（3分）

↓

撕开外层包装袋，消毒加药管封口，加入药物（3分）

↓

检查输液器，关闭调节器（3分）

↓

备齐物品，推车至床旁，核对床号、姓名、手腕带（2分）

↓

再次查对药名、剂量、浓度、时间、用法，将药液挂至输液架上（3分）

↓

排气：挤压墨菲氏滴管，使液面达滴管 1/3～2/3 后，打开调节器，使滴管稍倾斜，液体缓慢排出至排尽输液管和针头内空气，关闭调节器（4分）

↓

检查输液器无气泡，妥善放置（2分）

↓

再次核对老年人姓名（2分）

↓

选择静脉，距穿刺点上方 6 cm 左右处扎止血带（2分）

消毒皮肤:以穿刺点为中心,螺旋旋转式消毒 2 次,直径大于 8 cm(3 分)

取下护针帽,确定无气泡,关闭输液器(2 分)

嘱老年人握拳(2 分)

进针、固定(10 分)

普通输液针:一手固定皮肤,一手持针,15°~30°穿刺,见回血,再进针少许;松开止血带,嘱老年人松拳,放开输液管,观察输液是否通畅;固定针柄,覆盖针眼,头皮针软管盘曲固定

静脉留置针:取出静脉留置针,去除针套,旋转松动外套管;一手固定皮肤,一手持针,穿刺见回血后,将针芯退出少许,以针芯为支撑,将针顺静脉方向推进,直至将外套管送入静脉内,按住针柄,抽出针芯,末端无肝素帽的留置针在抽出针芯时,应以一手小指按压导管尖端静脉,一手迅速将肝素帽插入导管内;用透明敷贴覆盖针眼,同时固定留置针;消毒肝素帽的橡胶塞,将已备好的输液器针头插入,观察输液是否通畅,固定头皮针

再次查对床号、姓名、药名、剂量、浓度、时间、用法(2 分)

调节滴速,观察,记录:输液时间及执行人姓名(2 分)

安置老年人,交待注意事项(2 分)

输液完毕,拔针:轻揭胶布,用干棉签轻压穿刺点上方,快速拔针,按压至不出血(4 分)

整理床单元,询问老年人需要,将输液架放置妥善位置(2 分)

终末处理(3 分)

洗手,记录(2 分)

【注意事项】(10 分)

(1) 选择静脉时,避开静脉瓣、关节。(2 分)

(2) 长期输液者要有计划地使用血管,一般先四肢远端后近端,充分保护静脉。(2 分)

（3）根据病情及药物性质,掌握输液速度,加强巡视并随时听取老年人主诉。（2分）

（4）对刺激性强或特殊药物,需确认针头在血管内方可滴注。（2分）

（5）输液时要加强巡视,发现局部有肿胀、渗漏等情况时应立即处理。（2分）

【评价】（10分）

（1）严格执行无菌技术操作原则和查对制度。（4分）

（2）老年人理解操作目的,配合操作。（2分）

（3）以老年人为中心,注意保暖和减轻疼痛。（2分）

（4）正确掌握输液速度。（2分）

（十三）低压不保留灌肠

【目的】（5分）

（1）减轻腹胀,清洁肠道,清除毒物。（2分）

（2）促进大便排出,改善便秘。（3分）

【流程】（75分）

（1）评估（10分）

① 环境温度是否适宜,有无屏风遮挡。（2分）

② 老年人病情、生命体征、临床诊断、灌肠的目的,以及排便、肛周皮肤及黏膜情况,腹部有无包块、胀气。（4分）

③ 老年人的心理状况,合作程度。（2分）

④ 有无过敏反应及灌肠禁忌证。（2分）

（2）准备（5分）

① 环境准备:环境整洁,温湿度适宜,屏风遮挡。（1分）

② 老年人准备:左侧卧位,双膝屈曲。（1分）

③ 护士准备:衣帽整洁,洗手、戴口罩、手套。（1分）

④ 物品准备:治疗盘、一次性灌肠袋、开塞露 60 ml、温开水 300～400 ml（39～41℃）、弯盘、一次性尿垫、卫生纸、液体石蜡、血管钳、输液架、软枕、一次性手套。（2分）

（3）步骤（60分）

根据医嘱进行核对（3分）

↓

将温开水和开塞露加入一次性灌肠袋中（3分）

↓

备齐用物至床边,核对老年人床号、姓名、手腕带（3分）

↓

灌肠袋挂于输液架上,液面距肛门距离 30～50 cm(3分)

↓

协助老年人取左侧卧位,将裤子脱至近膝部,臀部移至床边,
用软枕将臀部抬高 15～20 cm,垫一次性尿垫,弯盘放置臀旁(6分)

↓

排气,关闭调节器,润滑灌肠管末端(3分)

↓

再次核对床号、姓名(3分)

↓

显露肛门,插管 7～10 cm(6分)

↓

固定灌肠管,打开调节器,滴速 25～30 ml/min(6分)

↓

根据需要可将灌肠管继续向肛门内插入少许(3分)

↓

观察老年人反应及灌肠袋内液面下降情况(3分)

↓

灌肠毕拔管(3分)

↓

保留灌肠液 5～10 分钟(3分)

↓

协助排便,撤去尿垫(3分)

↓

安置老年人,开窗通风(3分)

↓

终末处理(3分)

↓

洗手,记录(3分)

【注意事项】(10分)

(1)正确掌握灌肠液的量、温度及液面高度,灌肠液量≤500 ml,温度
39～41℃,液面高度≤50 cm。(2分)

(2)插管动作轻柔,避免损伤肠黏膜。(2分)

(3)灌肠过程中注意观察老年人情况,发现异常立即停止。(2分)

(4)灌肠禁忌证:急腹症、消化道出血、严重心血管疾病等。(2分)

(5)开塞露过敏者禁用,过敏体质者慎用。(2分)

【评价】(10分)

(1)操作规范熟练。(4分)

(2)关心老年人,注意保暖,保护老年人隐私。(4分)

(3)观察老年人灌肠后的效果。(2分)

（十四）留置导尿术

【目的】(5分)

(1) 为尿潴留老年人引流尿液。（2分）

(2) 为尿失禁老年人引流尿液,保持会阴清洁,进行膀胱功能训练。（2分）

(3) 老年人病情需要导尿。（1分）

【流程】(75分)

(1) 评估(10分)

① 环境是否整洁、安全,有无遮挡。（2分）

② 老年人的病情、治疗、膀胱充盈度、会阴部情况及自理能力。（4分）

③ 老年人的心理状况及合作程度。（2分）

④ 解释操作目的、注意事项。（2分）

(2) 准备(5分)

① 环境准备:环境清洁,温度适宜,床帘或屏风遮挡。（1分）

② 老年人准备:清洗会阴。（1分）

③ 护士准备:洗手,戴口罩。（1分）

④ 物品准备:治疗盘内备无菌导尿包(内装治疗碗和弯盘、一次性双腔气囊导尿管、0.5%碘伏棉球、血管钳、镊子、液体石蜡棉球、无菌试管、洞巾、无菌生理盐水、注射器等)、治疗碗(内盛0.5%碘伏棉球、血管钳或镊子)、弯盘、手套或指套、无菌手套、集尿袋、一次性中单(必要时另备便盆及便盆布)。（2分）

(3) 步骤(60分)

核对医嘱(3分)

↓

备齐物品,推车至床旁,核对床号、姓名、手腕带(3分)

↓

关闭门窗,调节室温,遮挡老年人(2分)

↓

将一次性中单垫于老年人臀下,并协助老年人暴露外阴(2分)

↓

戴上手套或指套(2分)

↓

用碘伏棉球擦洗会阴,顺序为:

女性:阴阜、对侧大阴唇、近侧大阴唇、对侧小阴唇、近侧小阴唇、
尿道口、阴道口、肛门

男性:消毒顺序为包皮、冠状沟、龟头、尿道口(4分)

↓

导尿包于老年人两腿间打开(2分)

↓

戴无菌手套(3分)

↓

铺洞巾(2分)

↓

取出导尿管,注入生理盐水试充气囊,确保气囊无渗漏,
再抽出生理盐水(2分)

↓

润滑导尿管前端至气囊后4～6 cm(男性至气囊后20～22 cm),
血管钳夹持导尿管置于治疗碗内(钳夹部位避开气囊)(3分)

↓

夹取碘伏棉球消毒尿道口,
女性:尿道口—对侧小阴唇—近侧小阴唇—尿道口,
男性:尿道口—龟头—冠状沟—尿道口(4分)

↓

再次核对姓名(2分)

↓

一手暴露尿道口,一手持血管钳夹持尿管,
女性:轻轻插入尿道4～6 cm,见尿再插入4～6 cm。
男性:提起阴茎与腹壁呈60°,插入约20～22 cm(7分)

↓

正确留取尿标本(2分)

↓

用无菌治疗碗接取尿液,初次放尿不超过1 000 ml(3分)

↓

根据导尿管上注明的气囊容积向气囊内注入等量的生理盐水,
向外轻拉导尿管,使之固定在尿道内口(3分)

↓

接集尿袋,挂于床边,妥善固定(2分)

↓

注明置管日期(2分)

↓

安置老年人,交待注意事项(2分)

↓

终末处理(3分)

↓

洗手,记录(2分)

【注意事项】(10分)

(1)膀胱高度膨胀者第一次放尿不应超过1 000 ml,以防腹压突然下降

引起虚脱。（3分）

（2）导尿管须妥善固定,尿管不牵拉、不扭曲,保持通畅,引流管低于膀胱位,保持会阴清洁。（3分）

（3）留置尿管期间,采用间歇夹管方式训练膀胱反射功能,观察尿液情况,鼓励老年人多饮水,每周复查尿常规。（3分）

（4）长期置管者应定期更换尿管。（1分）

【评价】（10分）

（1）严格执行无菌操作原则。（4分）

（2）操作过程注意保暖,保护老年人隐私。（3分）

（3）老年人了解导尿的目的,情绪稳定,主动配合。（3分）

（十五）体外导尿套应用

1. 阴茎套体外导尿的应用

【目的】（5分）

（1）保持老年人舒适、干净。（2分）

（2）保持老年人床单元清洁、干燥。（1分）

（3）防止老年人尿路感染等并发症。（2分）

【流程】（75分）

（1）评估（10分）

① 环境是否安全以及室内温度是否适宜。（2分）

② 老年人的病情,有无活动限制,是否需要更换衣裤。（3分）

③ 床单元的清洁程度。（1分）

④ 老年人的心理反应及配合程度。（1分）

⑤ 解释操作目的及配合事项。（3分）

（2）准备（5分）

① 环境准备:房间内无老年人治疗或用餐,调节室温,关闭门窗,注意遮挡,保护老年人隐私。（1分）

② 老年人准备:床上铺护理垫。（1分）

③ 护士准备:洗手、戴口罩。（1分）

④ 物品准备:阴茎套、护理垫,必要时备弹性绑带。（2分）

（3）步骤（60分）

核对,解释操作方法,请老年人配合（5分）

↓

协助老年人平躺,清洁老年人会阴及阴茎（10分）

阴茎导尿套套在阴茎根部(10分)

阴茎导尿套长出部分向上拉到底部,然后打结固定,
必要时弹性绑带固定(10分)

固定好的阴茎套放于两腿之间(10分)

整理老年人衣物(5分)

安置老年人舒适体位(5分)

终末处理,洗手,记录(5分)

【注意事项】(10分)

(1) 及时倾倒尿液,避免尿路感染。(3分)

(2) 阴茎套固定松紧适宜。(2分)

(3) 操作中动作轻柔。(2分)

(4) 注意老年人保暖、安全、舒适,保护老年人隐私。(3分)

【评价】(10分)

(1) 操作中注意观察老年人病情变化。(4分)

(2) 老年人理解操作目的,配合操作。(2分)

(3) 床单整洁、干燥,会阴部清洁。(4分)

2. 一次性尿袋体外导尿的应用

【目的】(5分)

(1) 保持老年人舒适、干净。(2分)

(2) 保持老年人床单元清洁、干燥。(1分)

(3) 防止老年人尿路感染等并发症。(2分)

【流程】(75分)

(1) 评估(10分)

① 环境是否安全,室内温度是否适宜。(2分)

② 老年人的病情,有无活动限制,是否需要更换衣裤。(3分)

③ 床单元的清洁程度。(1分)

④ 老年人的心理反应及配合程度。(1分)

⑤ 解释操作目的及配合事项。(3分)

(2) 准备(5分)

① 环境准备:房间内无老年人治疗或用餐,调节室温,关闭门窗,遮挡老

年人,保护隐私。(1分)

② 老年人准备:床上铺护理垫。(1分)

③ 护士准备:洗手、戴口罩。(1分)

④ 物品准备:一次性尿袋、贮尿瓶、护理垫、布胶布、必要时备弹性绑带。(2分)

(3) 步骤(60分)

核对,解释操作方法,请老年人配合(5分)

↓

协助老年人平躺,清洁老年人会阴及阴茎(5分)

剪去尿袋底部任意一角,剪口边缘胶布包裹(10分)

↓

一次性尿袋套在阴茎根部(5分)

↓

一次性尿袋长出部分向上拉到底部,然后弹性绑带固定(10分)

↓

固定好的尿袋套放于两腿之间(5分)

↓

一次性尿袋的长管接贮尿瓶(5分)

↓

整理老年人衣裤(5分)

↓

安置老年人于舒适体位(5分)

↓

终末处理,洗手,记录(5分)

【注意事项】(10分)

(1) 及时倾倒尿液,避免尿路感染。(3分)

(2) 一次性尿袋固定松紧适宜。(2分)

(3) 操作中动作轻柔。(2分)

(4) 注意老年人保暖、安全、舒适,保护老年人隐私。(3分)

【评价】(10分)

(1) 操作中注意观察老年人病情变化。(4分)

(2) 老年人理解操作目的,配合操作。(2分)

(3) 床单整洁、干燥,会阴部清洁。(4分)

3. 接尿器体外导尿的应用

【目的】(5分)

(1) 保持老年人舒适、干净。(2分)

（2）保持老年人床单元清洁、干燥。（1分）

（3）防止老年人尿路感染等并发症。（2分）

【流程】（75分）

（1）评估（10分）

① 环境是否安全以及室内温度是否适宜。（2分）

② 老年人的病情，有无活动限制，是否需要更换衣裤。（3分）

③ 床单元的清洁程度。（1分）

④ 老年人的心理反应及配合程度。（1分）

⑤ 解释操作目的及配合事项。（3分）

（2）准备（5分）

① 环境准备：房间内无老年人治疗或用餐，调节室温，关闭门窗，遮挡老年人，保护隐私。（1分）

② 老年人准备：床上铺护理垫。（1分）

③ 护士准备：洗手、戴口罩。（1分）

④ 物品准备：接尿器、固定裤、一次性尿袋、护理垫。（2分）

（3）步骤（60分）

核对，解释操作方法，请老年人配合（5分）

↓

协助老年人平躺，清洁老年人会阴及阴茎（10分）

↓

老年人穿固定裤，接尿器固定在固定裤上（10分）

↓

接尿器套在阴茎根部，固定好的接尿器放于两腿之间（10分）

↓

接尿器另一端接一次性尿袋并妥善固定（10分）

↓

整理老年人衣物（5分）

↓

安置老年人舒适体位（5分）

↓

终末处理，洗手，记录（5分）

【注意事项】（10分）

（1）及时倾倒尿液，避免尿路感染。（3分）

（2）接尿器固定松紧适宜。（2分）

（3）操作中动作轻柔。（2分）

（4）注意老年人保暖、安全、舒适，保护老年人隐私。（3分）

【评价】（10分）

（1）操作中注意观察老年人病情变化。（4分）

（2）老年人理解操作目的,配合操作。（2分）

（3）床单整洁、干燥,会阴部清洁。（4分）

（十六）吸 痰

1. 吸痰—中心吸引

【目的】（5分）

清除呼吸道分泌物,保持呼吸道通畅。（5分）

【流程】（75分）

（1）评估（10分）

① 中心面板负压吸引接口与中心吸引装置接口是否吻合;中心吸引装置性能是否良好。（2分）

② 老年人的病情、自理情况、意识状态、生命体征、是否有人工气道。（2分）

③ 老年人口鼻腔黏膜情况,有无鼻中隔偏曲,是否有义齿;呼吸情况和痰液阻塞情况,有无呼吸困难,有无痰鸣音等。（4分）

④ 老年人的心理状态及配合程度。（1分）

⑤ 解释操作目的及配合事项。（1分）

（2）准备（5分）

① 环境准备:整洁、安静、安全,中心吸引装置、引流瓶及治疗盘放置同侧,位置适当。（1分）

② 老年人准备:必要时协助老年人排便（抢救时除外）。（1分）

③ 护士准备:着装整洁,洗手,戴口罩、手套。（1分）

④ 物品准备:中心负压吸引装置,治疗盘内:无菌生理盐水、一次性吸痰管数根、一次性清洁手套、无菌持物镊、无菌纱布、治疗巾、弯盘、电筒、听诊器、必要时备压舌板、舌钳、开口器、标本容器、吸氧装置等。（2分）

（3）步骤（60分）

核对,解释操作方法,请老年人配合（2分）

↓

将中心负压吸引器接头对准墙壁上中心吸引器接口,
用力卡入并妥善固定引流瓶（4分）

↓

打开开关,检查管道是否通畅,有无漏气,
调节负压（一般成人 300～400 mmHg,即 40.0～53.3 kPa）（3分）

↓

协助老年人头偏向一侧,面向操作者（3分）

检查口、鼻腔,取下活动义齿,颌下铺治疗巾(3分)

戴手套,连接吸痰管,试吸生理盐水,检查吸痰管是否通畅(5分)

一手反折吸痰管末端(或打开吸痰管末端侧孔),
一手用无菌持物镊持吸痰管前端,插入气道(5分)

打开负压,自深部左右旋转并向上提拉吸痰,每次吸痰时间不超过15秒,
退出吸痰管,用生理盐水抽吸、冲洗,吸痰数次后吸净口腔
换吸痰管吸鼻腔(15分)

观察老年人气道是否通畅,患者反应、面色、呼吸,
黏膜有无损伤,吸出液的色、质、量(5分)

擦拭面部,安置老年人舒适体位,整理床单位(5分)

终末处理(5分)

洗手,记录(5分)

【注意事项】(10分)

(1)吸引器贮液瓶吸出液及时倾倒,不得超过2/3满。(3分)

(2)吸痰时间一般不超过15秒/次,间隔数秒;吸痰前后和两次抽吸之间可增加氧气吸入,以防缺氧。(2分)

(3)吸痰时负压调节适宜,插管过程中不可打开负压,且动作轻柔,防止损伤呼吸道黏膜。压力调节:成人300～400 mmHg。(3分)

(4)痰液黏稠者可配合叩击、雾化吸入等方法,以提高吸痰效果。(2分)

【评价】(10分)

(1)老年人了解吸痰的必要性,能够配合。(5分)

(2)老年人呼吸道分泌物被及时吸净,气道通畅,缺氧改善。(5分)

2. 吸痰-电动吸引器

【目的】(5分)

清除呼吸道分泌物,保持呼吸道通畅。(5分)

【流程】(75分)

(1)评估(10分)

① 电源插座与吸引器的插头是否相吻合,是否需要接线板;负压吸引器

性能是否良好。(2分)

② 老年人的病情、自理情况、意识状态、生命体征、是否有人工气道。(2分)

③ 老年人口鼻腔黏膜情况,有无鼻中隔偏曲,是否有义齿;呼吸情况和痰液阻塞情况,有无呼吸困难、痰鸣音等。(4分)

④ 老年人的心理状态及配合程度。(1分)

⑤ 解释操作目的和配合事项。(1分)

(2) 准备(5分)

① 环境准备:整洁、安静、安全,吸引器与治疗盘同侧放置,位置适当。(1分)

② 老年人准备:必要时协助老年人排便(抢救时除外)。(1分)

③ 护士准备:着装整洁,洗手、戴口罩、戴手套。(1分)

④ 物品准备:电动吸引器,治疗盘内:无菌生理盐水、一次性吸痰管数根、一次性清洁手套、无菌持物镊、无菌纱布、治疗巾、弯盘、电筒、听诊器,必要时备压舌板、舌钳、开口器、标本容器、插线板、吸氧装置等。(2分)

(3) 步骤(60分)

核对,解释操作方法,请老年人配合(2分)

↓

接通电源,打开开关,检查吸引器性能,管道是否通畅,有无漏气(4分)

↓

调节负压(一般成人 40.0～53.3 kPa)(3分)

协助老年人头偏向一侧,面向操作者(3分)

检查口、鼻腔,取下活动义齿,颌下铺治疗巾(3分)

↓

戴手套,连接吸痰管,试吸生理盐水,检查吸痰管是否通畅(5分)

一手反折吸痰管末端(或打开吸痰管末端侧孔),

一手用无菌持物镊持吸痰管前端,插入气道(5分)

打开负压,自深部左右旋转并向上提拉吸痰,每次吸痰时间不超过 15 秒,

退出吸痰管用生理盐水抽吸、冲洗,吸痰数次后吸净口腔

换吸痰管吸鼻腔(15分)

↓

观察老年人气道是否通畅,老年人反应、面色、呼吸,黏膜有无损伤,

吸出液的色、质、量(5分)

↓

擦拭面部,安置老年人舒适体位,整理床单位(5分)

↓

终末处理(5分)

↓

洗手,记录(5分)

【注意事项】(10分)

(1) 吸引器贮液瓶吸出液及时倾倒,不得超过2/3满。(3分)

(2) 吸痰时间一般不超过15秒/次,间隔数秒;吸痰前后和两次抽吸之间可增加氧气吸入,以防缺氧。(2分)

(3) 吸痰时负压调节适宜,插管过程中不可打开负压,且动作轻柔,防止损伤呼吸道黏膜。压力调节:成人300～400 mmHg(40.0～53.3 kPa)。(3分)

(4) 痰液黏稠者可配合叩击、雾化吸入等方法,以提高吸痰效果。(2分)

【评价】(10分)

(1) 老年人了解吸痰的必要性,能够配合。(5分)

(2) 老年人呼吸道分泌物被及时吸净,气道通畅,缺氧改善。(5分)

(十七) 转运

1. 轮椅运送法

【目的】(5分)

(1) 护送不能行走但有一定躯干控制能力的老年人。(2分)

(2) 护送体虚或疾病导致行动不便的老年人。(3分)

【流程】(75分)

(1) 评估(10分)

① 环境是否安全,室内外温度是否适宜。(2分)

② 老年人身体状况,是否需要排便,有无下肢溃疡、水肿等。(3分)

③ 轮椅各部件的性能是否良好。(3分)

④ 解释操作目的,评估老年人的配合程度。(2分)

(2) 准备(5分)

① 环境准备:室内外温度适宜,必要时关闭门窗,遮挡老年人,避开障碍物,保证环境宽敞,便于轮椅通行。(1分)

② 老年人准备:了解轮椅转运的配合方法及注意事项,必要时协助老年人排便。(1分)

③ 护士准备:着装整洁,举止端庄,态度亲切,洗手,必要时戴口罩。(1分)

④ 物品准备:轮椅,根据季节备保暖用品,必要时备软枕。(2分)

(3) 步骤(60分)

核对,解释操作方法,请老年人配合(2分)

↓

轮椅推至床旁,椅背和床尾平齐,成30°~45°角,面向床头(3分)

↓

固定刹车(2分)

↓

翻起脚踏板(2分)

↓

需用毛毯时,将毛毯平铺在轮椅上,
使毛毯上端高出老年人肩部约15cm(2分)

↓

扶老年人坐起、穿衣、穿鞋,
无法自主活动的老年人床上穿衣、穿鞋后,扶老年人坐起(6分)

↓

协助老年人坐入轮椅,无法自主活动的老年人,护理人员面对老年人站立,
双手从腋下环抱老年人,双膝抵住老年人双膝,以身体为轴转动,
扶老年人坐入轮椅(8分)

↓

老年人双手扶住轮椅扶手或放于腿上,尽量往后坐并靠椅背;
固定好轮椅安全带,必要时上好护腿带(6分)

↓

翻下脚踏板,协助双脚放于脚踏板上(3分)

↓

包裹注意保暖(3分)

↓

整理床单位,铺暂空床(2分)

↓

松开刹车,推送老年人至目的地,关注老年人途中病情变化(5分)

↓

协助回床,将轮椅推至床边,椅背和床尾平齐,成30°~45°角,
固定轮椅,松解轮椅安全带,翻起脚踏板(6分)

↓

协助老年人上床,无法自主活动的老年人,护理人员面对老年人站立,
双手从腋下环抱老年人双膝抵住老年人双膝,以身体为轴转动上床,
安置老年人舒适体位(8分)

↓

轮椅放回原处,终末处理,洗手,记录(2分)

【注意事项】(10分)

(1)定期检查轮椅性能,保持各部件完好,随时取用。(3分)

（2）轮椅下坡时倒车推行，速度要慢，保证安全。（2分）

（3）老年人如有下肢水肿、溃疡或关节疼痛，可在轮椅脚踏板上垫一软枕。（2分）

（4）长时间坐轮椅的老年人每30分钟臀部减压一次。（3分）

【评价】（10分）

（1）转运方法正确，顺利。（5分）

（2）老年人舒适、安全。（5分）

2. 平车运送法

【目的】（5分）

运送不能行走的老年人。（5分）

【流程】（75分）

（1）评估（10分）

① 环境是否安全以及室内外温度是否适宜。（2分）

② 老年人是否需要排便及更换衣服，病情、治疗、体重与躯体活动能力，有无活动限制。（3分）

③ 平车各部件的性能是否良好。（2分）

④ 解释操作目的，评估老年人配合程度。（3分）

（2）准备（5分）

① 环境准备：调节室温，酌情关闭门窗，必要时遮挡老年人，避开障碍物，保证环境宽敞，便于平车通行。（1分）

② 老年人准备：了解平车转运的配合方法及注意事项，必要时协助老年人排便。（1分）

③ 护士准备：着装整洁，举止端庄，态度亲切，洗手，必要时戴口罩。（1分）

④ 物品准备：平车、枕头、棉被。必要时备氧气袋、输液架，若为骨折患者，平车上备好木板，并准备好骨折固定物。若为颈椎、腰椎骨折或病情较重的老年人，平车上应备有帆布中单、大单或木板。（2分）

（3）步骤（60分）

核对，解释操作方法，请老年人配合（5分）

↓

平车推至床边，移开床旁桌、椅（5分）

↓

各种导管妥善放置，避免移动中滑脱（5分）

↓

根据老年人病情及体重，确定转运方法：
挪动法及四人搬运法将平车紧靠床边，大轮端靠床头，调整平车高度与

床同高或略低;单人及二人、三人搬运将平车与床尾呈钝角,

将大轮端靠床尾;固定刹车(15 分)

↓

协助老年人上车,重新检查各种管道,盖好被子(10 分)

↓

松开刹车,推老年人至目的地,关注老年人途中病情变化(5 分)

↓

平车推回至床边,固定平车(5 分)

↓

协助上床,安置老年人舒适体位(5 分)

↓

平车推至原处,终末处理,洗手,记录(5 分)

【注意事项】(10 分)

(1) 搬运老年人时妥善安置导管,避免脱落、受压或液体逆流。(3 分)

(2) 多人搬运过程中注意合作节力原则。(2 分)

(3) 注意老年人保暖,上下坡时老年人保持头高位,以减少不适。(2 分)

(4) 搬运过程中注意观察病情变化,颅脑损伤、颜面部外伤及昏迷的老年人,应将头偏向一侧。(3 分)

【评价】(10 分)

(1) 保证持续性治疗不受影响。(3 分)

(2) 搬运轻、稳、准确,多人搬运时动作协调一致。(2 分)

(3) 老年人安全、舒适、无损伤。(5 分)

(十八) 保护带应用

【目的】(5 分)

(1) 对不配合或有自伤、伤人倾向的老年人限制其身体或肢体活动。(2 分)

(2) 保护老年人安全,保证治疗、护理顺利进行。(3 分)

【流程】(75 分)

(1) 评估(10 分)

① 环境是否安全,室内温湿度是否适宜。(2 分)

② 老年人的病情、治疗,有无骨质疏松或引起骨质疏松的危险因素,肢体活动情况。(3 分)

③ 约束带是否完好备用。(2 分)

④ 解释操作目的,评估老年人及家属对约束带的作用及使用方法的了

解,取得同意及配合。(3分)

(2) 准备(10分)

① 环境准备:调节室温,酌情关闭门窗,必要时遮挡老年人。(2分)

② 老年人准备:必要时协助老年人排便。(3分)

③ 护士准备:必要时戴口罩。(2分)

④ 物品准备:棉垫、保护带。(3分)

(3) 步骤(55分)

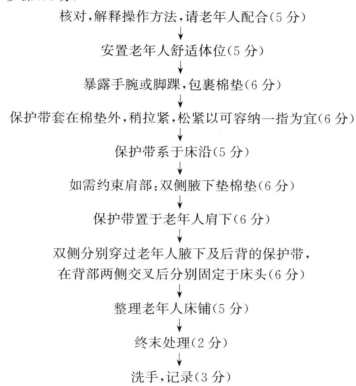

核对,解释操作方法,请老年人配合(5分)

↓

安置老年人舒适体位(5分)

暴露手腕或脚踝,包裹棉垫(6分)

保护带套在棉垫外,稍拉紧,松紧以可容纳一指为宜(6分)

↓

保护带系于床沿(5分)

如需约束肩部:双侧腋下垫棉垫(6分)

保护带置于老年人肩下(6分)

↓

双侧分别穿过老年人腋下及后背的保护带,
在背部两侧交叉后分别固定于床头(6分)

↓

整理老年人床铺(5分)

↓

终末处理(2分)

↓

洗手,记录(3分)

【注意事项】(10分)

(1) 严格掌握应用指征,注意维护老年人自尊,保护老年人隐私。(2分)

(2) 保护带只能短期使用,定时松解并协助老年人翻身,体位舒适。(2分)

(3) 动作轻柔,注意老年人安全。(3分)

(4) 使用时,老年人肢体处于功能位,松紧适宜,密切观察约束部位皮肤的颜色,必要时进行局部按摩。(3分)

【评价】(10分)

(1) 老年人和家属理解使用保护带的重要性、安全性,同意使用并配合。(2分)

(2) 注意观察老年人病情变化。(4 分)

(3) 老年人处于安全保护之中,无血液循环不良、皮肤破损或骨折。(4 分)

(十九) 心肺复苏

【目的】(5 分)

用人工方法使老年人迅速建立有效的循环和呼吸,恢复全身血氧供应,促进脑功能的恢复,防止加重脑缺氧。(5 分)

【流程】(80 分)

(1) 评估(5 分)

① 老年人的心跳、呼吸。

② 口、咽、鼻有无异物及分泌物。

(2) 准备(5 分)

视情况准备:听诊器、血压计、纱布、手电筒、除颤仪、心脏按压板(必要时)、笔、记录纸。

(3) 步骤(70 分)

判断环境:确认环境是否安全(1 分)

↓

呼叫老年人 5~10 秒(轻拍、重唤、嘴贴近老年人左右耳边,

同时观察呼吸、意识)(3 分)

↓

呼救:(快来人啊! 喊医生,推抢救车,拿除颤仪),看抢救时间(4 分)

↓

安置体位:去枕仰卧于硬板床或平整地面,头颈躯干平直无扭曲;

头后仰,双臂至躯干两侧;松解衣领和裤带(4 分)

↓

站位:操作者立于老年人右侧

跪位:操作者双膝跪于老年人右侧,老年人肩膀于抢救者两膝中央(4 分)

↓

用食指和中指指尖并拢触及气管正中环状软骨(喉结部位),近侧旁开

两指处,触摸颈动脉搏动 5~10 秒(数 1001、1002、1003、1004、1005),

同时观察老年人有无呼吸,若未触及搏动,老年人无呼吸或仅喘息,

立即进行胸外心脏按压(4 分)

↓

暴露心前区(2 分)

↓

按压部位:胸骨中下 1/3 交界处;两乳头连线中点(目测定位)(4 分)

↓

按压手法正确:操作者位于老年人右侧,将两手掌相叠,十指交扣,位于下方的手指必须翘起,以免压到肋骨;双肘关节伸直,利用身体重量,垂直向下用力按压(7分)

↓

按压幅度:5～6 cm(3分)

按压频率:100～120 次/分(15～18 秒内完成 30 次按压)(3分)

↓

保证每次按压后胸壁充分回弹,避免按压间隙依靠在老年人胸腔上(3分)

观察口腔内有无义齿及口腔、气道内分泌物、异物情况,必要时清理(3分)

↓

开放气道,手法:仰头抬下颌法(首选),颈部创伤者可用托下颌法(4分)

人工呼吸:保持气道通畅,单层纱布覆盖于老年人口唇上,操作者一手捏住老年人鼻子,一手托起老年人下颌,正常吸一口气后(不必深吸)用嘴唇封住老年人的口周,吹气(1秒,同时观察胸部上抬),吹气两次,松开口鼻并观察胸廓回弹(1秒),呼吸频率每分钟 10 次(7分)

↓

按压吹气比例:单人或双人操作均为 30∶2(4分)

↓

判断心肺复苏成效:操作 5 个循环后,检查颈动脉搏动 5～10 秒(数 1001、1002、1003、1004、1005)。① 心音及大动脉搏动恢复;② 肱动脉收缩压≥60mmHg;③ 面色、口唇、末梢皮肤发绀改善或转红润;④ 瞳孔缩小,对光反射恢复;⑤ 自主呼吸恢复。予进一步生命支持。如未恢复,继续上述操作(5分)

↓

清理用物,安置患者(2分)

↓

终末处理(1分)

↓

洗手、记录抢救开始及结束时间(2分)

【注意事项】(10分)

(1) 人工呼吸前需保持气道通畅,吹气时防止气体从口鼻逸出。(2分)

(2) 胸外心脏按压部位要准确,用力要适当,过轻则无效,过重易造成损伤。(2分)

(3) 操作中途换人应在 5 个循环(2分钟)间歇进行,尽可能减少按压中断时间,中断时间<10 秒。(2分)

(4) 判断各项指标的时间不得少于 5 秒(5～10 秒)。(2分)

（5）抢救过程中应尽早使用自动体外除颤仪（AED）或除颤仪,除颤后立即给予2分钟CPR。（2分）

【评价】（5分）

（1）抢救及时,流程正确,操作规范,动作熟练。（2分）

（2）心肺复苏指标显示有效。（2分）

（3）操作中动作不粗暴,抢救中老年人无损伤,关怀体贴老年人。（1分）

（二十）简易呼吸气囊的使用

【目的】（5分）

（1）维持和增加机体通气量。（2分）

（2）纠正威胁生命的低氧血症。（3分）

【流程】（75分）

（1）评估（5分）

① 老年人的病情,有无自主呼吸,呼吸形态,呼吸是否通畅,有无气管插管或气管切开。（2分）

② 老年人的意识状态、生命体征,有条件者查看其血气分析情况。（2分）

③ 老年人的心理状态和合作程度,若有使用人工呼吸器的,了解其使用情况。（1分）

（2）准备（10分）

① 环境准备:环境整洁、安全、空气流通、温湿度适宜。（1分）

② 老年人准备:清醒老年人,告知其使用目的及配合要点。（1分）

③ 护士准备:着装整洁,洗手,戴口罩。（1分）

④ 物品准备:氧气装置、简易呼吸气囊（检查其功能及配件是否完好:a. 挤压球体,球体易被压下,鸭嘴阀张开;将手松开,球体很快自动弹回原状,鸭嘴阀、进气阀功能良好。b. 将出气口用手堵住并关闭压力安全阀,挤压球体时,球体不易被压下,球体、进气阀、压力安全阀功能良好。c. 将出气口用手堵住并打开压力安全阀,挤压球体时有气体自压力安全阀溢出,压力安全阀功能良好。d. 将储氧袋接在吹气接头处,挤压球体,鸭嘴阀张开,使储氧袋膨胀,堵住储氧袋出口,挤压储氧袋,检查储氧袋是否漏气。e. 将储氧袋接在吹气接头处,挤压球体,使储氧袋膨胀,挤压储氧袋,呼气阀打开,气体自呼吸阀溢出,呼吸阀功能良好。f. 将储氧袋接上储氧阀,并接在吹气接头处,挤压球体,使储氧袋膨胀,储氧阀功能良好;堵住储氧阀出口,挤压储氧袋,气体自储氧安全阀溢出,储氧安全阀功能良好）。（7分）

(3) 步骤(60分)

备齐用物至床旁,核对,必要时解释操作方法,请老年人配合(2分)

↓

洗手,戴口罩(2分)

↓

协助老年人取去枕仰卧位(3分)

↓

解开衣领、领带及腰带(5分)

↓

检查口腔内有无义齿及口腔、气道内分泌物、异物情况(5分)

↓

清除口鼻腔分泌物或异物,取出活动义齿(5分)

↓

采取合适的方法开放气道,颈部无损伤者采用仰头抬颌法(5分)

↓

使用EC手法将面罩扣紧老年人口鼻,无漏气(6分)

↓

挤压通气频率:10～12次/分(4分)

↓

每次通气潮气量:500～600 ml(4分)

↓

目测:胸廓有无起伏,简易呼吸器有无规律开、闭,
面罩内有无雾气(5分)

↓

观察老年人神志、呼吸、脉搏、血压及患者的缺氧症状有无改善(5分)

↓

遵医嘱给氧(3分)

↓

安置老年人(2分)

↓

整理用物(2分)

↓

洗手,记录(2分)

【注意事项】(10分)

(1) 面罩与口鼻紧贴,防止漏气。(3分)

(2) 如老年人有自主呼吸,人工呼吸应与其同步。(2分)

(3) 保持呼吸道通畅,及时清理呼吸道分泌物。(2分)

(4) 有氧源时使用储氧袋,氧流量调至10～12 L/min;无氧源时,应取下储氧袋及氧气连接管。(3分)

【评价】(10 分)

(1) EC 手法正确,动作熟练。(5 分)

(2) 人工给气指标显示有效。(2 分)

(3) 老年人低氧血症改善,生命得以维持。(3 分)

(二十一) 尸体料理

【目的】(5 分)

(1) 保持良好的尸体外观,易于辨认。(2 分)

(2) 尊重逝者。(2 分)

(3) 安慰家属,减轻哀痛。(1 分)

【流程】(75 分)

(1) 评估(10 分)

① 老年人诊断、死亡原因及时间。(2 分)

② 尸体清洁程度,有无伤口、引流管等。(3 分)

③ 死者的宗教信仰、死者家属的要求及对死亡的态度。(3 分)

④ 家属为死者准备的衣物情况。(2 分)

(2) 准备(5 分)

① 环境准备:遮挡老年人。(1 分)

② 老年人准备:置于平卧位,头下垫一枕。(1 分)

③ 护士准备:戴口罩、手套,穿隔离衣。(1 分)

④ 物品准备:填写好的尸体鉴别卡、死者衣物、血管钳、棉球少许、绷带、纱布、剪刀、弯盘、棉签、胶布、别针,必要时备擦洗用具、湿棉球。(2 分)

(3) 步骤(60 分)

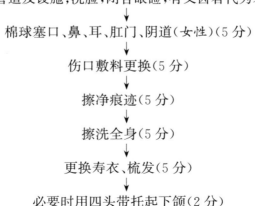

拔除所有管道及设施;洗脸,闭合眼睑,有义齿者代为装上(5 分)

↓

棉球塞口、鼻、耳、肛门、阴道(女性)(5 分)

↓

伤口敷料更换(5 分)

↓

擦净痕迹(5 分)

↓

擦洗全身(5 分)

↓

更换寿衣、梳发(5 分)

↓

必要时用四头带托起下颌(2 分)

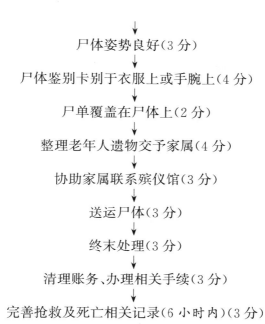

尸体姿势良好(3分)

尸体鉴别卡别于衣服上或手腕上(4分)

尸单覆盖在尸体上(2分)

整理老年人遗物交予家属(4分)

协助家属联系殡仪馆(3分)

送运尸体(3分)

终末处理(3分)

清理账务、办理相关手续(3分)

完善抢救及死亡相关记录(6小时内)(3分)

【注意事项】(10分)

(1)尸体料理应在老年人死亡、医师开具死亡证明书后尽快进行。既可防止尸体僵硬,也可避免对其他老年人产生不良影响。(5分)

(2)尸体料理过程中应严肃认真,并做好家属安慰工作。(5分)

【评价】(10分)

(1)尸体整洁、姿势良好,易于辨认。(5分)

(2)尊重死者,安慰家属,安置好同室老年人。(5分)

(二十二)洗手法(七步)

【目的】(5分)

清除手部污垢和大部分暂居菌,切断通过手传播感染的途径。(5分)

【流程】(75分)

(1)评估(10分)

① 环境是否整洁。(2分)

② 洗手指征:a. 接触老年人黏膜、破损皮肤或伤口前后,接触老年人的血液、体液、分泌物、排泄物、伤口敷料之后;b. 直接接触老年人前后,接触不同老年人之间,穿脱隔离衣前后;c. 戴手套前,脱手套后进行卫生洗手(戴手套不能代替洗手);d. 进行无菌操作前后,处理清洁、无菌物品之前,处理污染物品之后;e. 处理药物及配餐前;f. 手部有可见的污染物或者被老年人的血

液、体液等蛋白性物质污染后。（8分）

（2）准备（5分）

① 环境准备：清洁、宽敞。（1分）

② 护士准备：衣帽整洁，修剪指甲，取下手表、饰物，必要时卷袖。（2分）

③ 物品准备：流动水洗手设施、清洁剂、干手设施，必要时备护手液或直接备速干手消毒剂。（2分）

（3）步骤（60分）

湿手：用水打湿双手（2分）

↓

适量清洁剂涂抹（2分）

↓

掌心对掌心，手指并拢搓揉（6分）

↓

掌心对手背沿指缝相互搓揉，交换进行（6分）

↓

掌心相对，手指交叉指缝揉搓（6分）

↓

弯曲手指使关节在另一掌心旋转搓揉，交换进行（6分）

↓

一手大拇指在另一手掌中搓揉，交换进行（6分）

↓

五个指尖并拢，在掌心中搓揉，交换进行（6分）

↓

握住手腕部及腕上10 cm，回旋揉搓，交换进行（6分）

↓

以上搓揉时间不得少于15秒（6分）

↓

冲洗：用流动水冲洗、清洗双手。

关水龙头：如为接触式，则干手式方式应为纸巾或一次性小毛巾，

用纸巾或小毛巾关闭水龙头（3分）

↓

干手：用纸巾或干手毛巾干燥双手或干烘手器烘手（2分）

↓

适量护肤用品护手（1分）

↓

整理用物，终末处理（2分）

【注意事项】（15分）

（1）水龙头要求是感应式或用肘、脚踏、膝控制的开关。（3分）

（2）水流不可过大，以防溅湿工作服。（3分）

（3）水温适当。（3分）

（4）遵循洗手流程,搓揉面面俱到。（3分）

（5）牢记洗手时机,掌握洗手指征。（3分）

【评价】（5分）

（1）动作熟练、连贯、准确、达到目的。（3分）

（2）工作服干燥。（2分）

二、专科护理技能

（一）心电监护仪的使用

【目的】（5分）

（1）及时反映老年人的瞬间电生理变化。（2分）

（2）持续监测老年人的生命体征。（1分）

（3）为评估病情及治疗、护理提供依据。（2分）

【流程】（75分）

（1）评估（10分）

① 检查周围环境、光照情况及有无电磁波干扰。（2分）

② 老年人病情、需监测的项目、监护仪的性能。（3分）

③ 老年人胸部皮肤、指甲等情况。（2分）

④ 解释操作目的,评估老年人合作程度。（3分）

（2）准备（5分）

① 环境准备:整洁,有电源及插座。（1分）

② 老年人准备:皮肤清洁,体位舒适。（1分）

③ 护士准备:洗手、戴口罩。（1分）

④ 物品准备:心电监护仪及模块、电极片、电极导联线、配套血压计袖带、SpO_2 传感器、电源转换器、75％酒精棉球、监护记录单等。（2分）

（3）步骤（60分）

检查监护仪性能及导线连接是否正常（2分）

↓

核对,解释监测目的、操作方法,指导老年人配合（2分）

↓

根据老年人病情,协助老年人取平卧位或半卧位（2分）

↓

连接监护仪电源,打开主机开关（2分）

↓

无创血压监测(5 分)：　选择合适的部位,绑血压计袖带(2 分)

↓

按下测量键(NIBP-START)(1 分)

↓

设定测量间隔时间(TIME INTERVAL)(2 分)

↓

心电监测(10 分)：　暴露胸部,正确定位,贴电极片处用

75％酒精清洁,粘贴电极片(5 分)

↓

连接心电导联线(2 分)

↓

选择 P、QRS、T 波显示较清晰的导联(2 分)

↓

调节振幅(1 分)

↓

SpO_2 监测(5 分)：　将 SpO_2 传感器安放在老年人身体的合适部位(3 分)

↓

其他监测:呼吸、体温等(2 分)

↓

根据老年人情况,设定各报警限(ALARM),打开报警系统(10 分)

↓

调至主屏。密切观察心电图波形,做好记录,

有病情变化及时通知医生(4 分)

↓

注意观察老年人粘贴电极片处皮肤,定时更换电极片和电极片位置(6 分)

↓

停止监护(6 分)：　停机时,向老年人说明后关闭监护仪(2 分)

↓

撤除导联线及电极、血压计袖带等(2 分)

↓

观察并清洁局部皮肤,协助患者穿衣(2 分)

↓

安置老年人舒适体位(2 分)

↓

终末处理(2 分)

↓

洗手,记录(2 分)

【注意事项】(10分)

(1) 各电极安放的位置正确,并注意留出一定范围的空间,以不影响老年人出现室颤进行电除颤时电极板的放置。(4分)

① 三电极(综合Ⅱ导联)

负极(红):右锁骨中点下缘

正极(黄):左腋前线第四肋间

接地电极(黑):剑突下偏右

② 五电极

右上(RA):右锁骨中线第一肋间

左上(LA):左缘锁骨中线第一肋间

右下(RL):右锁骨中线剑突水平处

左下(LL):左锁骨中线剑突水平处

胸导(V):胸骨左缘第四肋间

(2) 需长时间进行监护者,应定期更换电极片的安放位置,防止皮肤过敏和溃烂。(2分)

(3) 报警系统应始终保持打开,出现报警时应查明原因及时处理。(2分)

(4) 对需要频繁测量血压者,应定时松解袖带片刻,以减少频繁充气对肢体血液循环造成影响和不适感,必要时更换测量部位。(2分)

【评价】(10分)

(1) 监护期间老年人的心律、呼吸、血压等异常能及时发现和处理。(3分)

(2) 老年人感觉安全,未因报警音量等影响睡眠,无紧张、恐惧等情绪,积极配合。(2分)

(3) 各波形显示良好,无干扰波形。(2分)

(4) 护士关心老年人,操作熟练,能及时处理各种异常情况。(3分)

(二) 非同步电除颤

【目的】(5分)

通过电除颤,纠正、治疗心律失常,恢复窦性心律。(5分)

【流程】(75分)

(1) 评估(10分)

① 老年人的年龄、体重、心律失常类型、意识状态、大动脉搏动。(5分)

② 除颤仪的性能及蓄电池充电情况。(5分)

(2) 准备(5分)

① 环境准备:整洁、安全,有电源、电插座及吸氧、吸痰装置。(1分)

② 老年人准备:去枕平卧于硬板床。(1分)

③ 护士准备:洗手、戴口罩。(1分)

④ 物品准备:除颤仪、导电胶、心电监测导联线及电极、酒精纱布、弯盘、抢救车等。(2分)

(3) 步骤(60分)

备齐用物至床旁,打开电源(5分)

↓

暴露老年人胸部,建立心电监护(2分)

↓

判断老年人心律失常类型(2分)

↓

电极板均匀涂抹电胶(5分)

↓

选择除颤模式及合适除颤能量(首次200 J,第二次200~300 J,第三次360 J)(10分)

↓

充电:将电极板放置在合适的位置(心底部:胸骨右缘第二肋间与锁骨中线交界处;心尖部:胸骨左缘第四肋间与锁骨中线交界处)(5分)

↓

大声嘱其他人员后退一步离开老年人、病床;除颤者身体离开床单位(5分)

↓

两手拇指同时按压下两个电极板上的放电键电击除颤(5分)

↓

观察老年人的心电图改变(5分)

↓

如果室颤/室扑(无脉性室速)持续出现,立即重新充电,重复步骤(5分)

↓

操作完毕,将能量开关回复至零位,关机(2分)

↓

清洁皮肤、安置老年人(3分)

↓

监测心率、心律,并遵医嘱用药(3分)

↓

终末处理(1分)

↓

洗手、记录(2分)

【注意事项】(10分)

(1) 定期检查除颤仪性能,及时充电,保持除颤仪清洁。(2分)

(2) 导电胶涂抹要均匀,防止皮肤灼伤,两个电极的距离在10 cm以上。

（2 分）

（3）放电除颤时注意老年人和其他人、物绝缘。（2 分）

（4）对于能明确区分 QRS 波和 T 波的室速,应进行同步电复律;无法区分者,采用非同步电除颤。（2 分）

（5）同步电复律选择能量前应按下"同步"键并选择稍低的起始能量。（2 分）

【评价】（10 分）

（1）老年人的心律失常迅速得到有效控制。（3 分）

（2）根据老年人个体情况,正确调整能量。（2 分）

（3）老年人安全,无皮肤灼伤等并发症发生。（3 分）

（4）操作熟练,动作准确,急救意识强。（2 分）

（三）注射泵的使用

【目的】（5 分）

（1）精确输注药物,保证输注的速度和输注量。（3 分）

（2）微量给药,流速均匀,维持药物最佳有效浓度。（2 分）

【流程】（75 分）

（1）评估（10 分）

① 环境是否安全,光线是否充足。（2 分）

② 老年人的病情、年龄、体重、治疗、血管情况。（3 分）

③ 微量注射泵性能、电源插头与病室电源插座吻合情况。（2 分）

④ 解释操作目的,评估老年人的心理状态及配合程度。（3 分）

（2）准备（5 分）

① 环境准备:环境整洁,有电源及插座。（1 分）

② 老年人准备:了解治疗目的,穿刺肢体保暖,必要时协助老年人排便。（1 分）

③ 护士准备:洗手、戴口罩。（1 分）

④ 物品准备:微量注射泵、电源线、延长管、50 ml（或 20 ml）注射器、治疗用药液,必要时备输液架及静脉输液用物。（2 分）

（3）步骤（60 分）

根据医嘱选择合适注射器;抽取药液,连接延长管（4 分）

↓

核对老年人,解释操作方法,请老年人配合（2 分）

↓

妥善固定(放置)微量注射泵(2分)

↓

排气,检查有无气泡(4分)

↓

安装注射器方法正确,注射器圈边紧靠注射器座(3分)

↓

输注执行单贴于微量注射泵上或标于注射器上(3分)

↓

打开电源开关,根据医嘱设定输注速率等参数正确(5分)

↓

再次核对,检查有无气泡(3分)

↓

连接静脉通路(如无静脉通路,则依照静脉输液法重新建立)(3分)

↓

按微量注射泵启动键(START)(2分)

↓

操作中注意和老年人交流;密切观察穿刺部位,及时排除异常情况(5分)

↓

熟悉报警信号,并能正确、快速地排除(4分)

↓

掌握重新调整输注速率方法(3分)

↓

安置老年人,交代注意事项(2分)

↓

洗手,记护理记录(3分)

↓

停用微量注射泵时先关机,必要时拔针(2分)

↓

安置老年人舒适体位,整理床铺(2分)

↓

终末处理(3分)

↓

擦拭微量注射泵,充电备用(2分)

↓

洗手,记录(3分)

【注意事项】(10分)

(1)安装注射器时,注射器圈边必须紧靠注射器座。(3分)

(2)每次调整输注速率后,勿忘再按启动键。(2分)

(3)输注时应加强巡视,密切观察生命体征和注射部位,及时排除异常情况。(3分)

（4）当出现电池低电压报警时,应及时将泵接通电源并进行充电或关机更换。（2分）

【评价】(10分)

（1）老年人了解使用微量注射泵的目的,并能配合。（2分）

（2）能根据生命体征及病情变化及时调整输注速率,输注处无渗漏发生。（4分）

（3）输注时微量注射泵出现的报警能得到及时、正确处理。（4分）

（四）输液泵的使用

【目的】(5分)

（1）控制静脉输液的速度或量。（3分）

（2）药物剂量精确、均匀、持续输入体内,达到最理想的治疗效果。（2分）

【流程】(75分)

（1）评估(10分)

① 环境是否安全;光照是否充足。（2分）

② 老年人的病情、年龄、体重、治疗、血管情况。（3分）

③ 输液泵性能、电源插头与病室电源插座吻合情况。（2分）

④ 解释操作目的,评估老年人的心理状态及配合程度。（3分）

（2）准备(5分)

① 环境准备:环境整洁,有电源及插座。（1分）

② 老年人准备:了解治疗目的,穿刺肢体注意保暖,并确认已排尿。（1分）

③ 护士准备:洗手、戴口罩。（1分）

④ 物品准备:输液泵(含电源)、专用输液器、输液架、拟输入液体(遵医嘱),必要时备静脉输液用物。（2分）

（3）步骤(60分)

核对老年人,解释操作方法,请老年人配合(3分)

↓

检查输液泵,固定输液泵于输液架上(2分)

↓

正确安装专用输液器(5分)

↓

专用输液器排气一次成功,液面高度适宜,检查有无气泡(5分)

↓

关闭专用输液器上调节器(如无静脉输液通路,

则依照静脉输液法重新建立)(2分)

↓

按医嘱设定输入容量、速度正确(6分)

↓

再次核对,检查有无气泡(3分)

↓

连接老年人的静脉通路(2分)

↓

打开专用输液器上调节器(2分)

↓

按输液泵启动键(START),观察通畅情况(2分)

↓

操作中保持和老年人交流,密切观察穿刺部位,及时排除异常情况(5分)

↓

熟悉报警信号,并能正确、快速地排除(3分)

↓

若出现报警声,针对原因处理后,再按启动键(3分)

↓

安置老年人,交代注意事项(3分)

↓

洗手,记录(3分)

↓

停用输液泵时先关机,必要时拔针(3分)

↓

安置老年人于舒适体位,整理床铺(3分)

↓

终末处理(3分)

↓

擦拭输液泵,充电备用(2分)

【注意事项】(10分)

(1)严格执行查对制度,熟悉报警信号,并能正确、快速地排除。(4分)

(2)输注时应加强巡视,密切观察穿刺部位,及时排除异常情况。(4分)

(3)输液泵不用时应及时充电。(2分)

【评价】(10分)

(1)老年人了解使用输液泵的目的,并能配合。(4分)

(2)老年人输液时输液泵出现的报警能得到及时、正确处理。(2分)

(3)设定容量及速度准确,老年人安全,达到治疗目的。(4分)

（五）换药

【目的】(5分)

(1) 正确评估,清洁伤口,选择适宜的伤口敷料。(2分)

(2) 控制感染,为准确评价伤口护理效果提供依据。(2分)

(3) 促进伤口早日愈合。(1分)

【流程】(75分)

(1) 评估(10分)

① 环境是否清洁、安全。(2分)

② 老年人伤口类型、部位、创面大小及深度、形成原因,渗液性质、量,是否有异味。(3分)

③ 使用敷料种类。(2分)

④ 解释操作目的,评估老年人的心理状态及配合程度、经济及家庭照护情况。(3分)

(2) 准备(5分)

① 环境准备:整洁、安静、空气流通、温湿度适宜,光线充足或有足够的照明,必要时屏风遮挡。(1分)

② 老年人准备:了解换药目的及注意事项,配合操作,取舒适体位,暴露伤口。(1分)

③ 护士准备:着装整洁,修剪指甲,洗手,戴口罩。(1分)

④ 物品准备:换药包、无菌剪刀、无菌手套、生理盐水、碘伏棉球、2%双氧水(按需)、敷料、快速手消毒剂、污物桶、锐器盒。(2分)

(3) 步骤(60分)

核对老年人,解释操作方法,调节室温,取得老年人配合(3分)

↓

协助老年人取舒适体位,充分暴露伤口(3分)

↓

查看伤口敷料情况、更换时间(5分)

↓

戴手套揭除敷料,内层敷料若与创面粘贴时处理方法正确(6分)

↓

评估渗液的性状、颜色、气味(5分)

↓

脱手套洗手,打开换药包,更换无菌手套(4分)

↓

铺无菌巾,正确使用两把镊子,清洁伤口(5分)

↓

再次评估伤口情况(4分)

↓

清除坏死组织,必要时留取伤口分泌物做培养(4分)

↓

生理盐水冲洗伤口(3分)

↓

无菌纱布拭去多余水分及渗液(3分)

↓

选择适宜的药物、敷料密闭伤口(5分)

↓

脱手套,洗手(2分)

↓

安置患者舒适体位,整理床单元(3分)

↓

终末处理(2分)

↓

洗手,记录(3分)

【注意事项】(10分)

(1)暴露伤口应充分,注意保暖和保护老年人隐私。(2分)

(2)移除敷料时要避免造成新的皮肤损伤。(2分)

(3)清洗伤口的溶液应对组织无损伤,同时避免在伤口组织中残留。(2分)

(4)留取伤口分泌物做细菌培养时,应在清洁伤口后留取足够的组织渗液。(2分)

(5)发现伤口异常情况应及时汇报医生,进行处理。(2分)

【评价】(10分)

(1)老年人了解换药的目的,有安全感,能够配合。(3分)

(2)伤口处理方法正确,敷料选择适宜。(4分)

(3)操作中保持和老年人交流,动作轻柔、熟练,注意老年人保暖及保护老年人隐私。(3分)

(六) 滴眼药

【目的】(5分)

(1)用于预防、治疗眼部疾病。(3分)

(2)用于散瞳、缩瞳、表面麻醉等。(2分)

【流程】(75 分)

(1) 评估(10 分)

① 环境是否安全。(2 分)

② 老年人的病情、治疗、眼部状况等。(3 分)

③ 滴眼药的外观及有效期。(2 分)

④ 解释操作目的,评估老年人的心理状态及配合程度。(3 分)

(2) 准备(5 分)

① 环境准备:整洁、安静,光线充足或有足够的照明。(1 分)

② 老年人准备:患者取坐位或仰卧,必要时协助老年人排便。(1 分)

③ 护士准备:洗手、戴好口罩。(1 分)

④ 物品准备:眼药水、棉签、弯盘、治疗单。(2 分)

(3) 步骤(60 分)

携用物至老年人床旁,检查并核对(4 分)

↓

协助老年人取坐位或仰卧位(3 分)

↓

确认是左、右眼还是双眼滴药(5 分)

↓

用棉签拭净眼部分泌物,嘱老年人头略后仰,眼睛往上看(5 分)

↓

打开眼药水瓶塞,瓶塞口向上或侧面放置(3 分)

↓

摇匀眼药水(4 分)

↓

用左手(或干净棉签)向下轻轻拉下老年人眼睑并固定(6 分)

↓

距眼约 2～3 cm 滴入下结膜囊内 1～2 滴眼药水,轻提上眼睑(6 分)

↓

嘱老年人轻轻闭眼 1～2 分钟,转动眼球(5 分)

↓

用棉签为老年人拭去外溢药液(4 分)

↓

滴药完毕,协助老年人取舒适卧位(4 分)

↓

询问老年人有无不适,交代注意事项(5 分)

↓

整理用物,终末处理(3 分)

↓

洗手,记录(3 分)

【注意事项】(10分)

(1)点药后按住内眼角可以减少副作用,闭目养神3分钟具有促进药效的功能。(2分)

(2)如眼药水是以悬浮液剂型制成,使用前应摇晃均匀。(3分)

(3)滴药时滴管或瓶口向下,勿触及眼睑和睫毛,勿压迫眼球。(3分)

(4)眼药水应专人专用,防止交叉感染。(2分)

【评价】(10分)

(1)老年人了解滴眼药的目的并能主动配合。(4分)

(2)达到预期的治疗目的。(3分)

(3)老年人安全,眼部未发生机械性损伤。(3分)

(七)血糖监测

【目的】(5分)

快速、方便地监测血糖;为控制血糖提供依据。(5分)

【流程】(75分)

(1)评估(10分)

① 了解老年人的身体状况,根据老年人进食时间准确实施监测。(2分)

② 老年人的双手手指皮肤的颜色、温度、污染及感染情况。(3分)

③ 血糖仪的状况,试纸插口处是否干燥,血糖试纸有效期、无裂缝和折痕。(2分)

④ 解释操作目的、配合事项,评估老年人的心理反应及配合程度。(3分)

(2)准备(5分)

① 环境准备:清洁、安静。(1分)

② 老年人准备:协助老年人洗手。(1分)

③ 护士准备:洗手、戴口罩。(1分)

④ 物品准备:血糖监测仪、匹配的血糖试纸、采血针、酒精棉签、干棉球、记录单、笔。(2分)

(3)步骤(60分)

核对,解释操作方法,取得老年人配合(2分)

↓

确认老年人是否符合空腹或者餐后2小时血糖测定的要求(2分)

↓

检查血糖仪的性能(3分)

↓

协助老年人取合适体位(4分)

准备采血针头(3分)

打开血糖仪,屏幕上即显示出一个号码,调试该号码与将要
使用的试纸瓶上的号码一致(10分)

当屏幕上闪现插入试纸提示时,可轻轻插入试纸(4分)

促进指尖血液循环,从手腕向指尖部按摩2~3次(3分)

采血:常规消毒手指,待消毒液完全蒸发(3分)

将采血针头固定在手指欲采血部位(采血针头在手指上压得越重,
则采血针将刺得越深),按下按钮(6分)

轻轻挤压手指,把一大滴血滴入试纸测试孔,测试孔应全部被血滴充满
(注意:在第一次滴血后,勿再次把血滴入测试孔)(6分)

足够量的血正确滴入后,不要涂抹、移动试纸,
等待屏幕上显示血糖的测试值(5分)

用干棉球按压穿刺点至无出血(2分)

从血糖仪中取下用过的试纸,关闭血糖仪(2分)

终末处理(2分)

洗手(2分)

记录测试结果(1分)

【注意事项】(10分)

(1) 测血糖时应轮换采血部位。(2分)

(2) 血糖仪应按要求定期进行标准液校正;避免试纸受潮、污染;手不要
接触测试孔。(3分)

(3) 当仪器出现 NOT ENOUGH BLOOD RETEST,表示血量太少或未
能在正确位置,需要用新的试纸重新测试。(3分)

(4) 血糖测量结果(尤其是危急值),及时汇报医生。(2分)

【评价】(10分)

(1) 测试结果与病情相符合。(5分)

（2）老年人理解操作目的,配合操作。（5分）

（八）导管维护

1. 经外周静脉置入中心静脉导管(PICC)维护

【目的】(5分)

（1）妥善固定导管,防止导管脱落。（2分）

（2）保持局部干燥,防止感染。（1分）

（3）冲洗导管内的血液和高黏稠液体,保持输液通畅,防止导管堵塞。（2分）

【流程】(75分)

（1）评估(10分)

① 观察穿刺点有无红肿、渗血及渗液。（2分）

② 置管侧肢体有无不适,导管有无移位,外露长度。（3分）

③ 贴膜有无潮湿、脱落、污染,贴膜有效期。（2分）

④ 老年人的心理反应及配合程度。（3分）

（2）准备(5分)

① 环境准备:整洁、安静、温度适宜。（1分）

② 老年人准备:取舒适体位,必要时屏风遮挡。（1分）

③ 护士准备:着装整洁,洗手,戴口罩。（1分）

④ 物品准备:治疗车上置:换药包、垫巾、医用口罩、皮尺、清洁手套、快速手消毒液、无菌手套、胶布、透明敷贴（10 cm×10 cm 以上）、0.9％生理盐水、稀肝素（0～10 U/ml）、注射器、肝素帽或输液接头、0.5％聚维酮溶液、75％酒精、无菌棉签、污物罐、锐器盒、油性签字笔、治疗盘。（2分）

（3）步骤(60分)

核对医嘱、检查无菌物品有效期(2分)

↓

戴口罩、洗手(2分)

↓

携用物至床旁,再次核对,向老年人解释,取得合作,
安置合适体位,协助老年人戴口罩(2分)

↓

评估输液接头、穿刺点、敷料(4分)

↓

在穿刺肢体下铺垫巾(4分)

↓

测臂围(4分)

↓

戴清洁手套,去除敷料(2 分)

(如有胶痕给予清除,用酒精棉签清洁局部皮肤)

↓

脱手套、快速手消毒液洗手(3 分)

↓

打开换药包,按无菌操作原则准备无菌物品,戴无菌手套,

20 ml 注射器抽吸生理盐水,并预冲新输液接头,备用(4 分)

↓

纱布包裹取下固定翼(2 分)

↓

消毒穿刺置管部位皮肤(4 分)

(依次用 75%酒精和 0.5%聚维酮溶液分别由内向外螺旋式消毒三遍,

消毒范围为穿刺点上下 20 cm、左右至臂缘,用机械摩擦力消毒彻底)

↓

在待干过程更换肝素帽(5 分)

(纱布包裹取下原有肝素帽,酒精纱布消毒导管接头横切面及外围,

连接新的肝素帽或输液接头,确保连接紧密)

↓

冲管,正压封管(5 分)

(用 20 ml 生理盐水的注射器连接输液接头,确认导管在血管内,

然后以脉冲方式冲洗导管,余 0.5～1 ml 时正压方式退出注射器,

必要时使用肝素钠封管液封管)

↓

用 0.5%聚维酮溶液消毒固定翼(2 分)

↓

安装固定翼(1 分)

(在离穿刺点 0.5 cm 处装上固定翼,导管体外部分呈 S 形弯曲放置,

用胶布固定固定翼及连接器)

↓

贴透明贴膜(3 分)

(注意将贴膜中心对准穿刺点,无张力粘贴,边撕边框边按压,

确保敷料粘贴舒适牢固)

↓

固定肝素帽(2 分)

(用一条胶布蝶形固定肝素帽,横向再用一条胶布平行固定)

↓

脱无菌手套(1 分)

↓

注明置管、更换敷料、更换接头装置日期,固定在敷贴上(2 分)

整理用物及床单元,协助老年人取舒适体位,询问老年人、

交代注意事项(2分)

终末处理(2分)

洗手,填写维护记录单(2分)

【注意事项】(10分)

(1) 测量臂围:在肘窝肘横纹上方 10 cm 处,测量结果超过基础臂围 2 cm,观察老年人上臂是否肿胀、有无疼痛,怀疑血栓立即进行检查处理。(1分)

(2) 去除敷料时要自下而上,注意不要污染导管,切忌将导管带出体外;注意勿用酒精消毒穿刺点,更换敷料时要完全覆盖体外导管,以防感染;如出汗较多、敷料污染及敷料卷边时,应及时更换。(2分)

(3) 抽回血不可抽至输液接头及注射器内,封管用脉冲式正压封管,以防血液反流。(1分)

(4) 禁止使用小于 10 ml 的注射器冲管、给药,可以加压输液或输液泵给药,但不能高压注射泵推注造影剂。(1分)

(5) 体外导管应放置呈弯曲,以降低导管张力,避免导管移动。(1分)

(6) 注意观察导管长度、外露刻度、双臂臂围,如有脱出,先确定导管在静脉,再消毒固定,禁止导管回送。(1分)

(7) 正确指导老年人(3分)

① 告知老年人沐浴时,注意保护导管部位,防止水渗入敷料引起感染。

② 告知老年人严禁自行移动导管,可适度抬高置管侧肢体,避免导管随置管侧肢体过度屈伸、外展、旋转运动而增加对血管内壁的机械性刺激。

③ 告知老年人避免长时间压迫置管侧肢体,以防血液流动缓慢。

④ 指导老年人观察自身有无出血倾向(如牙龈出血、皮肤轻微磕碰后淤青等现象)及置管侧肢体有无酸胀、疼痛等不适,及时告知,及时处理。

【评价】(10分)

(1) 严格遵守职业防护和无菌操作原则。(5分)

(2) 语言通俗易懂,态度和蔼,沟通有效。(2分)

(3) 全过程动作轻柔熟练、符合规范。(3分)

2. 中心静脉导管(CVC)维护

【目的】(5分)

(1) 妥善固定导管,防止导管脱落、打折、推入。(2分)

（2）检查更换敷料及辅助器材,防止感染。（2分）

（3）及时发现和处理相关并发症。（1分）

【流程】（75分）

（1）评估（10分）

① 置管及贴膜更换时间。（2分）

② CVC 导管在位情况。（3分）

③ 穿刺点敷料及局部皮肤情况。（3分）

④ 解释操作目的,了解老年人有无酒精、碘过敏史。（2分）

（2）准备（5分）

① 环境准备:整洁、安静、温度适宜。（1分）

② 老年人准备:取舒适体位,头偏向对侧,必要时屏风遮挡。（1分）

③ 护士准备:着装整洁,洗手,戴口罩。（1分）

④ 物品准备:治疗车上置:换药包、医用口罩、清洁手套、无菌手套、一次性治疗巾、胶布、透明敷料、肝素帽或正压接头、无菌纱布小敷贴、稀肝素（0～10 U/ml）、生理盐水,20 ml 注射器、10 ml 注射器、75％酒精、安尔碘、快速手消毒液、软尺。（2分）

（3）步骤（60分）

查对医嘱、检查无菌物品有效期（2分）

↓

洗手、戴口罩（2分）

↓

携用物至老年人床旁,再次核对,向老年人解释操作目的,取得合作（2分）

协助老年人取合适体位（平卧,头转向置管对侧）、协助老年人戴口罩（2分）

在颈后垫一次性治疗巾,备 10 cm 胶布两条（2分）

↓

戴清洁手套、撕除敷贴（3分）

（先将贴膜四周揭开,以 180°或 0°手法自下而上顺着穿刺方向撕去贴膜,避免牵拉导管）

↓

观察局部有无渗液、缝线是否脱落及导管外露刻度
周围皮肤有无异常等（3分）

↓

用 75％酒精去残胶及皮肤清洁（4分）

↓

脱手套、快速手消毒液洗手（2分）

↓

打开换药包,按无菌操作原则准备用无菌物品,戴无菌手套,
20 ml 注射器抽吸生理盐水,抽 5 ml 肝素液,并预冲新输液接头,
备用(5 分)

↓

消毒穿刺点及周围皮肤(5 分)
(方向:以穿刺点为中心顺时针—逆时针—顺时针:由内向外旋转,
擦拭直径大于 10 cm)

↓

导管的清洁消毒(2 分)
(由内向外消毒导管及附加装置,尤其是导管的连接部位,待干 2 分钟)

↓

无菌纱布包裹拧下旧接头(1 分)

↓

酒精棉片包裹接头消毒,待干(1 分)
(用安尔碘棉签消毒导管螺纹口外围)

↓

新接头排气(1 分)

↓

无菌状态下换上接头、旋紧(1 分)
(更换接头时,需将导管延长端用卡子卡住,防空气进入导管,
三处接头处均更换)

↓

检查管道通畅情况(2 分)
(连接 20 ml 生理盐水注射器,回抽,确定导管通畅)

↓

以脉冲方式冲管(2 分)
(采用推—停—推的方法推注,产生的旋流将导管壁冲洗干净)

↓

正压封管(1 分)
(当注射器剩余 3 ml 封管液时,边推边拔针,推剩 0.5~1 ml,
带液拔出注射器,同时快速依次夹闭导管上的小夹子)

↓

敷料的中心对准穿刺点,无张力粘贴、边撕边框边按压,
确保敷料粘贴舒适、牢固(5 分)

↓

导管延长管及接头部位合理摆放,胶布固定(2 分)

↓

观察敷料有无渗液、缝线是否脱落及导管外露刻度,

周围皮肤有无异常(1分)

↓

标注操作日期、时间、操作人(1分)

↓

整理用物,脱手套(2分)

↓

整理床单元,向老年人交代注意事项(2分)

↓

终末处理(2分)

↓

洗手,填写CVC维护记录单(2分)

【注意事项】(10分)

(1) 消毒时棉球不可过湿,适度用力摩擦,消毒液应充分待干后贴膜,以免引起化学性静脉炎或化学性皮炎。(1分)

(2) CVC不能用于高压注射泵推注造影剂。(1分)

(3) 导管U形摆放时,应顺应导管穿刺方向,避免与锁骨成角,并防止导管部件损伤皮肤。(1分)

(4) 夹水止卡片时应注意尽量靠近导管近心端,同时避免挤捏近心端导管。(1分)

(5) 输液过程中如发现输液管中有空气,必须采取下排方式排气,不可挤捏输液管排气,不可挤捏导管观察回血。(1分)

(6) CVC抽血、输血或输注高浓度或大分子药物后及输注不同药物间需用20 ml生理盐水脉冲冲管后再接其他输液,不可以用静滴方式替代脉冲方式冲管。(2分)

(7) 每3～7天需更换无菌敷料,如出汗较多、穿刺处局部皮肤感染、油性皮肤、敷料松脱、污染、破损应随时更换,纱布用于无菌透明敷贴下的敷料形式,应至少每48小时更换敷料。(1分)

(8) 维护时回抽未见血液或推注生理盐水时遇阻力,切勿强行推注。(1分)

(9) 遵循SASH程序:S——生理盐水、A——药物注射、S——生理盐水、H——肝素溶液;每7天更换肝素帽一次,肝素帽有损坏时或经由肝素帽采血后应及时更换。(1分)

【评价】(10分)

(1) 严格执行无菌操作原则。(4分)

(2) 贴膜粘贴牢固无气泡。(2分)

(3) 操作中关心老年人、安全舒适。(4分)

（九）造瘘护理

1. 胃造瘘（PEG）管的护理

【目的】（5分）

（1）观察胃造瘘周围皮肤情况。（3分）

（2）保持皮肤清洁，防止感染。（2分）

【流程】（75分）

（1）评估（10分）

① 环境是否清洁、安全。（2分）

② 老年人胃造瘘口是否有渗液、红肿、肉芽组织增生，是否有异味。（3分）

③ 一次性换药包外观是否完整，是否在有效期内。（2分）

④ 解释操作目的，评估老年人的心理状态及配合程度，经济及家庭照护情况。（3分）

（2）准备（5分）

① 环境准备：整洁、安静、空气流通、温湿度适宜，光线充足或有足够照明，必要时屏风遮挡。（1分）

② 老年人准备：了解胃造瘘护理的目的及注意事项，配合操作，取舒适体位，暴露伤口。（1分）

③ 护士准备：着装整洁，修剪指甲，洗手，戴口罩。（1分）

④ 物品准备：换药包、碘伏棉签、敷料、快速手消毒剂、医用垃圾桶。（2分）

（3）步骤（60分）

核对老年人，解释操作方法，调节室温，请老年人配合（2分）

↓

协助老年人取合适体位（2分）

↓

观察胃造瘘管是否完好，是否有管道标识（2分）

↓

揭除敷料（3分）

↓

充分暴露伤口，固定 PEG 管，打开外垫片（4分）

↓

观察周围皮肤有无红肿、渗液（3分）

↓

清洁、消毒切口及周围皮肤（5分）

↓

将需要进入窦道口的管壁消毒 2～3 cm（5分）

顺时针、逆时针旋转管道(4分)

↓

将管道轻轻送入2 cm,再回位(3分)

↓

消毒外垫片内部(5分)

↓

敷料覆盖胃造瘘切口(4分)

↓

固定外垫片(4分)

↓

妥善固定胃造瘘管(PEG管)(4分)

↓

记录换药时间和PEG的长度(3分)

↓

安置老年人舒适体位,整理床单元(2分)

↓

终末处理(2分)

↓

洗手,记录(3分)

【注意事项】(10分)

(1) 暴露伤口应充分,注意保暖和保护老年人隐私。(2分)

(2) 移除敷料时要避免造成新的皮肤损伤。(2分)

(3) 正确转动PEG管,避免PEG管包埋。(3分)

(4) 发现伤口异常情况应及时上报医生,进行处理。(3分)

【评价】(10分)

(1) 老年人了解换药的目的,有安全感,能够配合。(3分)

(2) 胃造瘘管护理方法正确。(4分)

(3) 操作中保持和老年人交流,动作轻柔、熟练,注意老年人保暖及保护老年人隐私。(3分)

2. 膀胱造瘘管的护理

【目的】(5分)

(1) 观察膀胱造瘘周围皮肤情况。(3分)

(2) 保持皮肤清洁,防止感染。(2分)

【流程】(75分)

(1) 评估(10分)

① 环境是否清洁、安全。(2分)

② 老年人膀胱造瘘口是否有渗液、红肿、肉芽组织增生,是否有异味。(3 分)

③ 换药包外观是否破损,是否在有效期。(2 分)

④ 解释操作目的,评估老年人的心理状态及配合程度。(3 分)

(2)准备(5 分)

① 环境准备:整洁、安静、空气流通、温湿度适宜,光线充足或有足够的照明,必要时屏风遮挡。(1 分)

② 老年人准备:了解膀胱造瘘护理的目的及注意事项,配合操作,取舒适体位,暴露伤口。(1 分)

③ 护士准备:着装整洁,修剪指甲,洗手,戴口罩。(1 分)

④ 物品准备:换药包、碘伏棉签、敷料、快速手消毒剂、医用垃圾桶。(2 分)

(3)步骤(60 分)

核对老年人,解释操作方法,调节室温,请老年人配合(3 分)

↓

协助老年人取合适体位(3 分)

↓

观察膀胱造瘘管是否完好,是否有管道标识(3 分)

↓

揭除敷料,充分暴露伤口(5 分)

↓

观察周围皮肤有无红肿、渗液(5 分)

↓

清洁、消毒切口及周围皮肤(7 分)

↓

消毒近皮肤处造瘘管 3～5 cm(7 分)

↓

顺时针、逆时针旋转管道(5 分)

↓

纱布剪口,开口向上或敷贴剪口向上覆盖造瘘口(6 分)

↓

妥善固定膀胱造瘘管(5 分)

↓

记录换药时间(3 分)

↓

安置老年人舒适体位,整理床单元(3 分)

↓

终末处理(2 分)

↓

洗手,记录(3 分)

【注意事项】(10分)

(1) 暴露伤口时应充分,并注意保暖和保护老年人隐私。(3分)

(2) 移除敷料时要避免造成新的皮肤损伤。(4分)

(3) 发现伤口异常情况应及时上报医生,进行处理。(3分)

【评价】(10分)

(1) 老年人了解换药的目的,有安全感,能够配合。(3分)

(2) 膀胱造瘘管护理方法正确。(4分)

(3) 操作中保持和老年人交流,动作轻柔、熟练,注意老年人保暖,保护老年人隐私。(3分)

3. 肠造口护理

【目的】(5分)

(1) 观察肠造口周围皮肤情况。(3分)

(2) 保持皮肤清洁,防止感染。(2分)

【流程】(75分)

(1) 评估(10分)

① 环境是否安全。(2分)

② 肠造口的时间、类型、颜色、大小,有无出血、隆起或内陷,造口周围皮肤的状况,排泄物量、性状,腹部有无腹胀、肿块。(3分)

③ 所用的造口产品型号和品牌。(2分)

④ 解释操作目的,评估老年人的心理状态及配合程度、经济情况及家庭照护支持系统。(3分)

(2) 准备(5分)

① 环境准备:整洁、安静、空气流通、温湿度适宜,光线充足或有足够的照明,必要时屏风遮挡。(1分)

② 老年人准备:了解直肠造口护理的目的及注意事项,配合操作,取舒适体位,暴露造口。(1分)

③ 护士准备:着装整洁,修剪指甲,洗手,戴口罩。(1分)

④ 物品准备:造口袋(开口/闭口)、造口底盘、闭口夹(开口袋)、剪刀、造口尺、手套、柔软小毛巾(软纸巾)、温水、看护垫,皮肤保护剂或防漏膏(按需)、快速手消毒剂、医用垃圾桶。(2分)

(3) 步骤(60分)

核对老年人,解释操作方法,调节室温,请老年人配合(2分)

↓

协助老年人取舒适体位,暴露造口,必要时屏风遮挡(3分)

↓

看护垫垫于造口侧身下(3分)

↓

洗手、戴手套(2分)

↓

一手按压住皮肤,一手自上而下移除造口底盘及造口袋(5分)

↓

观察排泄物的量、性状(3分)

↓

用柔软小毛巾沾温水清洗造口及周围皮肤(4分)

↓

观察造口颜色、平整度、周围皮肤(4分)

↓

擦干造口及周围皮肤(3分)

↓

测量造口大小(4分)

↓

根据测量大小裁剪底盘中心孔,修剪底盘,边缘圆滑无切迹(6分)

↓

按需涂抹皮肤保护剂或使用防漏膏(2分)

↓

撕开底盘背面贴纸,由下而上粘贴造口底盘 ,与黏膜距离1~2 mm(5分)

↓

由内向外按压底盘1~3分钟

(若为两件式,粘贴好底盘后扣紧造口袋)(3分)

↓

若为开口袋,则夹闭造口袋下端开口(2分)

↓

脱手套,洗手(2分)

↓

安置老年人舒适体位,整理床单位(2分)

↓

终末处理(2分)

↓

洗手,记录(3分)

【注意事项】(10分)

(1)暴露造口时应充分,注意保暖和保护老年人隐私。(2分)

(2)造口底盘裁剪时与实际造口方向相反,要注意不规则造口的裁剪方向。(2分)

(3)贴造口袋前一定要保证造口周围皮肤干燥。(2分)

（4）造口袋底盘与造口黏膜之间保持适当空隙（1～2 mm）。（2分）

（5）操作过程中动作轻柔,防止损伤造口黏膜和皮肤。（2分）

【评价】（10分）

（1）老年人了解换药的目的,有安全感,能够配合。（3分）

（2）肠造口护理方法正确。（4分）

（3）操作中保持和老年人交流,动作轻柔、熟练,保护老年人隐私。（3分）

（十）气管切开护理

【目的】（5分）

（1）保证有效的通气。（3分）

（2）便于吸痰、吸氧、气管内给药等。（2分）

【流程】（75分）

（1）评估（10分）

① 环境是否整洁、安全。（2分）

② 老年人的病情、生命体征、意识、呼吸及 SpO_2,气切伤口有无渗血、红肿等情况。（3分）

③ 换药包、生理盐水、无菌手套、无菌气切纱布等是否在有效期内。（2分）

④ 解释操作目的,评估老年人的心理状态及配合程度。（3分）

（2）准备（5分）

① 环境准备:整洁、安静、温湿度适宜,光线充足或有足够的照明。（1分）

② 老年人准备:了解气管切开护理的目的及注意事项,配合操作。（1分）

③ 护士准备:着装整洁,修剪指甲,洗手,戴口罩。（1分）

④ 物品准备:换药包、碘伏、75％酒精、生理盐水、无菌手套、无菌气切纱布、快速手消毒剂、医用垃圾桶。（2分）

（3）步骤（60分）

核对老年人,解释操作方法,请老年人配合（3分）

↓

协助老年人取合适体位（2分）

↓

如需吸痰,按吸痰操作流程执行（2分）

↓

将金属内套管缺口旋转至外套管固定点,
顺着套管弧度方向取出原内套管（5分）

↓

将已消毒、并用无菌生理盐水冲洗过的内套管放回气管外套管内（5分）

↓

用镊子取出气管切开处旧敷料（3分）

↓

生理盐水棉球清洗气切伤口皮肤及套管外露部分（5分）

↓

碘伏棉球自内向外消毒气管切开伤口（5分）

↓

75%酒精棉球消毒外露的套管及翼部（5分）

↓

无菌气切纱布放置于气管套管于伤口之间，覆盖住伤口（5分）

↓

观察套管是否通畅，必要时再次吸痰（2分）

↓

检查老年人颈部皮肤情况（2分）

↓

检查固定系带松紧度，以容纳一至两指为宜，必要时更换固定系带（4分）

↓

观察老年人的呼吸、SpO_2（2分）

↓

安置老年人舒适卧位，整理床单元，如无禁忌，抬高床头30°～45°（2分）

↓

内套管双氧水浸泡后用长毛刷彻底清除积痰和血块，
清洗后浸泡或煮沸消毒（3分）

↓

终末处理（2分）

↓

洗手，记录（3分）

【注意事项】（10分）

（1）每天评估系带松紧情况，防止系带过松导致套管滑脱。（3分）

（2）金属内套管可煮沸消毒，硅胶、塑料内套管禁止煮沸消毒，浸泡消毒可选择戊二醛等。（2分）

（3）气囊是否需要充气，根据老年人病情需要。（2分）

（4）长期置管者，建议每月更换套管一次。（3分）

【评价】（10分）

（1）老年人了解气切护理的目的，有安全感，能够配合。（3分）

（2）气切护理方法正确。（4分）

（3）操作中保持和老年人交流，动作轻柔、熟练。（3分）

三、康复护理技能

（一）床上移动

【目的】(5分)

(1) 促进老年人舒适,预防压力性损伤等并发症。(3分)

(2) 教会老年人及家属移动方法。(2分)

【流程】(75分)

(1) 评估(10分)

① 环境是否安全、室内温湿度是否适宜。(2分)

② 老年人的意识,功能障碍肢体的肌力、肌张力等,皮肤状况,各种管道情况,合作程度,自理能力和辅助器具情况。(3分)

③ 老年人身体的位置、所要完成的动作。(2分)

④ 解释转移目的、操作方法、注意事项和配合要点。(3分)

(2) 准备(5分)

① 环境准备:温湿度适宜,安全、宽敞、无障碍物。(1分)

② 老年人准备:理解并配合移动。(2分)

③ 护士准备:服装鞋帽整洁、洗手、指甲符合要求。(2分)

(3) 步骤(60分)

① 偏瘫老年人卧位床上移动:

核对,解释,取得老年人配合(4分)

↓

老年人仰卧,协助老年人将健足置于患足下方(6分)

↓

健手将患手固定在胸前,利用健侧下肢将患侧下肢抬起向一侧移动(10分)

↓

用健足和肩支起臀部,同时将臀部移向同侧(10分)

↓

臀部侧方移动完毕后,再将肩、头向同方向移动(10分)

② 床上坐位向前后移动:

嘱老年人在床上取坐位,身体前倾,两手掌交叉向前,
或双手放于体操棒上(10分)

↓

辅助老年人抬高侧臀部,将重心放在另一侧臀部上(10分)

辅助老年人将抬起一侧的臀部向前或者向后移动，
犹如老年人用臀部行走（16 分）

③ 颈髓 C6 完全性损伤老年人床上直腿坐位（长坐位）移动：
老年人坐位，双手放在体侧，躯干前屈、前倾（16 分）

双手用力快速向下支撑，头肩后伸，躯干及下肢向前移动（20 分）
（也可以采取同样的方式进行向后和向两侧移动）

安置老年人于床上舒适体位，整理床单位（6 分）

询问老年人感受，协助处理不适（6 分）

指导老年人循序渐进训练（4 分）

洗手，记录（4 分）

【注意事项】（10 分）

（1）体位转移前消除老年人的紧张、对抗心理，以配合转移，照护者应详细讲解转移的方向、方法和步骤，使老年人处于最佳的起始位置。（4 分）

（2）转移前应了解老年人的能力，如瘫痪的程度和认知情况，需要的方式和力度的大小等。（3 分）

（3）转移时应注意安全，避免碰伤肢体、臀部、踝部的皮肤，帮助老年人穿着合适的鞋、袜、裤子，以防跌倒。（3 分）

【评价】（10 分）

（1）老年人安全移动，未发生皮肤或肢体损伤。（4 分）

（2）老年人及家属掌握移动及配合方法。（3 分）

（3）注意关心老年人，循序渐进，加强人文照护。（3 分）

（二）床上翻身

【目的】（5 分）

（1）促进老年人舒适，预防压力性损伤等并发症。（3 分）

（2）教会老年人及家属翻身方法。（2 分）

【操作流程】（75 分）

（1）评估（10 分）

① 环境是否安全、室内温湿度是否适宜。（2 分）

② 老年人意识、生命体征、体重、肢体的肌力、肌张力、活动度等。(3分)

③ 老年人合作程度和自理能力。(2分)

④ 解释翻身目的、操作方法、注意事项和配合要点。(3分)

(2) 准备(5分)

① 环境准备:温湿度适宜,安全,宽敞整洁。(1分)

② 老年人准备:理解并配合翻身。(1分)

③ 护士准备:服装鞋帽整洁,洗手,指甲符合要求。(2分)

④ 用物准备:大单、软枕 、笔、翻身记录卡。(1分)

(3) 步骤(60分)

核对,解释,取得老年人配合(4分)

↓

① **脊髓损伤老年人的翻身:**

a. C6完全性损伤老年人辅助仰卧位→侧卧位(*右侧翻身*):

老年人仰卧,照护者立于老年人的左侧(6分)

↓

帮助老年人将左上肢横过胸前,将左下肢跨过右下肢,
左足置于右侧床面(10分)

↓

照护者一手置于老年人左侧腰下,另一手置于老年人左侧髋部下方,
腹部抵住床沿作为支撑点(10分)

↓

用力推动老年人髋部向上,使老年人右侧卧,
协助老年人调整好卧姿 (10分)

b. C6完全性损伤老年人独立仰卧位→俯卧位(*右侧翻身*):

指导老年人仰卧,头、肩屈曲(4分)

↓

双上肢伸展上举、对称性用力向身体两侧摆动,产生钟摆样运动(6分)

↓

向左侧甩动,使右上肢越过身体左侧,
以获得下一步向右翻转所需的动力(6分)

↓

屈曲头、肩,双上肢迅速从左侧甩向右侧(6分)

↓

借助于上肢甩动的惯性使躯干和下肢翻成俯卧位(4分)

↓

将左前臂支撑于床面并承重,右肩进一步后拉,
使两侧前臂同等负重(6分)

↓

将双上肢置于身体两侧(4分)

c. 胸、腰段脊髓损伤的截瘫老年人的翻身训练：

同上翻身方法或直接利用肘部和手的支撑向一侧翻身

② **偏瘫老年人的翻身**

a. 辅助下向健侧翻身：

将患侧下肢放于健侧下肢上（10 分）

↓

由健手将患手拉向患侧（10 分）

↓

照护者于患侧帮助抬起老年人肩胛、骨盆，翻身至健侧（16 分）

b. 仰卧位→患侧卧位：

协助老年人仰卧，健侧髋、膝屈曲（6 分）

↓

两手交叉，手心相对（注意偏瘫老年人大拇指在上）（10 分）

↓

伸肘肩上举约 90°，健侧上肢带动患侧上肢先摆向健侧，

再反方向摆向患侧（10 分）

↓

翻身后，老年人头部置枕，背部垫软枕，两膝之间放软枕，

使双膝呈自然弯曲状（10 分）

c. 仰卧位→健侧卧位：

老年人仰卧，健足置于下方（6 分）

↓

两手交叉，手心相对（注意偏瘫老年人大拇指在上）（10 分）

↓

上举后向左、右两侧摆动（10 分）

↓

利用躯干的旋转和上肢摆动的惯性向健侧翻身（10 分）

↓

安置老年人取舒适体位，整理床单位（6 分）

↓

询问老年人感受，协助处理不舒适（6 分）

↓

指导老年人循序渐进训练（4 分）

↓

洗手，记录翻身时间及皮肤情况（4 分）

【注意事项】（10 分）

（1）照护者应详细讲解转移的方向、方法和步骤，使老年人处于最佳的起始位置，消除老年人的紧张、对抗心理，以配合翻身。（4 分）

（2）翻身前应评估老年人的能力,如瘫痪的程度和认知情况,需要的方式和力度的大小等。（3分）

（3）注意安全,避免碰伤肢体、臀部、踝部的皮肤,防止意外发生。（3分）

【评价】（10分）

（1）老年人安全翻身,未发生皮肤或肢体损伤,未发生意外。（4分）

（2）老年人及家属掌握翻身及配合的方法。（3分）

（3）注意关心老年人,循序渐进,加强人文照护。（3分）

（三）床－椅转移

【目的】（5分）

教会老年人从床到轮椅转移方法,增加活动范围。

【操作流程】（75分）

（1）评估（10分）

① 环境是否安全,室内温湿度是否适宜,地面是否干燥防滑。（2分）

② 老年人的意识,肢体的肌力、肌张力,关节活动度,皮肤状况,各种管道情况。（2分）

③ 老年人合作程度、自理能力。（2分）

④ 轮椅的性能。（2分）

⑤ 解释转移目的、操作方法、注意事项和配合要点。（3分）

（2）准备（5分）

① 环境准备:温、湿度适宜,安全、宽敞、无障碍物。（1分）

② 老年人准备:理解并配合转移。（1分）

③ 护士准备:服装鞋帽整洁,洗手,指甲符合要求。（2分）

④ 用物准备:合适的轮椅,必要时备毛毯等。（1分）

（3）操作流程（60分）

核对,解释,取得老年人配合（2分）

↓

指导老年人呈仰卧位,健手与患手交叉,手心相对,手上举（2分）

（注意偏瘫侧大拇指在上）

↓

健足放于患肢足下成交叉状（2分）

↓

照护者位于老年人健侧,双手分别扶于老年人上举手及髋部（4分）

↓

指导老年人钟摆样运动,帮助老年人向健侧转身（4分）

↓

指导老年人健足勾住患足,移至床沿外(4分)

↓

照护者一手托住老年人健侧腋下或肩部,另一只手扶按于老年人双膝位置,
嘱老年人用健侧手撑住床面并用力把身体推坐起来(6分)

↓

协助老年人将臀部移至床沿,两足平放于地面,
指导老年人足跟移动到膝关节重力线后方(4分)

↓

嘱老年人双臂抱住照护者颈部,照护者用双膝固定老年人患膝,
协助老年人身体重心向前倾(4分)

↓

照护者双手托住老年人臀部或拉住腰带,辅助老年人向前上方
站起完成抬臀,伸腿至站立(4分)

↓

调整老年人身体重心,维持站立平衡(4分)

将轮椅放置老年人健侧与床成30°~45°,刹住车闸,翻起脚踏(4分)

↓

协助老年人以健腿为轴心,转动身体,背向轮椅(4分)

扶住老年人双髋,指导老年人身体前倾,重心下移,缓慢坐下(4分)

调整坐姿,翻起脚踏版,将老年人双足放于脚踏板上(4分)

↓

询问老年人感受,协助处理不适(2分)

↓

洗手、记录(2分)

【注意事项】(10分)

(1)转移前照护者应了解老年人的能力,如瘫痪的程度、认知情况、需要的方式和力度等。(2分)

(2)进行转移前,应先计划移动的方法、程序和方向,并详细地分析老年人身体的位置、老年人所要完成的动作、轮椅的位置及操作等。(2分)

(3)转移时的空间要足够:床、椅之间转移时,椅子或者轮椅等放置的位置要适当(缩短距离及减小转换方向),去除不必要的物件。(2分)

(4)互相转移时,两个平面之间的高度尽可能相等,两个平面应尽可能靠近,两个平面的物体应稳定:如轮椅转移时必须先制动,椅子转移时应在最稳定的位置等。(2分)

(5)转移时应注意安全,注意转移的正确姿势;帮助老年人穿着合适的

鞋、袜、裤子,以防跌倒。(2分)

【评价】(10分)

(1) 老年人安全转移,未发生皮肤或肢体损伤,未发生意外。(3分)

(2) 转移后老年人无不适。(2分)

(3) 老年人及家属掌握床椅转移方法。(2分)

(4) 注意关心老年人,循序渐进,加强人文照护。(3分)

(四) 坐—站转移

【目的】(5分)

教会老年人及家属从坐位到立位转移方法,提高其生存质量。

【流程】(75分)

(1) 评估:(10分)

① 环境是否安全、室内温湿度是否适宜。(2分)

② 老年人意识,功能障碍肢体的肌力、肌张力和关节活动度,平衡能力等,皮肤状况、各种管道情况。(3分)

③ 老年人合作程度、自理能力和辅助器具情况。(2分)

④ 解释转移目的、操作方法、注意事项和配合要点。(3分)

(2) 准备(5分)

① 环境准备:温湿度适宜,安全、整洁宽敞、无障碍物。(1分)

② 老年人准备:理解并配合转移。(2分)

③ 护士准备:服装鞋帽整洁、洗手、指甲符合要求。(2分)

(3) 步骤(60分)

核对,解释,取得老年人配合(4分)

↓

老年人坐于床边,双足分开与肩同宽,两足跟落后于两膝,患足稍前(6分)

↓

双手 Bobath 握手,双臂前伸(10分)

↓

照护者站在老年人偏瘫侧,面向老年人,指引老年人躯干充分前倾,髋关节尽量屈曲,重心向患腿移动(10分)

↓

照护者一手放于患膝上,重心转移时帮助把患膝向前拉,另一手放在同侧臀部帮助抬起体重(10分)

↓

老年人伸髋伸膝,抬臀离开椅面,慢慢站起(10分)

↓

询问老年人感受,帮助老年人取舒适体位(6分)

↓

洗手、记录(4分)

【注意事项】(10分)

(1) 全面评估:转移前护理人员应了解老年人的能力,如瘫痪的程度和认知情况,需要的方式和力度的大小等。(2分)

(2) 进行转移前,应先计划移动的方法、程序和方向,并详细地分析老年人身体的位置、老年人所要完成的动作。(2分)

(3) 转移时应注意安全,避免碰伤肢体、臀部、踝部的皮肤,帮助老年人穿着合适的鞋、袜、裤子,预防跌倒。(3分)

(4) 老年人和操作者采用较大的站立支撑面,以保证转移动作的稳定性,操作者在老年人的重心附近进行协助,要注意搬移的正确姿势。(3分)

【评价】(10分)

(1) 老年人安全转移,未发生皮肤或肢体损伤,未发生意外。(4分)

(2) 老年人及家属掌握坐站转移方法。(3分)

(3) 注意关心老年人,循序渐进,加强人文照护。(3分)

(五) 辅助具应用

【目的】(5分)

选择并运用拐杖、步行器等设备帮助老年人实现行走的目的。

【操作流程】(75分)

(1) 评估:(10分)

① 环境是否安全无障碍、室内温湿度是否适宜。(2分)

② 老年人意识,功能障碍肢体的肌力、肌张力和关节活动度,平衡能力等,皮肤状况,各种管道情况。(2分)

③ 老年人的心理状态、合作程度、自理能力等。(2分)

④ 辅助器具性能。(2分)

⑤ 解释转移目的、操作方法、注意事项和配合要点。(2分)

(2) 准备(5分)

① 环境准备:温湿度适宜、安全、整洁宽敞、无障碍物。(1分)

② 老年人准备:理解并配合使用辅助具。(1分)

③ 护士准备:服装鞋帽整洁,洗手,指甲符合要求。(1分)

④ 用物准备(2分)

a. 根据老年人情况选用拐杖类型(四脚拐或腋拐)。

b. 拐杖长度:老年人穿上鞋或下肢矫形器站立,肘关节屈曲 30°,腕关节背屈约 30°的状态握住手杖,使手杖支脚垫位于脚尖前方和外侧方直角距离各 15 cm 处。腋杖的长度通常可采用简便计算法"身高减去 40 cm",也可以取站立位,腋杖顶端距腋窝顶 3~4 cm 的方法确定。

(3) 步骤(60 分)

携物品至老年人床旁,核对,解释,取得老年人配合(6 分)

↓

协助老年人穿好鞋袜或下肢矫形器具(10 分)

↓

指导老年人正确持四脚拐或腋拐站立(10 分)

↓

根据老年人步行能力及个人习惯选择合适的辅助步行方法(20 分)

↓

协助老年人卧床休息,终末处理(10 分)

↓

洗手、记录(4 分)

腋拐的步行使用方法:

① 交替拖地步行:将一侧拐向前方伸出,再伸另一侧拐,双足同时拖地向前移动至拐脚附近。

② 同时拖地步行:双拐同时向前方伸出,双足拖地移动至拐脚附近。

③ 摆至步:先将双拐同时向前方伸出,然后支撑身体重心前移,使双足离地,下肢同时摆动,将双足摆至双拐落地点的邻近着地。

④ 摆过步:先将双拐同时向前方伸出,然后支撑身体重心前移,使双足离地,下肢向前摆动,将双足越过双杖落地点的前方并着地,再将双拐向前伸出以取得平衡。

⑤ 两点步:一侧拐与对侧足同时迈出为第一落地点,然后另一侧拐与其相对应的对侧足再向前迈出作为第二落地点。

⑥ 三点步:先将双拐向前伸出支撑体重,迈出患侧下肢;最后迈出健侧下肢。

⑦ 四点步:伸左拐、迈右腿;伸右拐、迈左腿;每次移动一个点,保持四个点在地面,如此反复进行。

【注意事项】(10 分)

(1) 对需要使用助行器的老年人,给予心理支持,建立起恢复独立行走能力的信心。(2 分)

(2) 评估老年人的平衡能力、下肢的负重能力、行走的步态、上肢的力量

及病情,结合行走环境等,协助选择适当的助行器。(3分)

(3) 注意调节合适的助行器高度。(2分)

(4) 由于使用助行器后,腋下、肘部、腕部等部位容易造成压疮,故应多观察,及早预防。(3分)

【评价】(10分)

(1) 老年人安全应用辅助具行走,未发生并发症。(4分)

(2) 老年人掌握辅助具应用方法。(3分)

(3) 注意关心老年人,循序渐进,加强人文照护。(3分)

(六) 呼吸训练

【目的】(5分)

(1) 通过对呼吸运动的控制和调节来改善呼吸功能,尽可能恢复有效的腹式呼吸。(2分)

(2) 增加呼吸肌的随意运动,提高呼吸容量,改善氧气吸入和二氧化碳排出。(1分)

(3) 通过主动训练改善胸廓的顺应性,提高老年人心肺功能和体力活动能力。(2分)

【操作流程】(75分)

(1) 评估(10分)

① 室内温、湿度是否适宜,是否需要遮挡。(2分)

② 老年人意识状态、病情、生命体征等。(3分)

③ 老年人的心理状态、合作程度。(2分)

④ 解释目的、操作方法、注意事项和配合要点。(3分)

(2) 准备(5分)

① 环境准备:温、湿度适宜,必要时屏风遮挡或拉起围帘。(1分)

② 老年人准备:理解并配合训练。(2分)

③ 护士准备:服装鞋帽整洁,洗手,指甲符合要求。(2分)

(3) 步骤(60分)

① 缩唇呼吸训练法:

核对,解释,取得老年人配合(6分)

↓

协助老年人取端坐位,双手扶膝(10分)

↓

口唇缩成"吹口哨"状,吸气时让气体从鼻孔进入(10分)

↓

每次吸气后不要急于呼出,宜稍屏气片刻再行缩唇呼气(5分)

↓

呼气时缩拢口唇呈吹哨样,使气体通过缩窄的口形
徐徐将肺内气体轻轻吹出(15分)

↓

协助老年人卧床休息,终末处理(10分)

↓

洗手,记录(4分)

② 腹式呼吸训练法:

核对,解释,取得老年人配合(6分)

↓

协助老年人取卧位或坐位(前倾依靠位),
也可采用前倾站位(10分)

↓

闭口用鼻深吸气,此时腹部隆起,使膈肌尽量下移(10分)

↓

吸气至不能再吸时稍屏息2～3秒(熟练后可适当逐渐延长至5～10秒)(5分)

↓

然后缩唇缓慢呼气,腹部尽量回收,缓缓吹气达4～6秒(10分)

↓

同时双手逐渐向腹部加压,促进横膈上移;也可将两手置于肋弓,
在呼气时加压以缩小胸廓,促进气体排出(5分)

↓

协助老年人卧床休息,终末处理(10分)

↓

洗手,记录(4分)

【注意事项】(10分)

(1) 老年人教育与配合(5分)

① 训练前要做好老年人健康教育,讲解呼吸功能训练的意义、目的;训练时避免老年人情绪紧张,做好解释工作,取得老年人的配合。(2分)

② 训练方案应因人而异,制定具体训练计划。(1分)

③ 训练时间安排在两餐之间,训练过程中循序渐进,鼓励老年人持之以恒,锻炼终身。(2分)

(2) 适应证(3分)

① 慢性阻塞性肺疾病,主要为慢性支气管炎和肺气肿。

② 慢性限制性肺疾病,包括胸膜炎后、胸部手术后。

③ 慢性肺实质疾病,如肺结核、尘肺等。

④ 哮喘及其他慢性呼吸系统疾病伴呼吸功能障碍者。

（3）禁忌证（2分）

① 临床病情不稳定、感染尚未被控制的老年人。

② 呼吸衰竭的老年人。

③ 预计训练可能导致病情恶化等不良情况。

【评价】（10分）

（1）老年人能够自主正确地进行呼吸训练。（5分）

（2）注意关心老年人，循序渐进，加强人文照护。（5分）

（七）有效咳嗽与体位排痰

【目的】（5分）

（1）利用重力原理，改变老年人的体位，有利于分泌物排出。（2分）

（2）改善肺通气，提高通气血流比值，防止或减轻肺部感染。（2分）

（3）维护呼吸道通畅，改善老年人肺功能。（1分）

【流程】（75分）

（1）评估（10分）

① 室内温湿度是否适宜，是否需遮挡。（2分）

② 老年人意识状态、病情、生命体征、咳嗽能力、痰液检查结果等。（3分）

③ 老年人的心理状态、合作程度。（2分）

④ 解释目的、操作方法、注意事项和配合要点。（3分）

（2）准备（5分）

① 环境准备：温湿度适宜，必要时屏风遮挡或拉起围帘。（1分）

② 老年人准备：理解并配合操作。（2分）

③ 护士准备：服装鞋帽整洁，洗手，指甲符合要求。（1分）

④ 用物准备：听诊器、痰杯、纸巾，必要时备枕头。（1分）

（3）步骤（60分）

① 有效咳嗽

核对，解释，取得老年人配合（6分）

↓

指导老年人于舒适和放松的体位（10分）

↓

缓慢深吸气，短暂闭气，关闭声门，增加胸膜腔内压（10分）

↓

迅速打开声门，用力收腹将气体排出，同时引起咳嗽

（一次吸气，可连续咳嗽3声）（20分）

↓

协助老年人卧床休息,终末处理(10 分)

↓

洗手,记录(4 分)

② 体位引流

核对,解释,取得老年人配合(6 分)

↓

根据病变部位采取不同姿势作体位引流:(20 分)

a. 如病变在下叶、舌叶或中叶,取头低足高略向健侧卧位

b. 如病变在上叶,取坐位或其他适当姿势

↓

引流 5～10 分钟,如仍未咳出分泌物,则进行下一个体位姿势(20 分)

↓

协助老年人卧床休息,终末处理(10 分)

↓

洗手,记录(4 分)

【注意事项】(10 分)

(1) 适应证(2 分)

① 身体虚弱、高度疲劳、麻痹或有术后并发症而不能咳出肺内分泌物者。

② 慢性气道阻塞、老年人发生急性呼吸道感染,以及急性肺脓肿患者。

③ 长期不能清除肺内分泌物,如支气管扩张、囊性纤维化患者。

(2) 禁忌证(2 分)

① 年迈及一般情况极度虚弱、无法耐受所需的体位、无力排除分泌物患者。

② 抗凝治疗患者。

③ 胸廓或脊柱骨折、近期大咯血和严重骨质疏松、急性心梗患者。

(3) 有效咳嗽练习注意(6 分,每小点 1 分)

① 训练前要做好健康教育,痰液黏稠不易咳出者,可先用雾化吸入。

② 无心肾功能不全者每日饮水 1500ml 以上,避免甜食。

③ 体位正确,老年人取坐位,两腿上置一枕头,顶住腹部(促进膈肌上升),咳嗽时身体前倾,头颈屈曲,张口咳嗽将痰液排出。

④ 避免阵发性咳嗽,连续咳嗽 3 声后应注意平静呼吸片刻。

⑤ 一般情况下练习应安排在老年人进餐前 1～2 小时或餐后 2 小时,持续鼻饲者操作前 30 分钟应停止鼻饲。

⑥ 检查老年人胸腹部有无伤口,并采取相应的措施,避免或减轻因咳嗽而加重伤口的疼痛。

(4) 体位引流练习注意(6 分,每小点 1 分)

① 引流时间应安排在早晨清醒后进行,每次引流 15 分钟,一般上午、下午各一次。

② 引流体位不宜刻板执行,采用老年人既能接受又易于排痰的体位。老年人舒适放松,轻松呼吸,不能过度换气或呼吸急促。

③ 引流过程中避免阵发性咳嗽、连续咳嗽。鼓励老年人做深呼吸及有效咳嗽,并辅以叩击震颤。

④ 随时观察老年人面色及表情,不适时注意随时调整姿势或停止引流。

⑤ 应有专人守护,备齐吸痰用物,防窒息、坠床。

⑥ 引流结束后让老年人缓慢坐起并休息一会儿,防止出现直立性低血压。

【评价】(10 分)

(1) 老年人能顺利排出痰液。(4 分)

(2) 老年人掌握有效咳嗽/体位引流的方法。(3 分)

(3) 注意关心老年人,加强人文照护。(3 分)

(八) 吞咽功能障碍训练

【目的】(5 分,每小点 1 分)

(1) 保证老年人营养供应。

(2) 判断经口进食的安全性。

(3) 规避吞咽障碍相关的风险:如老年人体位,老年人对辅助和监督的需要。

(4) 改善与吞咽相关的生活质量。

(5) 确定是否有必要采取代偿方案(如食物/液体调整)以及康复治疗来改善预后。

【流程】(75 分)

(1) 评估(10 分)

① 环境是否安全,室内温湿度是否适宜。(2 分)

② 老年人的意识,口腔黏膜情况,有无食物残留,有无假牙,有无咳嗽、咳痰等。(3 分)

③ 老年人心理状况、合作程度。(2 分)

④ 解释目的、操作方法、注意事项和配合要点。(3 分)

(2) 准备(5 分)

① 环境准备:温湿度适宜、清洁宽敞,必要时屏风遮挡或拉起围帘。(1 分)

② 老年人准备:理解并配合训练。(1分)

③ 护士准备:服装鞋帽整洁,洗手,戴口罩,指甲符合要求,必要时戴手套。(1分)

④ 用物准备:棉棒、治疗巾、勺子、冰水、温开水、中性增稠剂、50 ml 注洗器、3 个杯子(盛装 3 种不同稠度的液体)、脉搏血氧仪、记录表。(2分)

(3) 步骤(60分)

核对,解释,取得老年人配合(2分)

↓

协助老年人取坐位或半卧位,头偏向健侧,面向护士,
颌下铺治疗巾(或毛巾)(4分)

↓

双侧颞颌关节、双侧咀嚼肌按摩 10～20 下,
协助老年人进行颈部活动(4分)

↓

取蘸冰水棉棒摩擦刺激双侧面颊 5～10 次,
要有一定的力度至皮肤微微发红(6分)

↓

口腔内冰刺激:取一支蘸冰水的棉棒轻柔快速地刺激双侧峡部、
软腭、舌根及咽后壁,然后嘱老年人做空吞咽动作,重复 5～10 次(6分)

↓

嘱老年人酌情做唇舌操,每个动作 5～10 次(8分)

① 唇操动作:张口-闭唇-鼓气-左右漱气-吮唇呷唇-咧唇噘唇-圆唇

② 舌操动作:伸舌缩舌-舌口外左右摇摆-舌上抬平放-舌左右用力顶腮-舌面弹舌-舌搅齿上下、内外-舌舔上下唇-舌尖用力弹击-吸呷舌-舌口内快速摇摆

↓

V－VST 测试:(16分)

测试开始于中等稠度,即糖浆稠度为 5 ml、10 ml、20 ml 体积均安全吞咽,转 5 ml 水,不安全吞咽进入布丁状稠度半固体;水 5 ml、10 ml、20 ml 体积均安全吞咽,进入布丁状稠度半固体;布丁状稠度半固体 5 ml、10 ml 不安全吞咽结束试验,20 ml 体积安全吞咽结束试验

↓

帮助老年人在进食和补水期间选择最安全有效的
食团容积和稠度进行摄食训练(4分)

↓

询问老年人感受,帮助老年人取舒适体位(4分)

↓

整理床单元,按垃圾分类处理用物(4分)

↓

洗手,记录(2分)

【注意事项】(10分)

(1)适应证:口、咽、食管病变外,脑神经、延髓病变、假性延髓性麻痹、锥体外系疾病等的引起吞咽困难。(1分)

(2)必须通过吞咽困难筛查,制定个体的训练方案。(1分)

(3)进行吞咽功能训练时,因人而异选择合适的体位,宜采取安全的抬高上身的坐位,病情允许下,身体保持90°坐位,并且屈曲头部或者颈部。(2分)

(4)容积-黏度吞咽测试(volume-viscosity swallow test,V-VST)必须严格遵守经过吞咽困难评估后制定的食物性状、剂量和进食次数;训练前后应认真清洁口腔;测试时加强观察防止误吸。(2分)

(5)避免食用有碎屑的糕饼类食物和缺少内聚力的食物;为防止吞咽时食物误吸入气管,可结合声门上吞咽训练方法。吞咽时可使声带闭合封闭喉部后再吞咽,吞咽后咳嗽,可除去残留在咽喉部的食物残渣。(2分)

(6)观察肺部功能,如发热、干啰音、湿啰音和误吸的临床指征。吞咽时或者之后咳嗽、呼吸时有湿啰音或者水泡声表示误吸和咽部、喉部食物残留,要及时对症处理。(2分)

【评价】(10分)

(1)老年人能配合进行吞咽训练。(4分)

(2)未发生误吸并发症。(3分)

(3)注意关心老年人,循序渐进,加强人文照护。(3分)

(九)间歇性导尿

【目的】(5分)

(1)使膀胱间歇性扩张,有利于保持膀胱容量和恢复膀胱的收缩功能,规律排出残余尿量。(3分)

(2)减少泌尿系统和生殖系统的感染,使老年人的生活质量得到显著改善。(2分)

【流程】(75分)

(1)评估(10分)

① 环境是否安全,室内温、湿度是否适宜。(2分)

② 老年人的意识、病情、饮水情况、饮水依从性、膀胱、尿道功能等。(3分)

③ 老年人的心理状态、配合程度。（2分）

④ 解释导尿目的、操作方法、注意事项和配合要点。（3分）

（2）准备（5分）

① 环境准备：温、湿度适宜，宽敞整洁，关闭门窗，屏风遮挡或拉起围帘。（1分）

② 老年人准备：清洁会阴部；理解并配合操作。（2分）

③ 护士准备：服装鞋帽整洁、洗手、戴口罩、指甲符合要求。（1分）

④ 用物准备：间歇导尿管、润滑油、PE手套、尿壶、湿纸巾、一次性治疗巾、清洁尿道物品，必要时备镊子。（1分）

（3）步骤（60分）

核对，解释，取得老年人配合（2分）

↓

协助老年人取仰卧位，垫一次性治疗巾，脱对侧裤腿，
分开双腿，放置尿壶于两腿之间（6分）

↓

准备间歇导尿管待用，洗手、戴一次性PE手套（6分）

↓

清洁会阴及尿道口：（6分）
老年女性：由上向下清洗大小阴唇，尿道口至肛门，再次清洁尿道口
老年男性：翻开包皮，由里向外清洗尿道口及周围皮肤，再次清洁尿道口

↓

选择插导尿管方式：（4分）
亲水涂层导尿管用无触摸式方式将导尿管插入尿道；
一次性导尿管使用镊子将导尿管插入尿道

↓

插尿管：（8分）
老年男性：提起阴茎与腹壁垂直，插入导尿管，插入导尿管后保持阴茎和
腹壁呈60°，继续插入
老年女性：分开大小阴唇，插入导尿管

↓

见尿液流出再插入1～2 cm，并将导尿管放平，尿液流入尿壶内（6分）

↓

拔管：（6分）
放尿至尿液点滴状排出，轻轻拔出导尿管1 cm，至无尿液排出，
将导尿管末端反折，水平拔出

↓

撤一次性巾单，安置老年人于舒适卧位（4分）

↓

撤去屏风或拉开床帘,开窗通风(4分)

↓

整理用物,终末处理(4分)

↓

洗手,记录(4分)

【注意事项】(10分)

(1)适应证(2分)

① 神经系统功能障碍,如脊髓损伤等导致的排尿问题。

② 非神经源性膀胱功能障碍,如前列腺增生等导致的排尿问题。

③ 膀胱内梗阻致排尿不完全。

④ 常用于下列检查:获取尿液检测的样本、精确测量尿量、用于尿流动力学检测等。

(2)禁忌证(2分)

① 不能自行导尿且照顾者不能协助导尿的老年人。

② 缺乏认知导致不能配合插管者或不能按计划导尿者。

③ 尿道生理解剖异常,如尿道狭窄等。

④ 可疑的完全或部分尿道损伤和尿道肿瘤。

⑤ 膀胱容量小于 200 ml,膀胱内感染。

⑥ 严重的尿失禁。

⑦ 每天摄入大量液体无法控制者。

⑧ 经过治疗,仍有膀胱自主神经异常反射者。

(3)选择大小、软硬程度合适的导尿管,以减少对尿道黏膜的机械性损伤和刺激。(2分)

(4)每次间歇导尿,要达到完全排空膀胱。(2分)

(5)及时清洗会阴部分泌物,清洁大便的方向是由前向后,每次导尿前后加强手卫生。(2分)

【评价】(10分)

(1)导尿操作过程规范。(3分)

(2)关心老年人,注重人文照护。(3分)

(3)间歇导尿的时间安排和次数合理。(2分)

(4)保持会阴部清洁,未发生导尿引起的并发症。(2分)

（十）直肠刺激

【目的】(5分)

(1) 降低老年人便秘或大便失禁的发生率。(2分)

(2) 帮助老年人建立各种反射,使大部分老年人利用重力和自然排便机制独立完成排便,在社会活动时间内能控制排便。(2分)

(3) 提高老年人生活质量。(1分)

【流程】(75分)

(1) 评估(10分)

① 环境是否安全,室内温湿度是否适宜。(2分)

② 老年人年龄、病情、生命体征、排便习惯、用药情况、有无痔疮、肛周皮肤的完整性等。(3分)

③ 老年人合作程度、自理能力。(2分)

④ 解释练习目的、操作方法、注意事项和配合要点。(3分)

(2) 准备(5分)

① 环境准备:温湿度适宜,关闭门窗,屏风或拉起围帘。(1分)

② 老年人准备:理解并配合操作。(1分)

③ 护士准备:服装鞋帽整洁,洗手,戴口罩,指甲符合要求。(1分)

④ 用物准备:手套、液体石蜡、肛管、卫生纸。(2分)

(3) 步骤(60分)

核对,解释,取得老年人配合(4分)

↓

肠道刺激(16分)

① 指力肠道刺激:老年人屈膝,放松腹部;护士双手涂抹润滑油(6分)

用手掌沿着老年人的解剖位置方向,从盲肠开始,经升结肠、横结肠、降结肠、乙状结肠环形推动式按摩,力度适中,在左下腹部适当的加压停留数6秒,每次5~10分钟,每日2次(10分)

② 手指肠道刺激:老年人取左侧卧位;护士食指或中指戴手套,涂润滑油,缓慢插入肛门(6分)

↓

用指腹一侧沿着直肠壁顺时针转动,每次指力刺激持续1分钟,间隔2分钟后可以再次进行;如发现肛门处有粪块,可先用挖便方法将直肠的粪块取出,然后再进行刺激(10分)

↓

戴手套,在食指或中指涂润滑剂,缓缓插入肛门约 4 cm,把直肠壁向肛门一侧以 3、6、9、12 点钟方向缓慢持续牵拉扩张(10 分)

↓

选择适当的排便环境,指导老年人采取蹲位或者坐位,深吸气,往下腹部用力,模拟排便(10 分)

↓

模拟排便后保持床单位清洁,保证肛周、臀部皮肤清洁干燥(6 分)

↓

健康教育:饮食指导、运动指导(6 分)

↓

整理用物,垃圾分类处理(4 分)

↓

洗手,记录(4 分)

【注意事项】(10 分)

(1) 适应证:神经源性直肠所致的大便失禁及便秘,神志清楚并能够主动配合康复治疗的老年人。(2 分)

(2) 禁忌证:严重损伤或感染;神志不清或不能配合的老年人;伴有全身感染或免疫力极度低下者;有显著出血倾向的老年人。(2 分)

(3) 必须评估纤维饮食对粪便黏稠度和排便频率的影响,最初饮食中纤维素含量不应少于 15 g/d。(2 分)

(4) 手指直肠刺激易引发自主神经过反射,要注意监测老年人的血压。(2 分)

(5) 利用具有节制功能的导管装置进行灌肠,可增强排便控制能力,提高老年人生活质量。(2 分)

【评价】(10 分)

(1) 老年人顺利完成模拟排便练习训练,未发生不适。(5 分)

(2) 关心老年人,注重循序渐进,加强人文照护。(5 分)